部位別にわかりやすくビジュアル解説

ぜんぶわかる

筋肉の名前としくみ事典

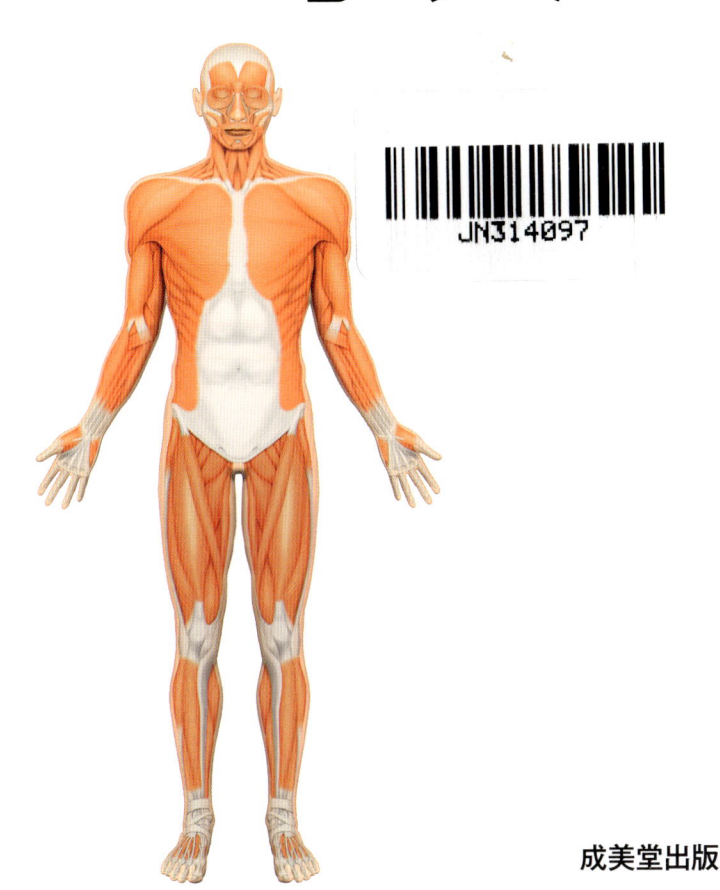

成美堂出版

科学、テクノロジーの発展に伴い、現在の医療の世界は日々著しく進歩しています。MRI・CT・超音波内視鏡などの新しい医療機器によって、体の細部まで見ることができるようになったのは、周知の事実です。

　それに比例して、医療従事者を志す学生に要求される医学知識も、膨大な量となっています。医学教育の基礎専門科目のひとつである解剖学では、肉眼解剖学から分子生物学に至るまで、幅広い知識が求められます。しかしながら、近年の医学教育全体に占める解剖学の講義時間は減少傾向にあり、実習時間も減ってきているのが現状です。

　本書は、学生が教科書を通して人体解剖学を学ぶ上で、「副読本」の役割を果たすことを目指して編集されています。人体の筋系領域について必要十分な内容を、わかりやすい精密イラストを用いて説明していますので、人体構造の理解をさらに深めていくことができるでしょう。

　人体内部の見えない領域を学習するためには、視覚からの情報は重要なポイントであると考え、精密イラストをすべてカラーにしています。本書を見て学ぶことで、解剖学の基本的な部分はマスターできるでしょう。

　同時に本書は、医療に関わらない一般社会人や学生にも気軽に読んでもらうことも目指しています。

　走ったり、飛んだり、跳ねたり、物をつかむなどあらゆる動作

をするとき、筋肉は働いています。また、「筋肉痛」、「肉離れ」、「こむら返り」、「進行性筋ジストロフィー（PMD）」、「筋萎縮性側索硬化症（ALS）」などの症状や疾患名のほか、「弱肉強食」や「生死肉骨」などの四文字熟語に至るまで、筋肉に関わる用語が日常生活のなかに氾濫しています。意識することはなくても、生活に密接に関係しているのです。

　トップアスリートの鍛えられた「筋肉質」の体型を目にして、筋力トレーニング（筋トレ）に取り組むもうと思うとき、日常生活のなかで筋肉に興味を抱き筋肉の名前や作用機序を知りたいと思うとき、そのようなときに本書を参考にされると、新しい発見があるかもしれません。

　幅広い層の方に手にしていただけるように、筋肉名には日本語だけでなく英語についても読み仮名をふるなど工夫しています。ぜひ気軽に読んでください。

　医療系専門職の国家試験を目指す学生には解剖学の参考書として、医療従事者の方には手元に置ける事典として、一般の方には好奇心を満たし教養のレベルアップに役立つ一冊として、本書を大いに活用していただけましたら幸いです。

肥田岳彦
山田敬喜

ぜんぶわかる 筋肉の名前としくみ事典

本書の見方

　本書は、解剖学における「筋肉」について、全身の各部位ごとに精密な図版と解説文を掲載し、それぞれの名称としくみを理解していけるような誌面構成をとっています。

　解剖学の筋肉の基礎知識を紹介する「基礎知識編」に始まり、「頭部」「頸部」「胸部」「腹部」「背部・腰部」「上肢」「下肢」の7部位の

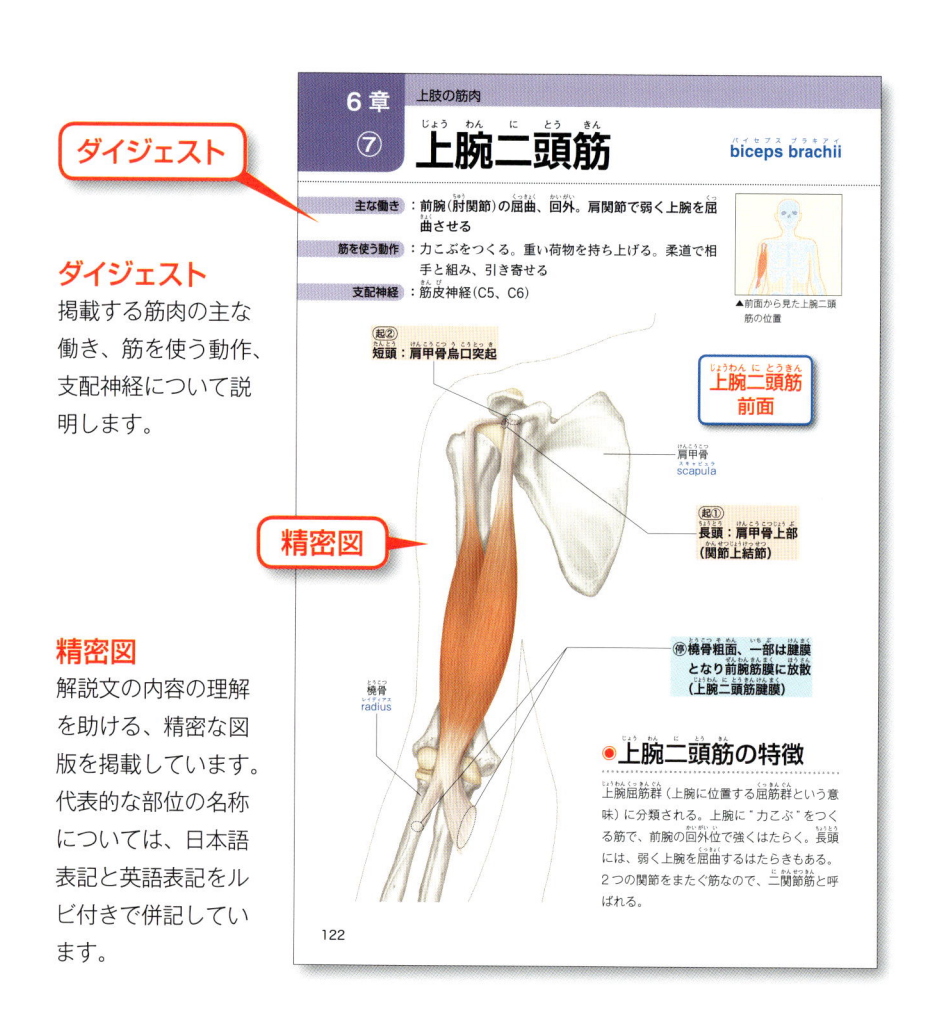

ダイジェスト
掲載する筋肉の主な働き、筋を使う動作、支配神経について説明します。

精密図
解説文の内容の理解を助ける、精密な図版を掲載しています。代表的な部位の名称については、日本語表記と英語表記をルビ付きで併記しています。

6章　上肢の筋肉
⑦ 上腕二頭筋　biceps brachii

- 主な働き：前腕（肘関節）の屈曲、回外。肩関節で弱く上腕を屈曲させる
- 筋を使う動作：力こぶをつくる。重い荷物を持ち上げる。柔道で相手と組み、引き寄せる
- 支配神経：筋皮神経（C5、C6）

▲前面から見た上腕二頭筋の位置

起② 短頭：肩甲骨烏口突起

上腕二頭筋　前面

肩甲骨　scapula

起① 長頭：肩甲骨上部（関節上結節）

停 橈骨粗面、一部は腱膜となり前腕筋膜に放散（上腕二頭筋腱膜）

橈骨　radius

● 上腕二頭筋の特徴

上腕屈筋群（上腕に位置する屈筋群という意味）に分類される。上腕に"力こぶ"をつくる筋で、前腕の回外位で強くはたらく。長頭には、弱く上腕を屈曲するはたらきもある。2つの関節をまたぐ筋なので、二関節筋と呼ばれる。

122

おもな筋肉をその特徴とともに紹介しています。また、各章のトップページには、その章に該当する全体イラストも掲載しています。

医師、看護師、理学療法士、作業療法士、あん摩マッサージ指圧師などの医療従事者、またはそれらの資格取得を目指す学生を主な読者対象としていますが、専門性の高い部位名については、日本語表記、英語表記の両方にルビを付けるなど、一般の社会人や学生の方が読んでも理解を進められる内容となっています。

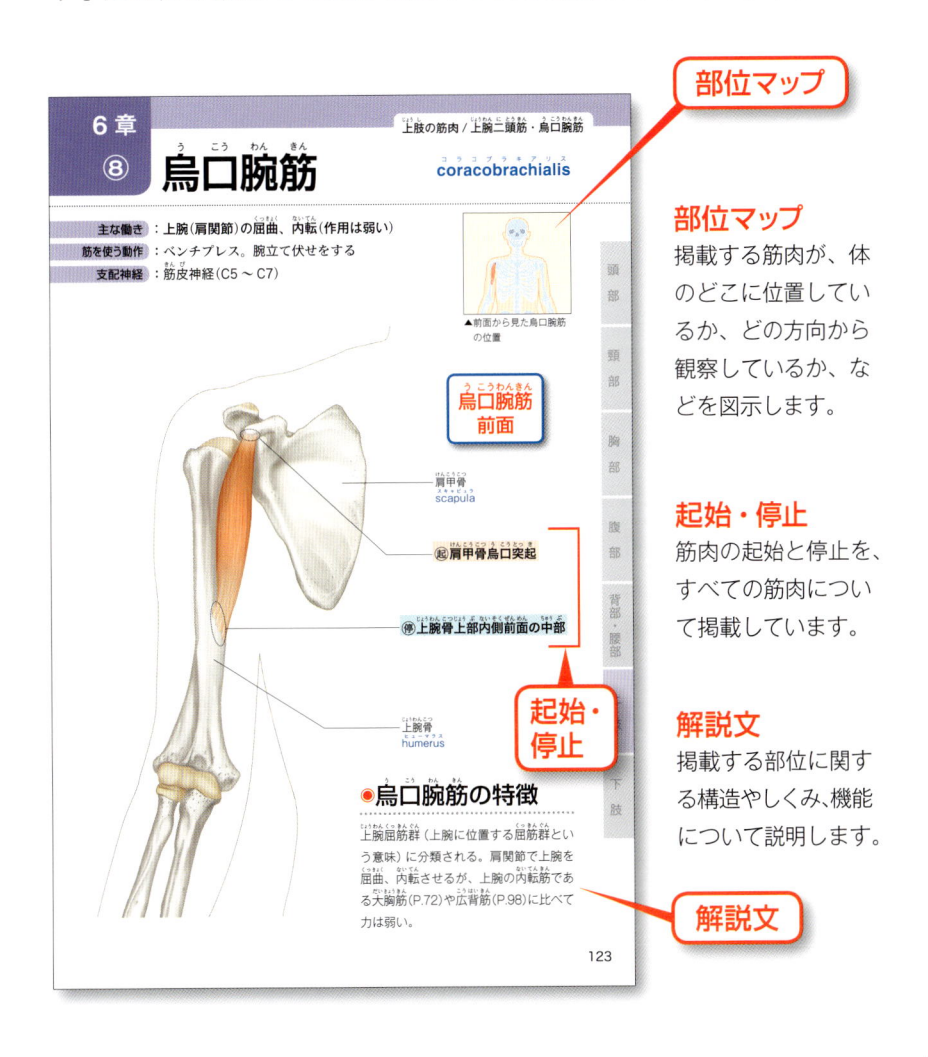

部位マップ
掲載する筋肉が、体のどこに位置しているか、どの方向から観察しているか、などを図示します。

起始・停止
筋肉の起始と停止を、すべての筋肉について掲載しています。

解説文
掲載する部位に関する構造やしくみ、機能について説明します。

ぜんぶわかる 筋肉の名前としくみ事典
CONTENTS

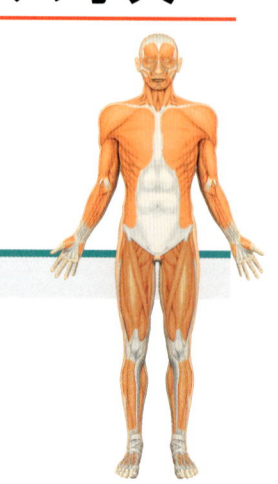

　本書の見方 ……………………… 4

基礎知識
　おもな筋肉の名称 ……………… 12
　筋肉の種類と基本構造 ………… 13
　筋肉の形状と補助装置 ………… 14
　筋肉の作用と収縮のしかた …… 16

1章　頭部の筋肉

頭部(表情筋) …………………… 22
　① 後頭筋 ………………………… 24
　② 前頭筋 ………………………… 25
　③ 上耳介筋 ……………………… 26
　④ 前耳介筋 ……………………… 27
　⑤ 後耳介筋 ……………………… 28
　⑥ 眼輪筋 ………………………… 29
　⑦ 皺眉筋 ………………………… 30
　⑧ 眉毛下制筋 …………………… 31
　⑨ 鼻根筋 ………………………… 32
　⑩ 鼻筋 …………………………… 33
　⑪ 鼻中隔下制筋 ………………… 34
　⑫ 口輪筋 ………………………… 35
　⑬ 頬筋 …………………………… 36
　⑭ 口角挙筋 ……………………… 37
　⑮ 上唇挙筋 ……………………… 38
　⑯ 上唇鼻翼挙筋 ………………… 39
　⑰ 小頬骨筋 ……………………… 40
　⑱ 大頬骨筋 ……………………… 41
　⑲ 笑筋 …………………………… 42
　⑳ 口角下制筋 …………………… 43
　㉑ 下唇下制筋 …………………… 44
　㉒ オトガイ筋 …………………… 45

頭部(咀嚼筋) …………………… 46
　㉓ 咬筋 …………………………… 48
　㉔ 側頭筋 ………………………… 49
　㉕ 内側翼突筋 …………………… 50
　㉖ 外側翼突筋 …………………… 51

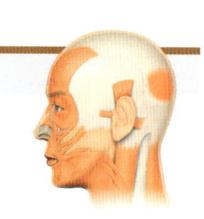

2章　頸部の筋肉

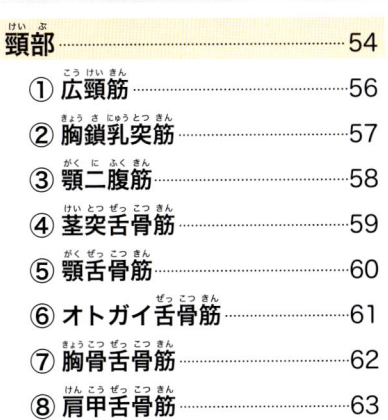

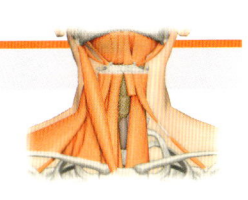

頸部 54
　① 広頸筋 56
　② 胸鎖乳突筋 57
　③ 顎二腹筋 58
　④ 茎突舌骨筋 59
　⑤ 顎舌骨筋 60
　⑥ オトガイ舌骨筋 61
　⑦ 胸骨舌骨筋 62
　⑧ 肩甲舌骨筋 63
　⑨ 胸骨甲状筋 64
　⑩ 甲状舌骨筋 65
　⑪ 前斜角筋 66
　⑫ 中斜角筋 67
　⑬ 後斜角筋 68

3章　胸部の筋肉

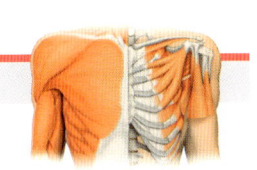

胸部 70
　① 大胸筋 72
　② 小胸筋 73
　③ 鎖骨下筋 74
　④ 前鋸筋 75
　⑤ 外肋間筋 76
　⑥ 内肋間筋 77
　⑦ 最内肋間筋 78
　⑧ 肋下筋 79
　⑨ 胸横筋 80
　⑩ 肋骨挙筋 81
　⑪ 横隔膜 82

4章　腹部の筋肉

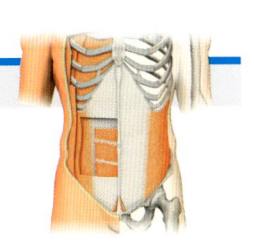

腹部 84
　① 腹直筋 86
　② 錐体筋 87
　③ 外腹斜筋 88
　④ 内腹斜筋 89
　⑤ 腹横筋 90
　⑥ 腰方形筋 91

5章　背部・腰部の筋肉

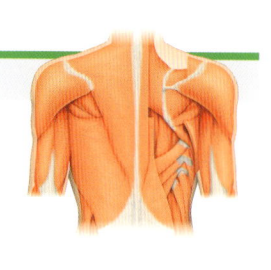

背部・腰部（浅層・中層・深層） …… 94

① 僧帽筋 …… 97
② 広背筋 …… 98
③ 小菱形筋 …… 99
④ 大菱形筋 …… 100
⑤ 肩甲挙筋 …… 101
⑥ 上後鋸筋 …… 102
⑦ 下後鋸筋 …… 103
⑧ 頭板状筋 …… 104
⑨ 頸板状筋 …… 105
⑩ 腸肋筋 …… 106
⑪ 最長筋 …… 107
⑫ 棘筋 …… 108
⑬ 半棘筋 …… 109
⑭ 多裂筋 …… 110
⑮ 回旋筋 …… 111

6章　上肢の筋肉

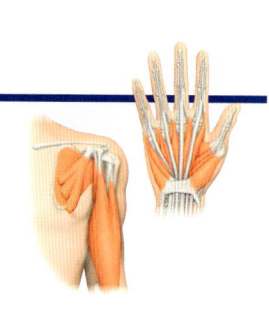

上肢（上肢帯・上腕・前腕） …… 114

① 三角筋 …… 116
② 小円筋 …… 117
③ 棘上筋 …… 118
④ 棘下筋 …… 119
⑤ 大円筋 …… 120
⑥ 肩甲下筋 …… 121
⑦ 上腕二頭筋 …… 122
⑧ 烏口腕筋 …… 123
⑨ 上腕筋 …… 124
⑩ 上腕三頭筋 …… 125
⑪ 肘筋 …… 126
⑫ 円回内筋 …… 127
⑬ 橈側手根屈筋 …… 128
⑭ 長掌筋 …… 129
⑮ 尺側手根屈筋 …… 130
⑯ 浅指屈筋 …… 131
⑰ 深指屈筋 …… 132
⑱ 長母指屈筋 …… 133
⑲ 方形回内筋 …… 134
⑳ 腕橈骨筋 …… 135
㉑ 長橈側手根伸筋 …… 136
㉒ 短橈側手根伸筋 …… 137
㉓ (総)指伸筋 …… 138
㉔ 小指伸筋 …… 139
㉕ 尺側手根伸筋 …… 140

- ㉖ 回外筋 ……………………… 141
- ㉗ 長母指外転筋 ………………… 142
- ㉘ 短母指伸筋 …………………… 143
- ㉙ 長母指伸筋 …………………… 144
- ㉚ 示指伸筋 ……………………… 145
- **上肢(手部)** …………………………… 146
  - ㉛ 短母指外転筋 ……………… 148
  - ㉜ 短母指屈筋 ………………… 149
  - ㉝ 母指対立筋 ………………… 150
- ㉞ 母指内転筋 …………………… 151
- ㉟ 短掌筋 ………………………… 152
- ㊱ 小指外転筋 …………………… 153
- ㊲ 短小指屈筋 …………………… 154
- ㊳ 小指対立筋 …………………… 155
- ㊴ 虫様筋 ………………………… 156
- ㊵ 掌側骨間筋 …………………… 157
- ㊶ 背側骨間筋 …………………… 158

7章　下肢の筋肉

- **下肢(寛骨部)** …………………………… 160
  - ① 腸骨筋 ……………………… 162
  - ② 大腰筋 ……………………… 163
  - ③ 小腰筋 ……………………… 164
  - ④ 大殿筋 ……………………… 165
  - ⑤ 中殿筋 ……………………… 166
  - ⑥ 小殿筋 ……………………… 167
  - ⑦ 大腿筋膜張筋 ……………… 168
  - ⑧ 梨状筋 ……………………… 169
  - ⑨ 内閉鎖筋 …………………… 170
  - ⑩ 上双子筋 …………………… 171
  - ⑪ 下双子筋 …………………… 172
  - ⑫ 大腿方形筋 ………………… 173
- **下肢(大腿部)** …………………………… 174
  - ⑬ 縫工筋 ……………………… 176
  - ⑭ 大腿直筋 …………………… 177
  - ⑮ 内側広筋 …………………… 178
  - ⑯ 中間広筋 …………………… 179
  - ⑰ 外側広筋 …………………… 180
  - ⑱ 恥骨筋 ……………………… 181
  - ⑲ 長内転筋 …………………… 182
  - ⑳ 短内転筋 …………………… 183
  - ㉑ 大内転筋 …………………… 184
  - ㉒ 薄筋 ………………………… 185
  - ㉓ 外閉鎖筋 …………………… 186
  - ㉔ 大腿二頭筋 ………………… 187
  - ㉕ 半腱様筋 …………………… 188
  - ㉖ 半膜様筋 …………………… 189
- **下肢(下腿部)** …………………………… 190
  - ㉗ 前脛骨筋 …………………… 192
  - ㉘ 長母趾伸筋 ………………… 193

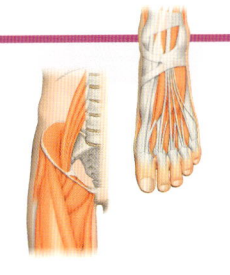

㉙ 長趾伸筋 (ちょうししんきん) ……194	㊵ 短趾伸筋 (たんししんきん) ……207
㉚ 第三腓骨筋 (だいさんひこつきん) ……195	㊶ 短母趾屈筋 (たんぼしくっきん) ……208
㉛ 長腓骨筋 (ちょうひこつきん) ……196	㊷ 母趾内転筋 (ぼしないてんきん) ……209
㉜ 短腓骨筋 (たんひこつきん) ……197	㊸ 母趾外転筋 (ぼしがいてんきん) ……210
㉝ 下腿三頭筋 (かたいさんとうきん) ……198	㊹ 小趾外転筋 (しょうしがいてんきん) ……211
㉞ 足底筋 (そくていきん) ……199	㊺ 短小趾屈筋 (たんしょうしくっきん) ……212
㉟ 膝窩筋 (しっかきん) ……200	㊻ 短趾屈筋 (たんしくっきん) ……213
㊱ 後脛骨筋 (こうけいこつきん) ……201	㊼ 足底方形筋 (そくていほうけいきん) ……214
㊲ 長趾屈筋 (ちょうしくっきん) ……202	㊽ 虫様筋 (ちゅうようきん) ……215
㊳ 長母趾屈筋 (ちょうぼしくっきん) ……203	㊾ 底側骨間筋 (ていそくこっかんきん) ……216
下肢 (足部) (かし そくぶ) ……204	㊿ 背側骨間筋 (はいそくこっかんきん) ……217
㊴ 短母趾伸筋 (たんぼししんきん) ……206	

索引 ……218

※本書では、解剖学会から発行される『解剖学用語』により定められた用語を、基本的に使用しています。

※日本語表記および英語表記、それらのルビについては、『解剖学講義 改訂2版』を参考にしています。

序章 基礎知識
An elementary knowledge

- おもな筋肉と名称
- 筋肉の種類と基本構造
- 筋肉の形状と補助装置
- 筋肉の作用と収縮のしかた

おもな筋肉と名称

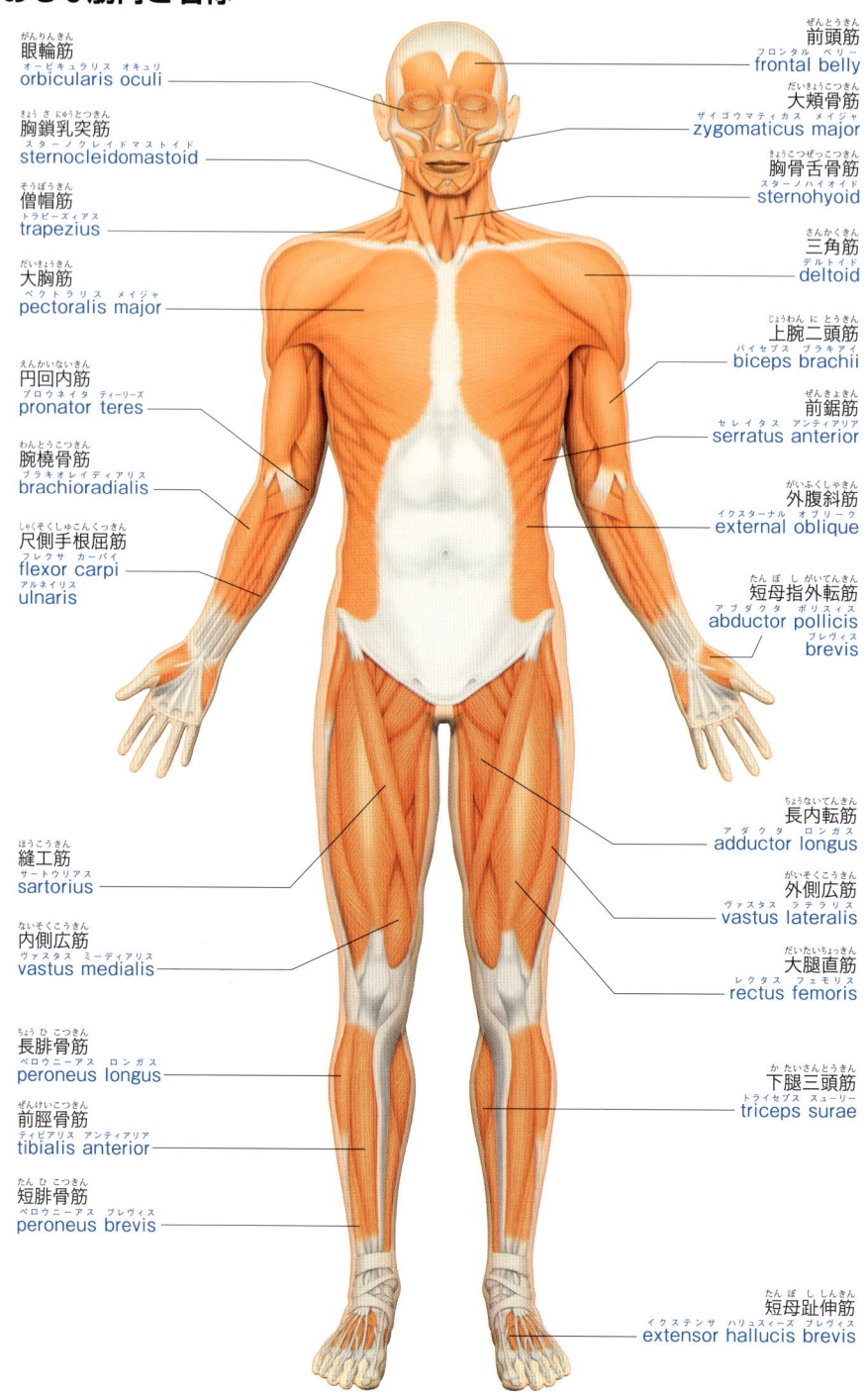

眼輪筋 (がんりんきん)
オービキュラリス オキュリ
orbicularis oculi

胸鎖乳突筋 (きょうさにゅうとつきん)
スターノクレイドマストイド
sternocleidomastoid

僧帽筋 (そうぼうきん)
トラピーズィアス
trapezius

大胸筋 (だいきょうきん)
ペクトラリス メイジャ
pectoralis major

円回内筋 (えんかいないきん)
プロウネイタ ティーリーズ
pronator teres

腕橈骨筋 (わんとうこつきん)
ブラキオレィディアリス
brachioradialis

尺側手根屈筋 (しゃくそくしゅこんくっきん)
フレクサ カーパイ アルネイリス
flexor carpi ulnaris

縫工筋 (ほうこうきん)
サートウリアス
sartorius

内側広筋 (ないそくこうきん)
ヴァスタス ミーディアリス
vastus medialis

長腓骨筋 (ちょうひこつきん)
ペロウニーアス ロンガス
peroneus longus

前脛骨筋 (ぜんけいこつきん)
ティビアリス アンティアリア
tibialis anterior

短腓骨筋 (たんひこつきん)
ペロウニーアス ブレヴィス
peroneus brevis

前頭筋 (ぜんとうきん)
フロンタル ベリー
frontal belly

大頬骨筋 (だいきょうこつきん)
ザイゴウマティカス メイジャ
zygomaticus major

胸骨舌骨筋 (きょうこつぜっこつきん)
スターノハイオイド
sternohyoid

三角筋 (さんかくきん)
デルトイド
deltoid

上腕二頭筋 (じょうわんにとうきん)
バイセプス ブラキアイ
biceps brachii

前鋸筋 (ぜんきょきん)
セレイタス アンティアリア
serratus anterior

外腹斜筋 (がいふくしゃきん)
イクスターナル オブリーク
external oblique

短母指外転筋 (たんぼしがいてんきん)
アブダクタ ポリシィス ブレヴィス
abductor pollicis brevis

長内転筋 (ちょうないてんきん)
アダクタ ロンガス
adductor longus

外側広筋 (がいそくこうきん)
ヴァスタス ラテラリス
vastus lateralis

大腿直筋 (だいたいちょっきん)
レクタス フェモリス
rectus femoris

下腿三頭筋 (かたいさんとうきん)
トライセプス スーリー
triceps surae

短母趾伸筋 (たんぼししんきん)
イクステンサ ハリュスィーズ ブレヴィス
extensor hallucis brevis

筋肉の種類と基本構造

■ 人体の筋組織のうち、体を動かす筋を骨格筋という。骨格筋と骨・関節などの骨格系をあわせて運動器または運動系という。

●筋組織の種類

筋組織には、骨格筋、心筋、平滑筋がある。
骨格筋とは体を動かすための筋のことで、一般に「筋肉」という場合は骨格筋をさす。骨格筋は自分の意思で動かせる随意筋で、顕微鏡で観察すると横紋が見えることから横紋筋とも呼ばれる。

心筋とは心臓の壁をつくる筋のことで、自分の意思では動かせない不随意筋である。筋には骨格筋とは違った横紋がみられる。

平滑筋とは血管壁や消化管、尿管、子宮などにある筋のことである。筋に横紋などの模様がないことから平滑筋という。平滑筋も不随意筋である。

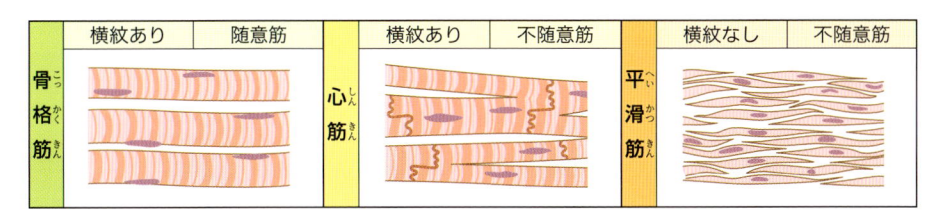

骨格筋	横紋あり	随意筋	心筋	横紋あり	不随意筋	平滑筋	横紋なし	不随意筋

●筋肉（骨格筋）の基本構造

筋肉はたくさんの筋線維が束になったものである。筋線維1本が、ときに10cmほどにもなる細長い1個の細胞で、細胞の中には筋原線維がつまっている。筋原線維は、アクチンフィラメントとミオシンフィラメントというさらに細い線維からなり、これらのフィラメントが互いの間に滑り込むことで筋肉が収縮する。

たくさんの筋線維が筋周膜によって束ねられて筋線維束となり、いくつもの筋線維束が筋上膜で束ねられてひとつの筋肉をつくる。

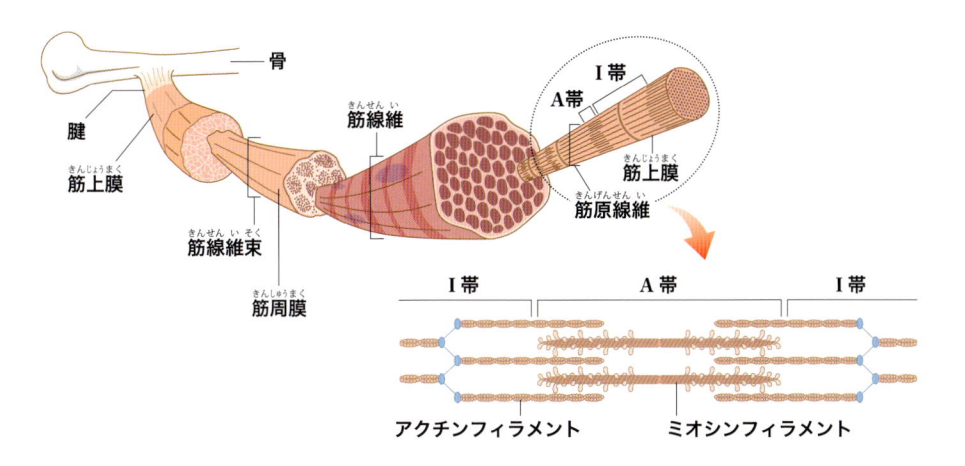

基礎知識

筋肉の形状と補助装置

■筋肉は基本的に、中央が太くなっている筋腹とその両端に続く腱からなる。筋肉の周囲にはその動きを助ける補助装置がついている。

● 筋肉の形状

筋肉の形にはいくつかの種類がある。その形が筋肉の名称になっていることも多い。

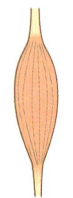

紡錘状筋
◀もっとも基本的な形状の筋肉。

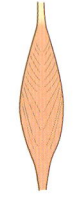

羽状筋
◀中央に走る腱から、筋線維が羽のように両側に伸びている筋肉。

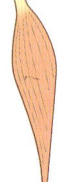

半羽状筋
◀羽状筋の片側半分の形。

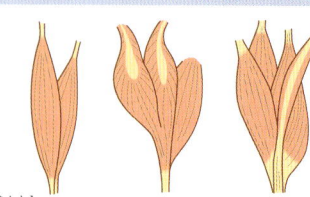

多頭筋（二頭筋、三頭筋、四頭筋）
▲筋頭が複数にわかれている筋肉。わかれる数によって二頭筋、三頭筋などと呼ぶ。

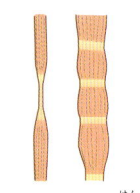

多腹筋（二腹筋）
▲筋肉の途中に腱があり、筋腹が複数にわかれている筋肉。

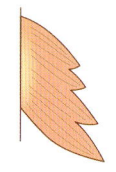

鋸筋
▲筋全体の形が鋸の形に見えるもの。

● 筋肉の補助装置

補助装置は、筋肉の動きを円滑にし、筋肉や腱を骨などとの摩擦から守る。

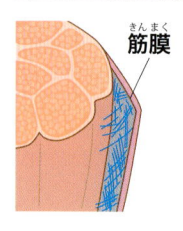

筋膜
◀ひとつの筋肉や複数の筋群を包む。収縮時に隣接する筋肉との摩擦を防ぐ。

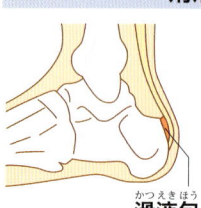

滑液包
◀滑液が入った小さな袋。腱や筋肉と骨や関節などの間にあり摩擦を防ぐ。

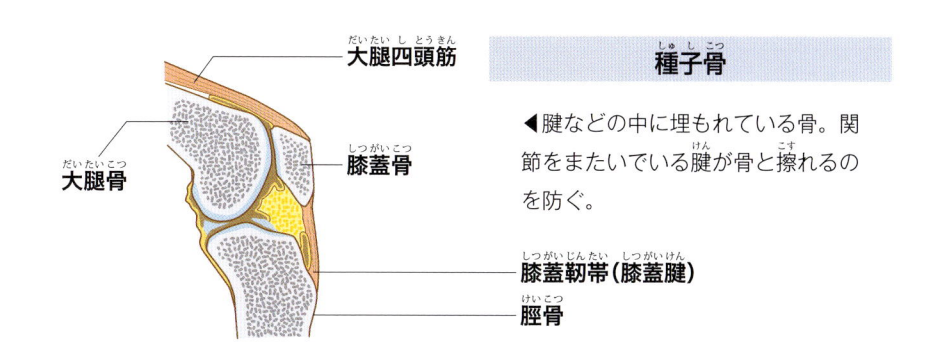

基礎知識 / 筋肉の形状と補助装置

種子骨

大腿四頭筋
大腿骨
膝蓋骨
膝蓋靭帯（膝蓋腱）
脛骨

◀腱などの中に埋もれている骨。関節をまたいでいる腱が骨と擦れるのを防ぐ。

腱鞘

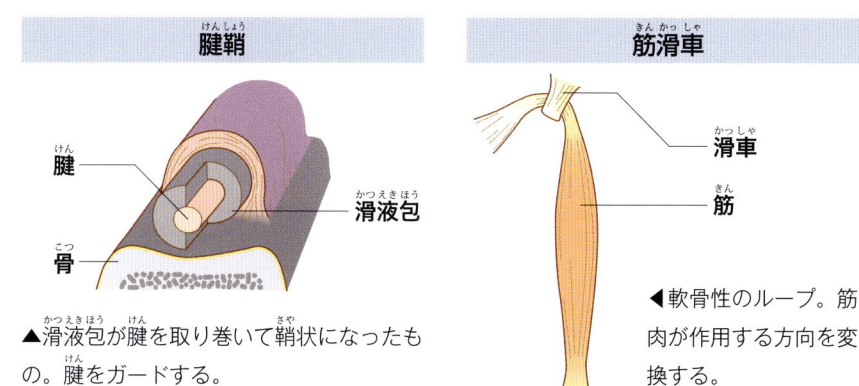

腱
骨
滑液包

▲滑液包が腱を取り巻いて鞘状になったもの。腱をガードする。

筋滑車

滑車
筋

◀軟骨性のループ。筋肉が作用する方向を変換する。

起始と停止

筋肉は骨に付着しているが（p.13）、その部分を「起始」「停止」という。比較的動かない付着部が「起始」で、その部分を筋頭という。反対側の比較的よく動くほうの付着部が「停止」で、その部分を筋尾という。

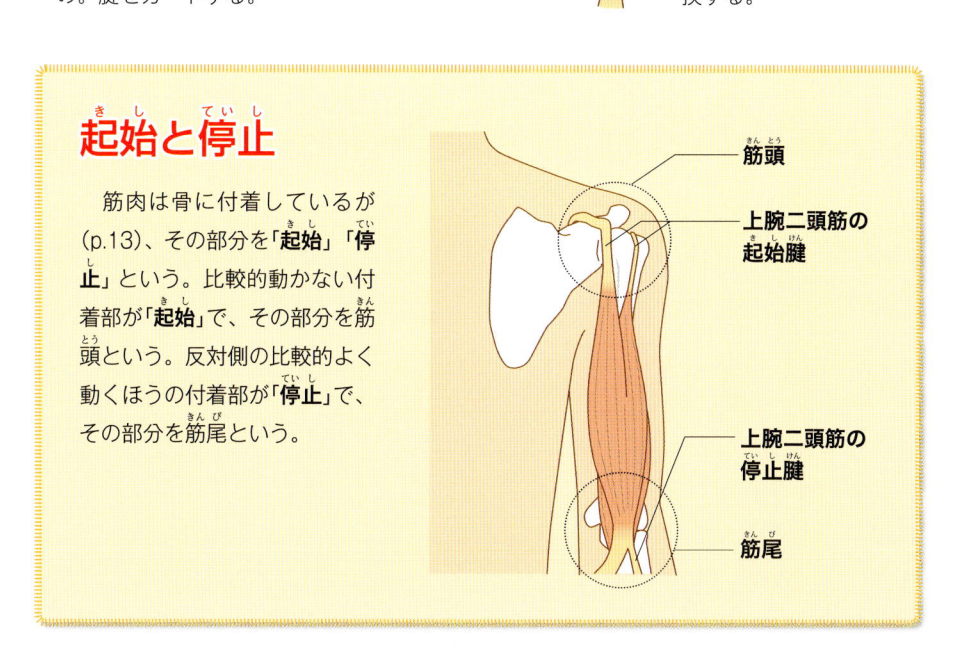

筋頭
上腕二頭筋の起始腱
上腕二頭筋の停止腱
筋尾

> 基礎知識

筋肉の作用と収縮のしかた

■筋肉の大部分は、一つ以上の関節をまたいで骨につき、収縮、弛緩することで関節を動かしたり固定したりする。

●筋肉の作用

　筋肉が関節をまたいで両側の骨についているとき、筋肉がはたらいて両付着部の距離が縮まると関節が動く。関節の曲がる側につく筋肉が収縮すれば関節は屈曲し、反対側の伸びる側につく筋肉が収縮すれば関節は伸展する。

　このとき、曲がる側につく筋肉と伸びる側につく筋肉は反対の運動をしており、この関係を、拮抗筋(対抗筋)という。たとえば、肘関節を屈曲させる上腕二頭筋と肘関節を伸展させる上腕三頭筋は、拮抗筋の関係である。拮抗筋は多くの場合、関節をはさんで反対側に位置する。

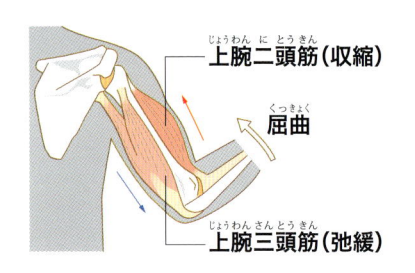

上腕二頭筋(収縮)　屈曲　上腕三頭筋(弛緩)

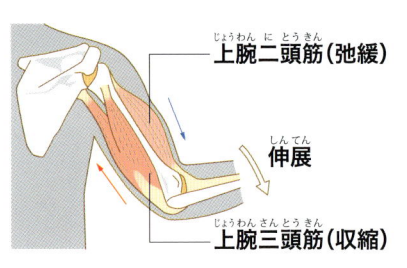

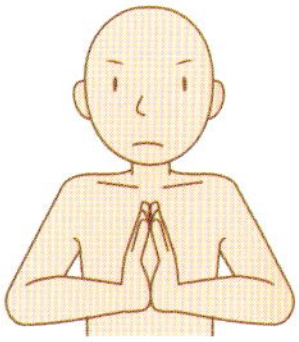

上腕二頭筋(弛緩)　伸展　上腕三頭筋(収縮)

●筋肉の収縮のしかた

筋肉の収縮には、長さが変化する等張性収縮と、長さが変化しない等尺性収縮がある。

	等張性(アイソトニック)収縮		等尺性(アイソメトリック)収縮
特徴	負荷に合わせて一定の張力をはたらかせることから等張性という。筋肉が短くなりながら収縮するのを求心性(コンセントリック)収縮、筋肉が長くなりながら収縮するのを遠心性(エキセントリック)収縮という。		筋肉の長さが変わらず、関節の動きはない。
動きの例	求心性収縮…ダンベルを肘関節を屈曲して持ち上げるときの上腕二頭筋 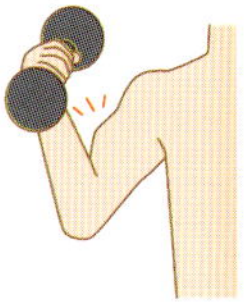	遠心性収縮…持ち上げたダンベルをゆっくりと下げていくときの上腕二頭筋 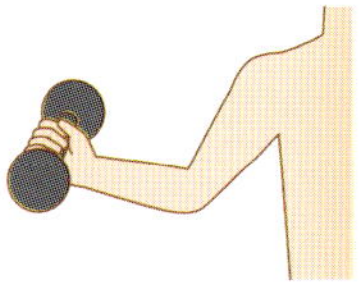	両手を胸の前で合わせ、両手で押し合うときの大胸筋

基礎知識 / 筋肉の作用と収縮のしかた

● 関節の運動とおもな主動作筋

　筋肉の収縮により関節を動かすことで、いろいろな動きが可能になる。関節は、部位によって、曲げる（屈曲）、伸ばす（伸展）、左右に曲げる（側屈）、回す（回旋）、上げる（挙上）、下げる（下制）などさまざまな運動をするが、その運動のためにはたらくおもな筋肉を主動作筋、または主力筋、主動筋という。また、これに協力して同じ運動をさせる筋肉のことを協力筋という。

● 頸部

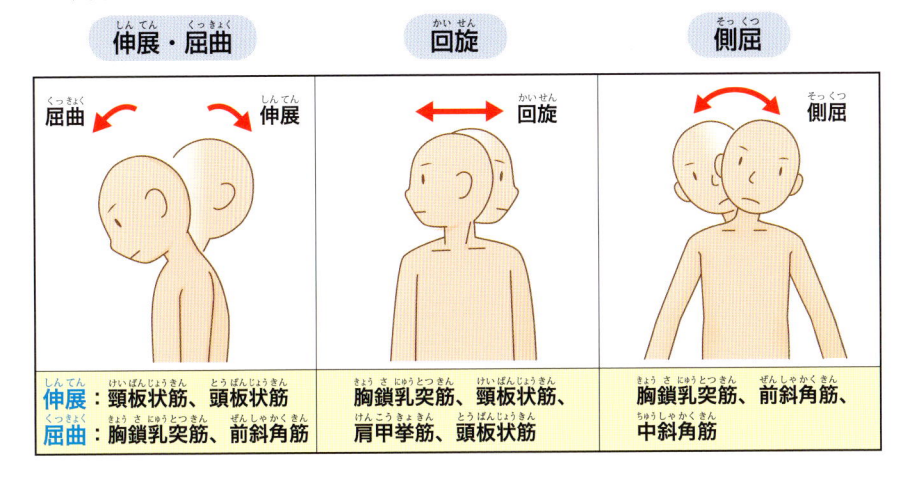

伸展・屈曲
屈曲 ← → 伸展
伸展：頸板状筋、頭板状筋
屈曲：胸鎖乳突筋、前斜角筋

回旋
← 回旋 →
胸鎖乳突筋、頸板状筋、肩甲挙筋、頭板状筋

側屈
← 側屈 →
胸鎖乳突筋、前斜角筋、中斜角筋

● 体幹

屈曲・伸展
伸展 ← → 屈曲
伸展：腸肋筋、最長筋、棘筋
屈曲：腹直筋、外腹斜筋、内腹斜筋

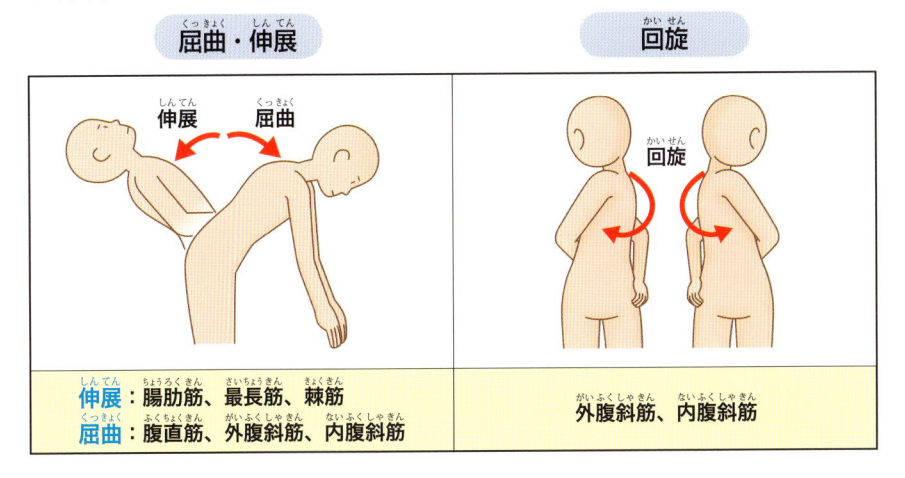

回旋
回旋
外腹斜筋、内腹斜筋

●肩甲骨

挙上・下制

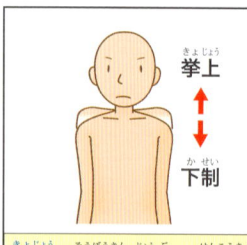

挙上
下制

外転・内転

内転　外転

上方回旋・下方回旋

上方回旋
下方回旋

挙上	僧帽筋(上部)、肩甲挙筋
下制	僧帽筋(中部および下部)
外転	前鋸筋
内転	僧帽筋(中部)、大菱形筋
上方回旋	前鋸筋
下方回旋	大菱形筋

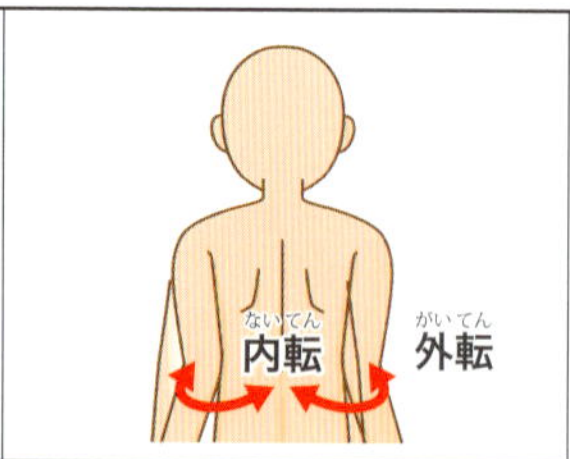

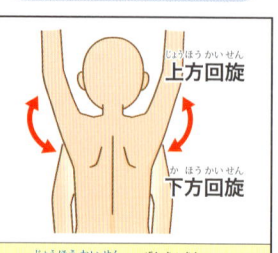

●肩関節

伸展(後方挙上)・屈曲(前方挙上)

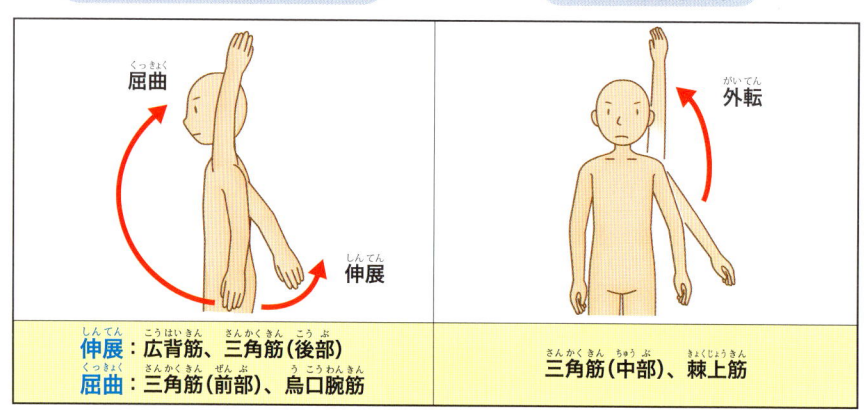

屈曲
伸展

外転(側方挙上)

外転

伸展	広背筋、三角筋(後部)
屈曲	三角筋(前部)、烏口腕筋
外転	三角筋(中部)、棘上筋

水平外転・水平内転

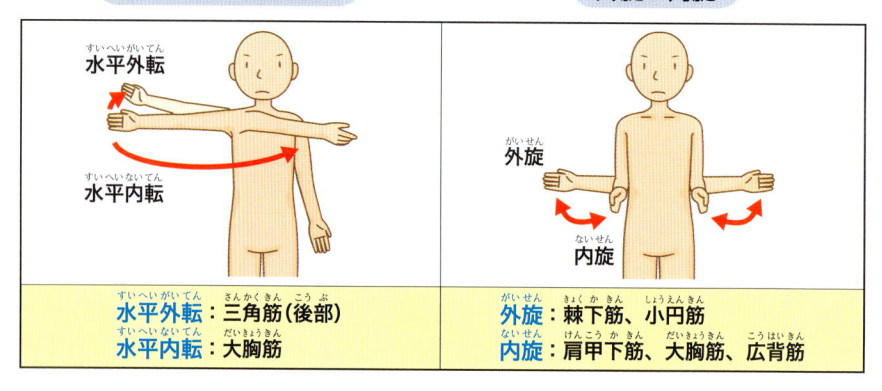

水平外転
水平内転

外旋・内旋

外旋
内旋

水平外転	三角筋(後部)
水平内転	大胸筋
外旋	棘下筋、小円筋
内旋	肩甲下筋、大胸筋、広背筋

基礎知識 / 筋肉の作用と収縮のしかた

●肘関節
伸展・屈曲

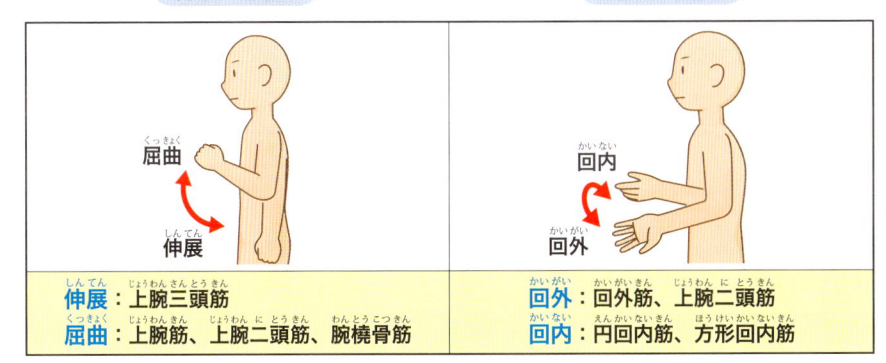

屈曲
伸展

伸展：上腕三頭筋
屈曲：上腕筋、上腕二頭筋、腕橈骨筋

●前腕
回外・回内

回内
回外

回外：回外筋、上腕二頭筋
回内：円回内筋、方形回内筋

●手関節
伸展・屈曲

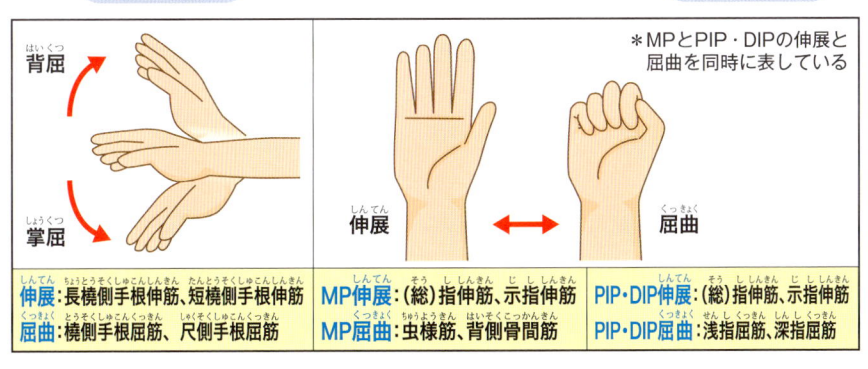

背屈
掌屈

伸展：長橈側手根伸筋、短橈側手根伸筋
屈曲：橈側手根屈筋、尺側手根屈筋

●中手指節間関節(MP)と近位指節間関節(PIP)・遠位指節間関節(DIP)

＊MPとPIP・DIPの伸展と屈曲を同時に表している

伸展・屈曲

伸展　屈曲

MP伸展：(総)指伸筋、示指伸筋
MP屈曲：虫様筋、背側骨間筋
PIP・DIP伸展：(総)指伸筋、示指伸筋
PIP・DIP屈曲：浅指屈筋、深指屈筋

●指
外転・内転

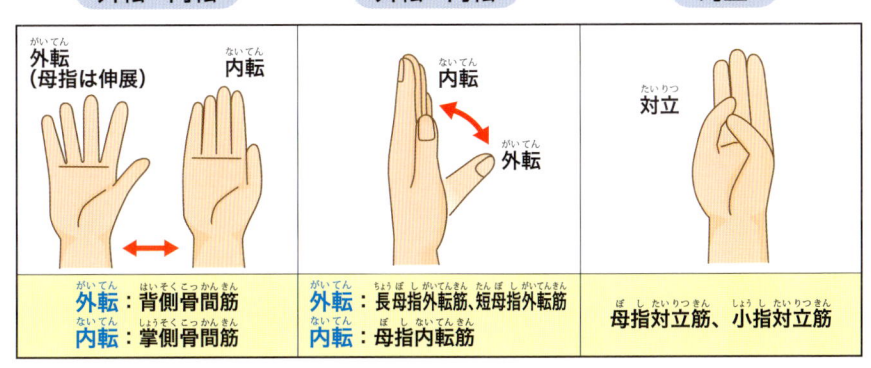

外転（母指は伸展）
内転

外転：背側骨間筋
内転：掌側骨間筋

●母指
外転・内転

内転
外転

外転：長母指外転筋、短母指外転筋
内転：母指内転筋

対立

対立

母指対立筋、小指対立筋

● 股関節

屈曲・伸展

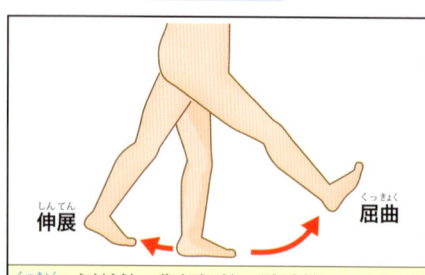

屈曲：腸腰筋、大腿直筋、縫工筋
伸展：大殿筋、大腿二頭筋、半腱様筋、半膜様筋

外転・内転

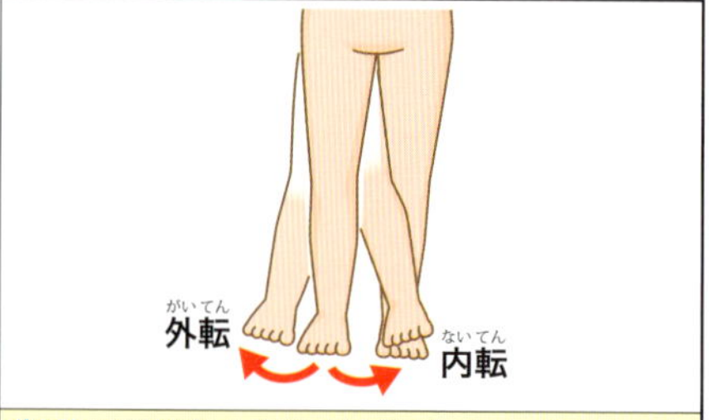

外転：中殿筋、大腿筋膜張筋
内転：大内転筋、長内転筋、短内転筋、恥骨筋

● 足関節

底屈（屈曲）・背屈（伸展）

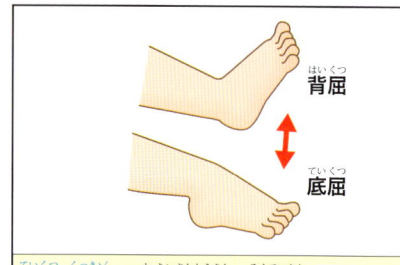

底屈（屈曲）：下腿三頭筋、足底筋
背屈（伸展）：前脛骨筋、長趾伸筋、第三腓骨筋

内返し・外返し

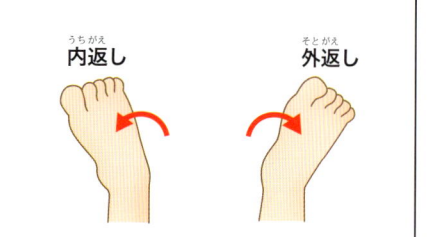

内返し：長母趾屈筋、長趾屈筋、後脛骨筋
外返し：長趾伸筋、長腓骨筋、短腓骨筋

● 膝関節

屈曲・伸展

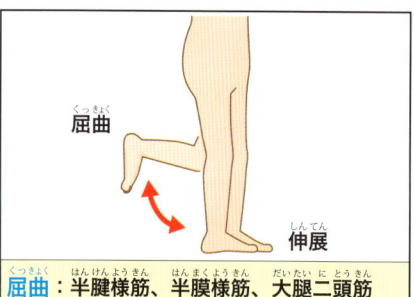

屈曲：半腱様筋、半膜様筋、大腿二頭筋
伸展：大腿筋膜張筋、大腿四頭筋

● 足趾

屈曲・伸展

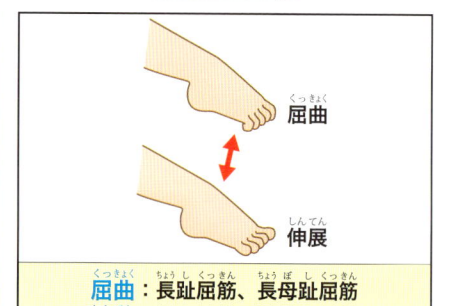

屈曲：長趾屈筋、長母趾屈筋
伸展：長趾伸筋、長母趾伸筋

1章 頭部の筋肉

Muscles of head

1章　頭部の筋肉

頭部（表情筋）

表情筋とは、人のさまざまな表情をつくるときにはたらく筋のことである。頭部および顔面にある筋の多くは表情筋である。

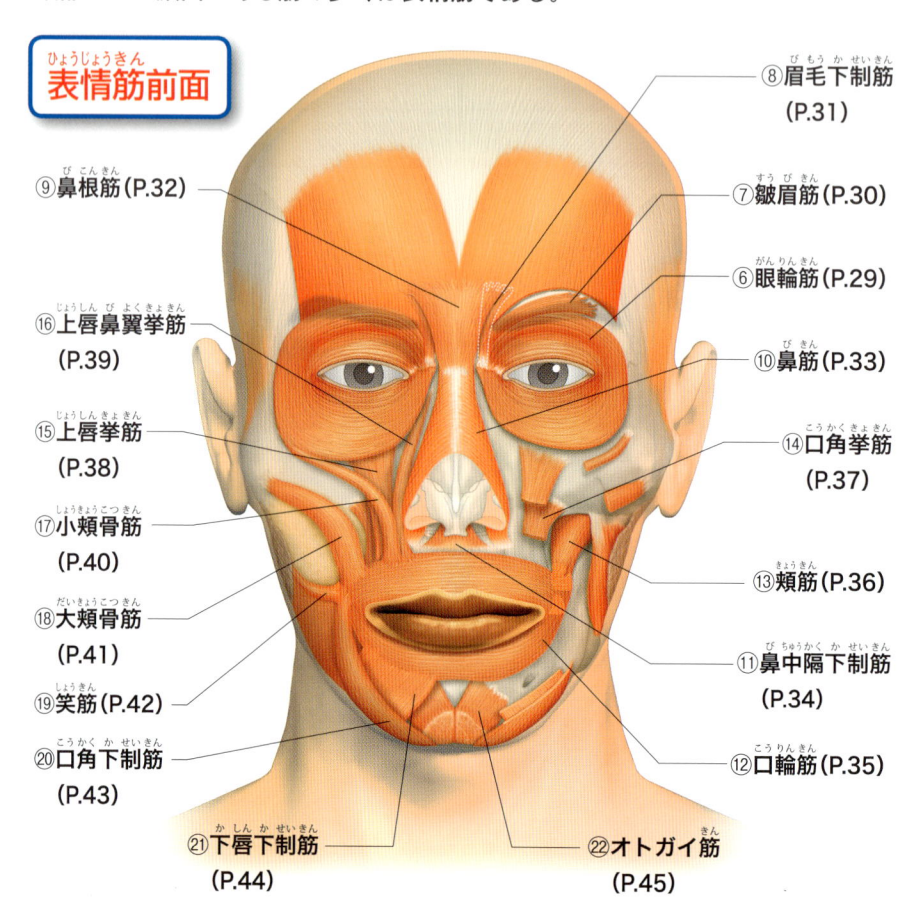

表情筋前面

- ⑨ 鼻根筋（P.32）
- ⑯ 上唇鼻翼挙筋（P.39）
- ⑮ 上唇挙筋（P.38）
- ⑰ 小頬骨筋（P.40）
- ⑱ 大頬骨筋（P.41）
- ⑲ 笑筋（P.42）
- ⑳ 口角下制筋（P.43）
- ㉑ 下唇下制筋（P.44）
- ㉒ オトガイ筋（P.45）
- ⑧ 眉毛下制筋（P.31）
- ⑦ 皺眉筋（P.30）
- ⑥ 眼輪筋（P.29）
- ⑩ 鼻筋（P.33）
- ⑭ 口角挙筋（P.37）
- ⑬ 頬筋（P.36）
- ⑪ 鼻中隔下制筋（P.34）
- ⑫ 口輪筋（P.35）

●表情筋の特徴

　頭部・顔面の浅い層にあり、顔面筋とも呼ばれる。これらは本来、動物が餌を捕食したり危険を察知するために目、耳、鼻、口を動かす筋であるが、人の場合、おもにコミュニケーションのために重要な筋として発達している。
　全身の骨格筋の大半は骨について関節を動かすが、表情筋はおもに骨から起始して皮膚（真皮）につく皮筋である。表情筋はすべて顔面神経の支配を受ける。

頭部の筋肉 / 頭部（表情筋）

●表情筋の構成

　表情筋は表情をつくる筋で、頭部（頭蓋冠や側頭部）にある筋、眼周囲の筋、鼻周囲の筋、口周囲の筋に大別することができる。

　頭部の筋は、人では発達が悪く重要な機能は果たしていない。動物の場合、周囲の状況を把握するために耳を動かす必要があるが、人にはその必要がないためである。

　眼と口には、開口部の周囲を取り囲むように輪状の筋がつき、その開閉を行う。さらに口周囲には、上下の口唇を左右非対称に動かす筋がいくつもついている。

　鼻周囲の筋は人では発達が悪く、鼻孔を少し広げることができる程度である。

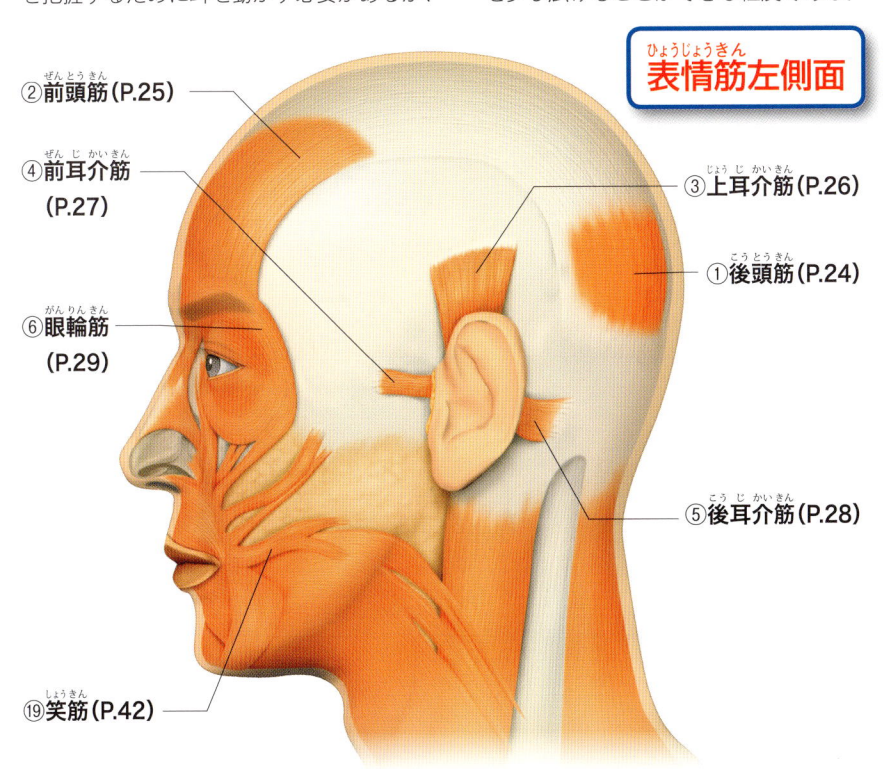

表情筋左側面

②前頭筋(P.25)
④前耳介筋(P.27)
⑥眼輪筋(P.29)
③上耳介筋(P.26)
①後頭筋(P.24)
⑤後耳介筋(P.28)
⑲笑筋(P.42)

●顔面神経と表情筋

　顔面神経が障害を受けると表情筋の運動が麻痺する。この顔面神経麻痺には中枢性と末梢性がある。

　中枢性の麻痺は、大脳皮質など上位運動ニューロンの問題で起きる。この場合、額や眉間など顔の上部には麻痺はなく、問題が生じた中枢の反対側の顔面下部に麻痺が起きる。それは、顔面上部の筋は左右の大脳皮質からの支配を受けており、片側の脳に問題が生じても、もう片方の中枢がカバーするからである。

　下位運動ニューロンの顔面神経麻痺では、問題が生じた神経の部位によって症状が異なるが、目をつぶることができない、口角が下がる、よだれが垂れるなどの症状が片側に起きる。中枢性と異なり、顔面の上部にも麻痺が起きることがある。

1章 頭部の筋肉

① 後頭筋

occipital belly

主な働き	頭皮を後ろに引く
筋を使う動作	驚いたときに頭皮が後方に動く（個人差あり）
支配神経	顔面神経

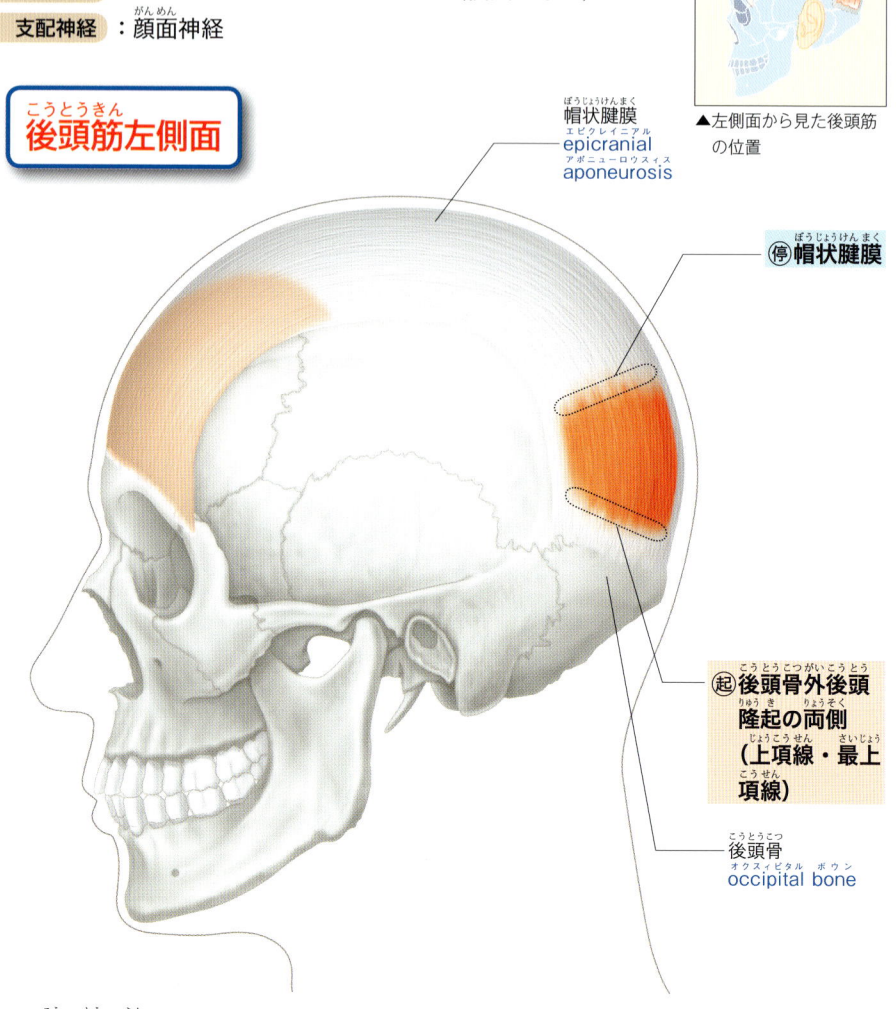

▲左側面から見た後頭筋の位置

後頭筋左側面

帽状腱膜 epicranial aponeurosis

㊞ 帽状腱膜

㊞ 後頭骨外後頭隆起の両側（上項線・最上項線）

後頭骨 occipital bone

● 後頭筋の特徴

頭蓋をおおう薄い筋群である頭蓋表筋のひとつ。前額部にある前頭腹（前頭筋（P.25））と、帽状腱膜を中心腱としてつながっている。

1章 ② 前頭筋

頭部の筋肉 / 後頭筋・前頭筋

frontal belly（フロンタル ベリー）

主な働き	眉を上げ、額に横じわを寄せる
筋を使う動作	驚きの表情をつくる
支配神経	顔面神経

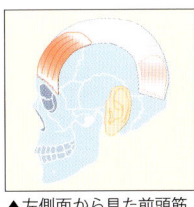

▲左側面から見た前頭筋の位置

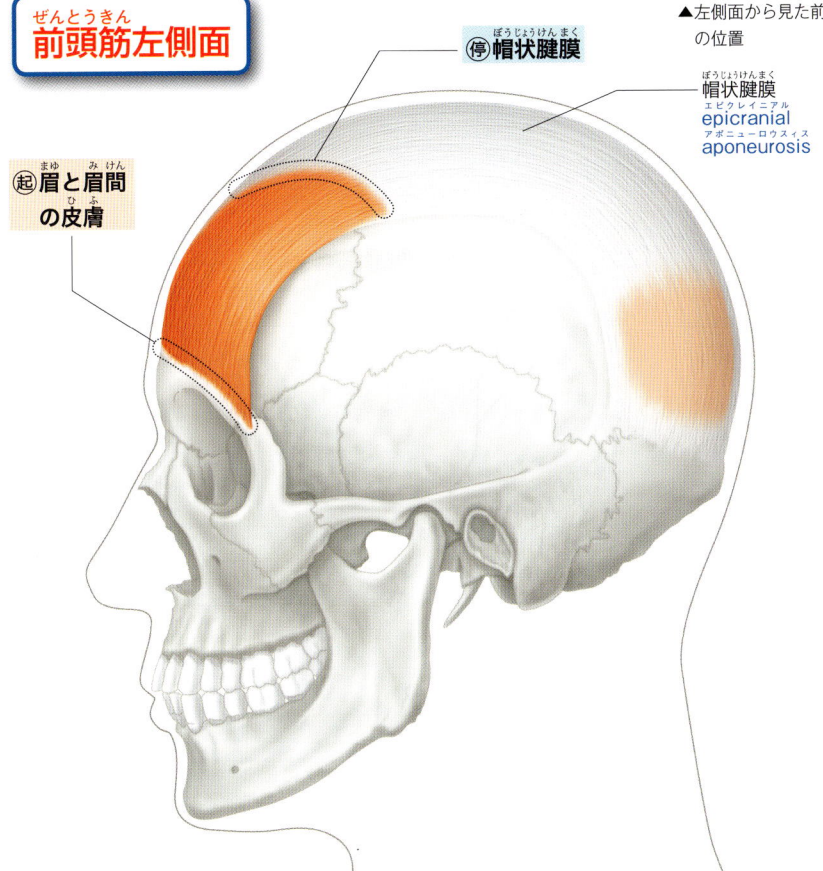

前頭筋左側面

(停) 帽状腱膜

帽状腱膜
epicranial aponeurosis（エピクレイニアル アポニューロウスィス）

(起) 眉と眉間の皮膚

● 前頭筋の特徴

頭蓋表筋のひとつ。後頭筋（P.24）とともに構成する後頭前頭筋の前頭腹にあたる。幅広く平らな筋で、額の部分を広くおおっている。

1章 ③ 上耳介筋
じょう じ かい きん
auricularis superior
オーリキュラリス スーピアリア

頭部の筋肉

主な働き	：耳を上方に引く
筋を使う動作	：動物では周囲の音を聞くために耳を動かす
支配神経	：顔面神経

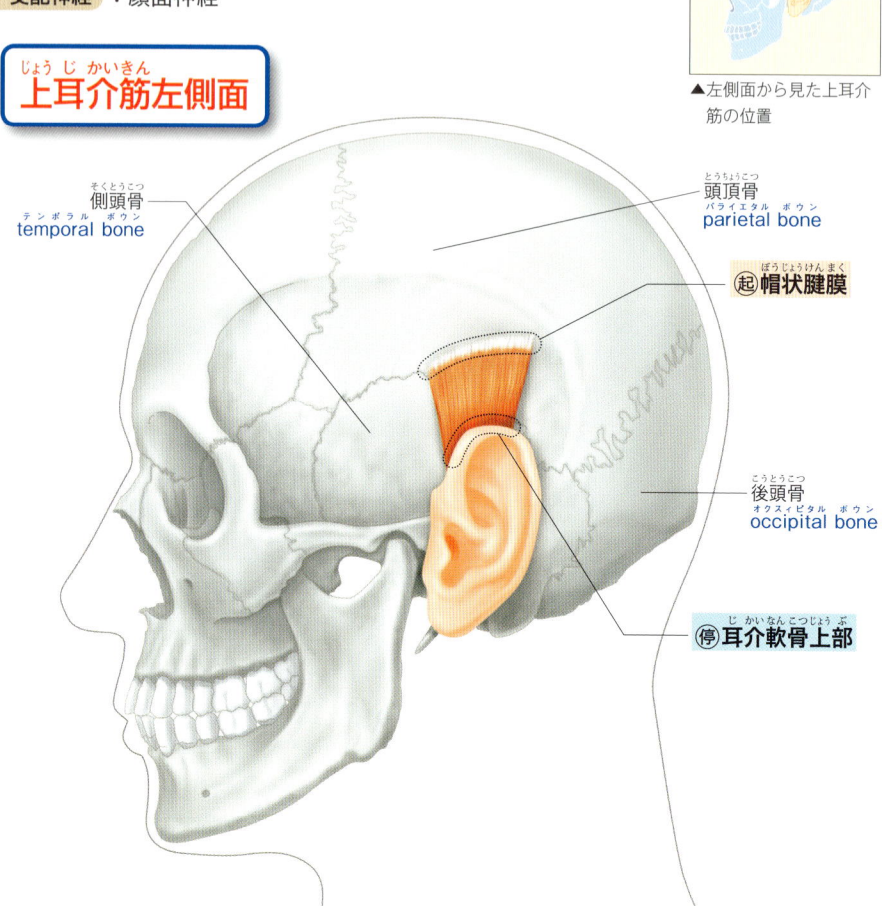

▲左側面から見た上耳介筋の位置

上耳介筋左側面

- 側頭骨 temporal bone
- 頭頂骨 parietal bone
- 起 帽状腱膜
- 後頭骨 occipital bone
- 停 耳介軟骨上部

● 上耳介筋の特徴

頭蓋表筋のひとつ。耳の上を起始、帽状腱膜を停止とする側頭頭頂筋の後頭部ととらえる場合もある。耳を動かす筋だが人では発達が悪く、自在に耳を動かせる人は少ない。

1章 ④ 前耳介筋
auricularis anterior

頭部の筋肉 / 上耳介筋・前耳介筋

主な働き	: 耳を前方に引く
筋を使う動作	: 動物では周囲の音を聞くために耳を動かす
支配神経	: 顔面神経

▲左側面から見た前耳介筋の位置

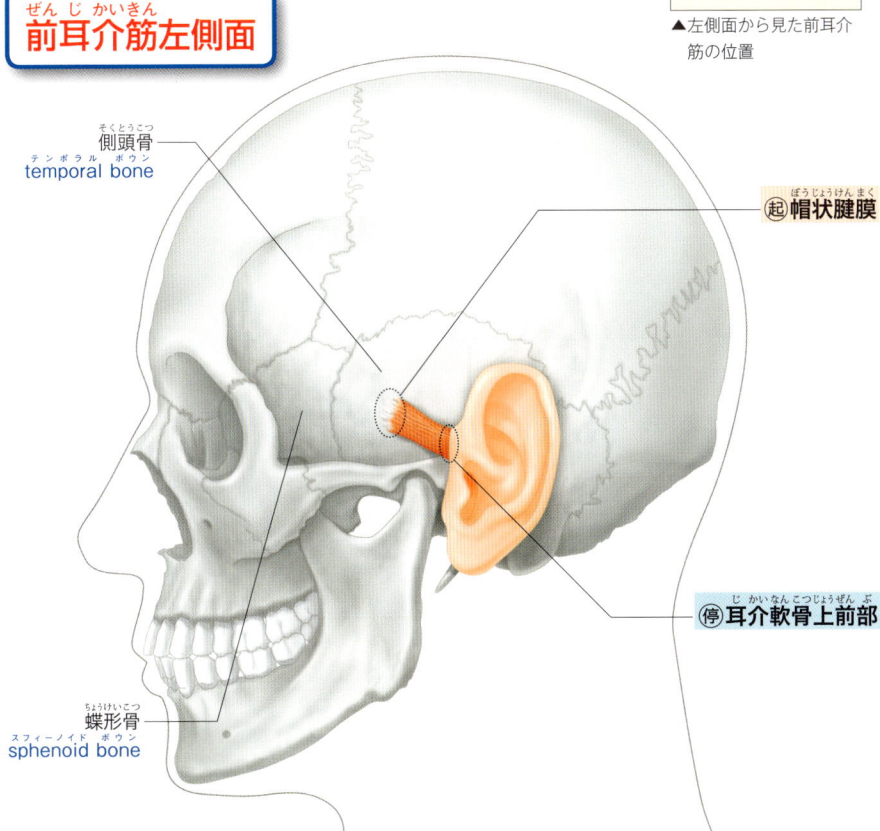

前耳介筋左側面

- 側頭骨 (temporal bone)
- 起 帽状腱膜
- 停 耳介軟骨上前部
- 蝶形骨 (sphenoid bone)

●前耳介筋の特徴

頭蓋表筋のひとつ。耳を動かすための筋で、動物ではよく発達しているが、人では発達が悪い。人の場合、耳を動かす必要はなく、機能的意義はほとんどない。

1章 ⑤ 後耳介筋

頭部の筋肉

auricularis posterior
(オーリキュラリス ポスティアリア)

主な働き	：耳を後方に引く
筋を使う動作	：動物では周囲の音を聞くために耳を動かす
支配神経	：顔面神経

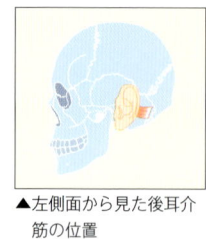

▲左側面から見た後耳介筋の位置

後耳介筋左側面

- 側頭骨 temporal bone (テンポラル ボウン)
- 後頭骨 occipital bone (オクスィピタル ボウン)
- 起 側頭骨乳様突起外側面
- 停 耳介後面甲介突起
- 耳介軟骨 auricular cartilage (オーリキュラ カーティリッジ)

●後耳介筋の特徴

頭蓋表筋のひとつ。耳を動かすための筋で、動物ではよく発達している。人の場合、機能的意義はほとんどなく、上耳介筋（P.26）、前耳介筋（P.27）と同様に発達が悪い。

1章 ⑥ 眼輪筋（がんりんきん）

頭部の筋肉 / 後耳介筋・眼輪筋

orbicularis oculi（オービキュラリス オキュリ）

主な働き	：①眼裂を閉じる　②眼瞼を強く閉じる　③涙嚢の収縮と涙小管の圧迫
筋を使う動作	：①軽くまぶたを閉じる　②強く眼を閉じる。目尻にしわをつくる　③眼から鼻への涙の排泄を調整する
支配神経	：顔面神経

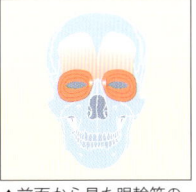

▲前面から見た眼輪筋の位置

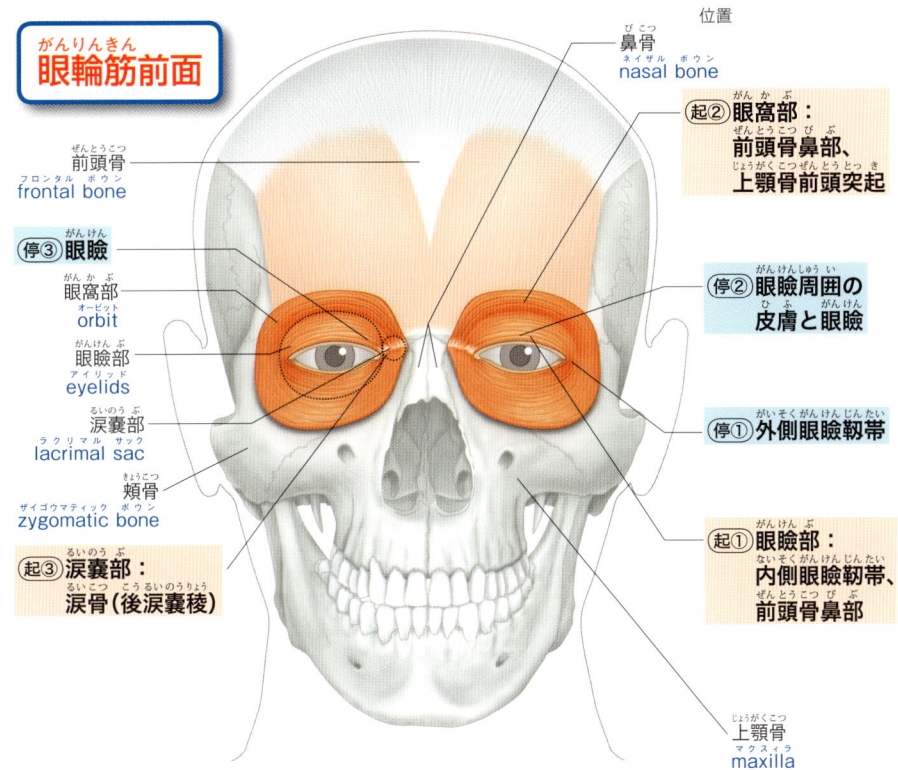

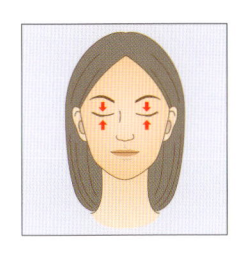

眼輪筋前面

- 鼻骨 nasal bone
- 前頭骨 frontal bone
- 起② 眼窩部：前頭骨鼻部、上顎骨前頭突起
- 停③ 眼瞼
- 眼窩部 orbit
- 眼瞼部 eyelids
- 停② 眼瞼周囲の皮膚と眼瞼
- 涙嚢部 lacrimal sac
- 停① 外側眼瞼靱帯
- 頬骨 zygomatic bone
- 起③ 涙嚢部：涙骨（後涙嚢稜）
- 起① 眼瞼部：内側眼瞼靱帯、前頭骨鼻部
- 上顎骨 maxilla

頭部 / 頸部 / 胸部 / 腹部 / 背部・腰部 / 上肢 / 下肢

●眼輪筋の特徴

輪状で眼の周囲を取り囲んでいる。上下のまぶたを内側から外に走る眼瞼部、その周囲をとりまく眼窩部、目頭の中にある小さい涙嚢部の3部にわけることができる。

1章 頭部の筋肉

⑦ 皺眉筋（すうびきん）

corrugator supercilii（コルゲイタ スーパースィリアイ）

主な働き	：眉を内下方に引く
筋を使う動作	：眉間に縦ヒダをつくり、しかめっ面をする
支配神経	：顔面神経（がんめん）

皺眉筋前面（すうびきん）

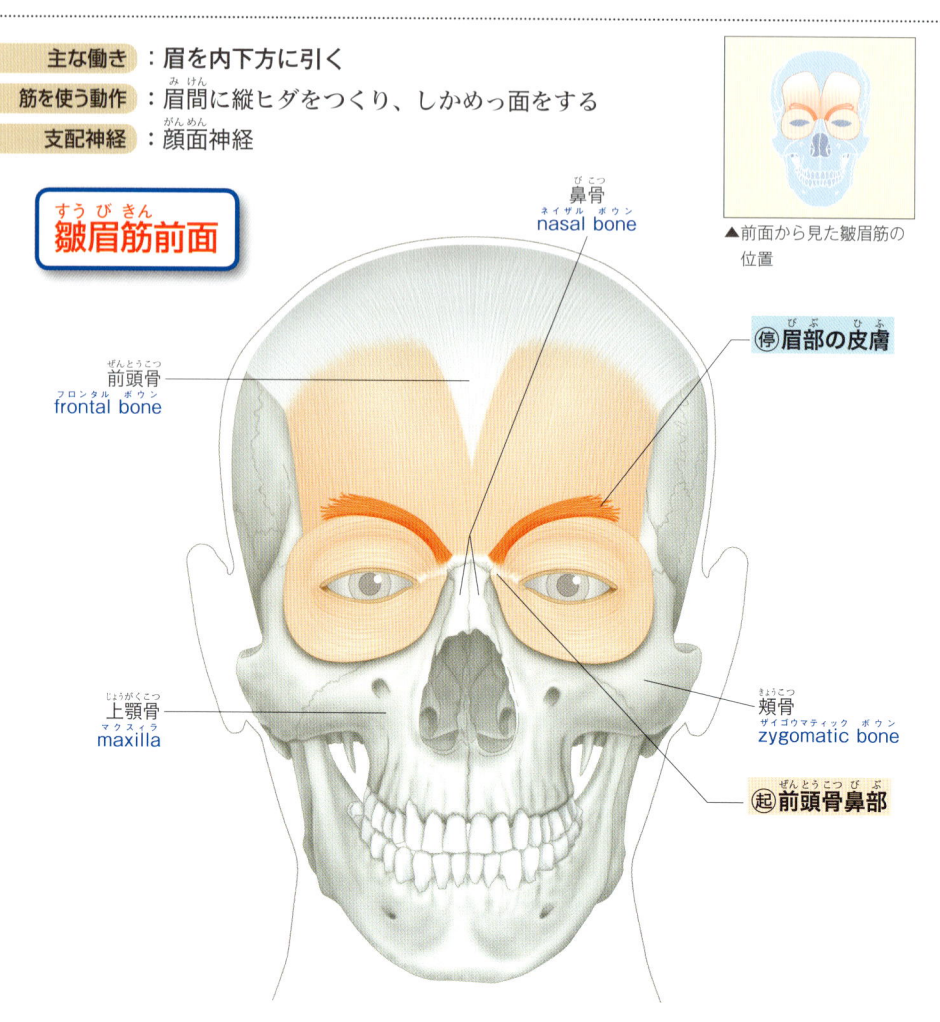

▲前面から見た皺眉筋の位置

- 鼻骨（びこつ） nasal bone
- 前頭骨（ぜんとうこつ） frontal bone
- 上顎骨（じょうがくこつ） maxilla
- 頬骨（きょうこつ） zygomatic bone
- ㊛眉部の皮膚（びぶ ひふ）
- ㊡前頭骨鼻部（ぜんとうこつびぶ）

●皺眉筋の特徴（すうびきん）

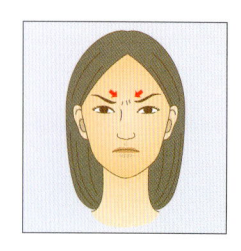

眉間に縦じわを寄せ、いわゆる"しかめっ面"をつくる筋。人の豊かな表情をつくり出すために使われる筋である。

1章 ⑧ 眉毛下制筋 (びもうかせいきん)

depressor supercilii

頭部の筋肉 / 皺眉筋・眉毛下制筋

主な働き	眉頭部の内側を下方に引く
筋を使う動作	鼻根の上に深い横ヒダをつくる
支配神経	顔面神経

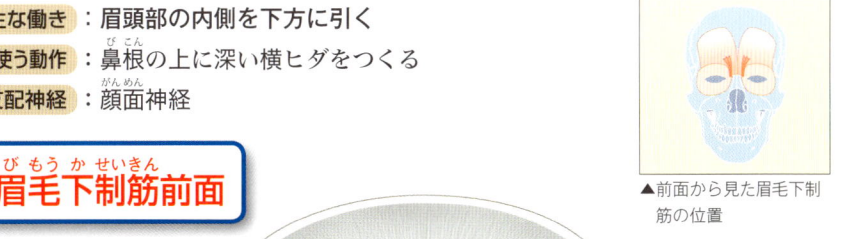

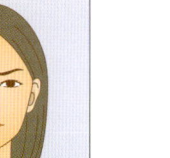

▲前面から見た眉毛下制筋の位置

眉毛下制筋前面

- ㊁ 眉の内側の皮膚
- ㊀ 眼窩部内側
- 前頭骨 frontal bone
- 鼻骨 nasal bone
- 上顎骨 maxilla
- 頬骨 zygomatic bone

●眉毛下制筋の特徴

後頭前頭筋前腹(前頭筋)の表面にあり、眼窩の内側から前頭にやや扇形に広がりながら向かう筋。この筋は、眼輪筋(P.29)の眼窩部の一部とされる場合もある。

1章 頭部の筋肉

⑨ 鼻根筋　procerus

主な働き	: 眉間の皮膚を下方に引く
筋を使う動作	: 鼻根部に深い横ヒダをつくる
支配神経	: 顔面神経

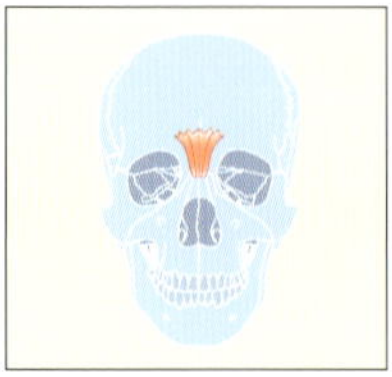

▲前面から見た鼻根筋の位置

鼻根筋前面

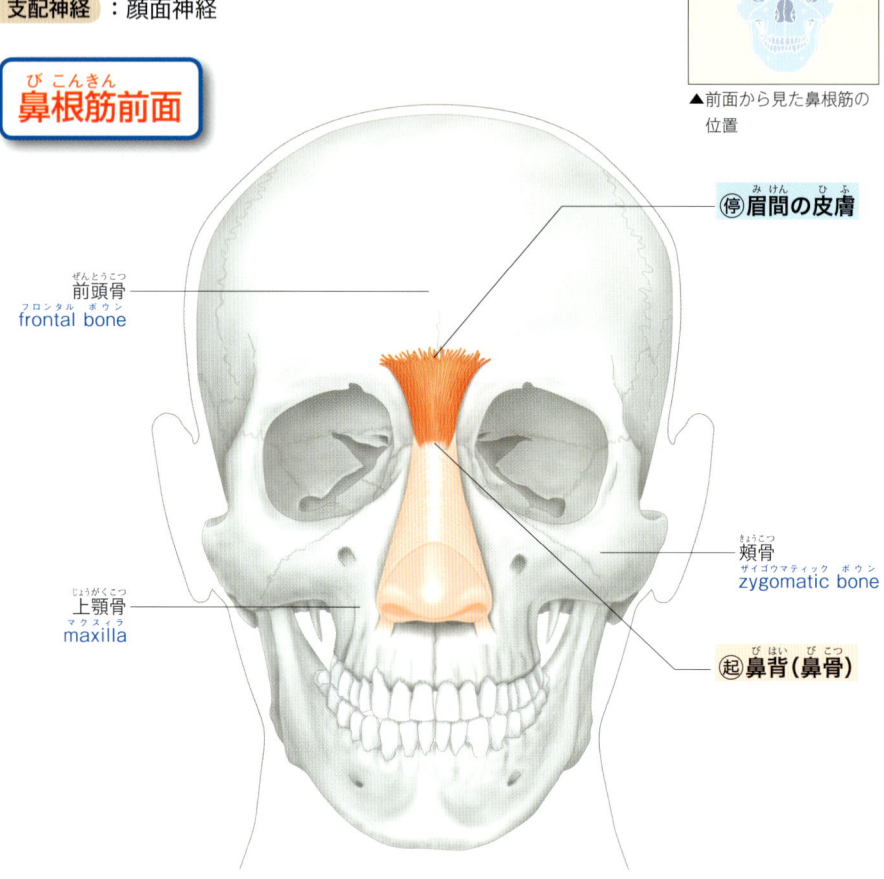

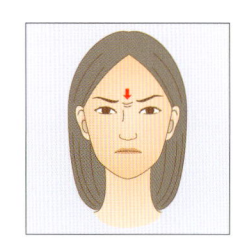

- 停　眉間の皮膚
- 前頭骨　frontal bone
- 頬骨　zygomatic bone
- 上顎骨　maxilla
- 起　鼻背（鼻骨）

● 鼻根筋の特徴

眉毛下制筋（P.31）に挟まれた位置にある。顔をしかめたとき、鼻根部に深い横じわをつくる。この部分に触れながら顔をしかめると、皮膚が下方に動くのがわかる。

鼻筋 (びきん)

1章 ⑩

頭部の筋肉 / 鼻根筋・鼻筋

nasalis（ネイザリス）

- **主な働き**：①鼻翼を外下方に引く　②鼻背を低くするように引く
- **筋を使う動作**：①鼻孔を広げる　②鼻孔を狭くする
- **支配神経**：顔面神経

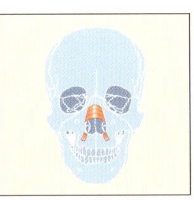

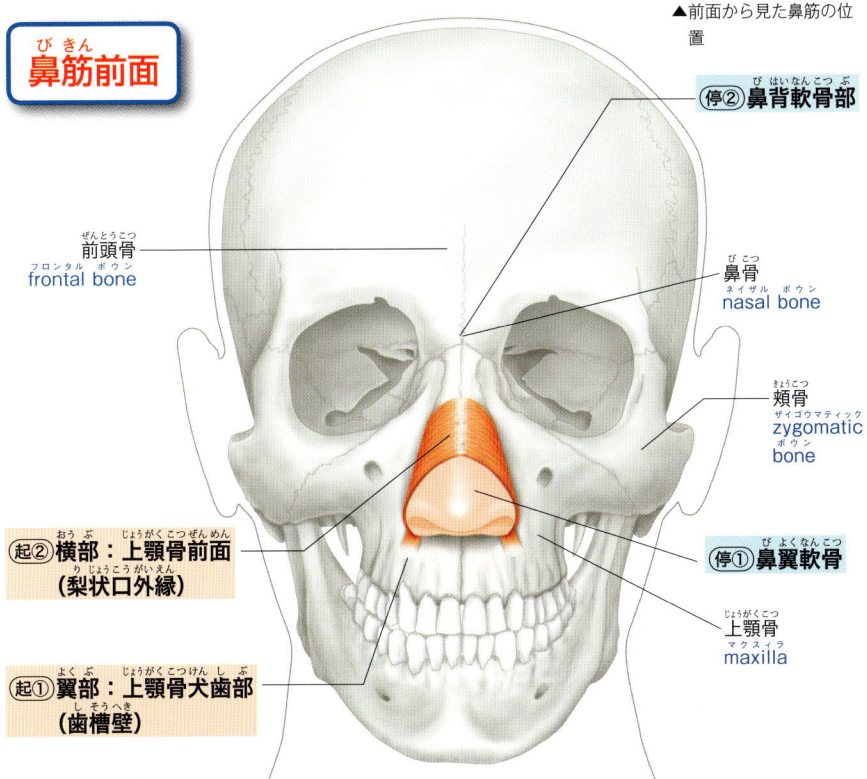

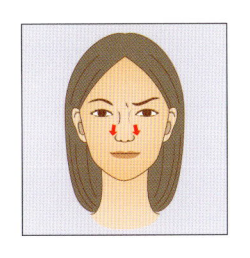

▲前面から見た鼻筋の位置

鼻筋前面

- 前頭骨（ぜんとうこつ）frontal bone
- 鼻骨（びこつ）nasal bone
- 頬骨（きょうこつ）zygomatic bone
- 上顎骨（じょうがくこつ）maxilla
- 停② 鼻背軟骨部（びはいなんこつぶ）
- 停① 鼻翼軟骨（びよくなんこつ）
- 起② 横部：上顎骨前面（おうぶ：じょうがくこつぜんめん）（梨状口外縁）
- 起① 翼部：上顎骨犬歯部（よくぶ：じょうがくこつけんしぶ）（歯槽壁）

● 鼻筋の特徴

鼻の両側と鼻翼につく筋。鼻翼の部分の翼部と鼻背の部分の横部にわけられる。発達は悪く、あまり機能的でない。

1章 頭部の筋肉
⑪ 鼻中隔下制筋

depressor septi（ディプレッサ セプティ）

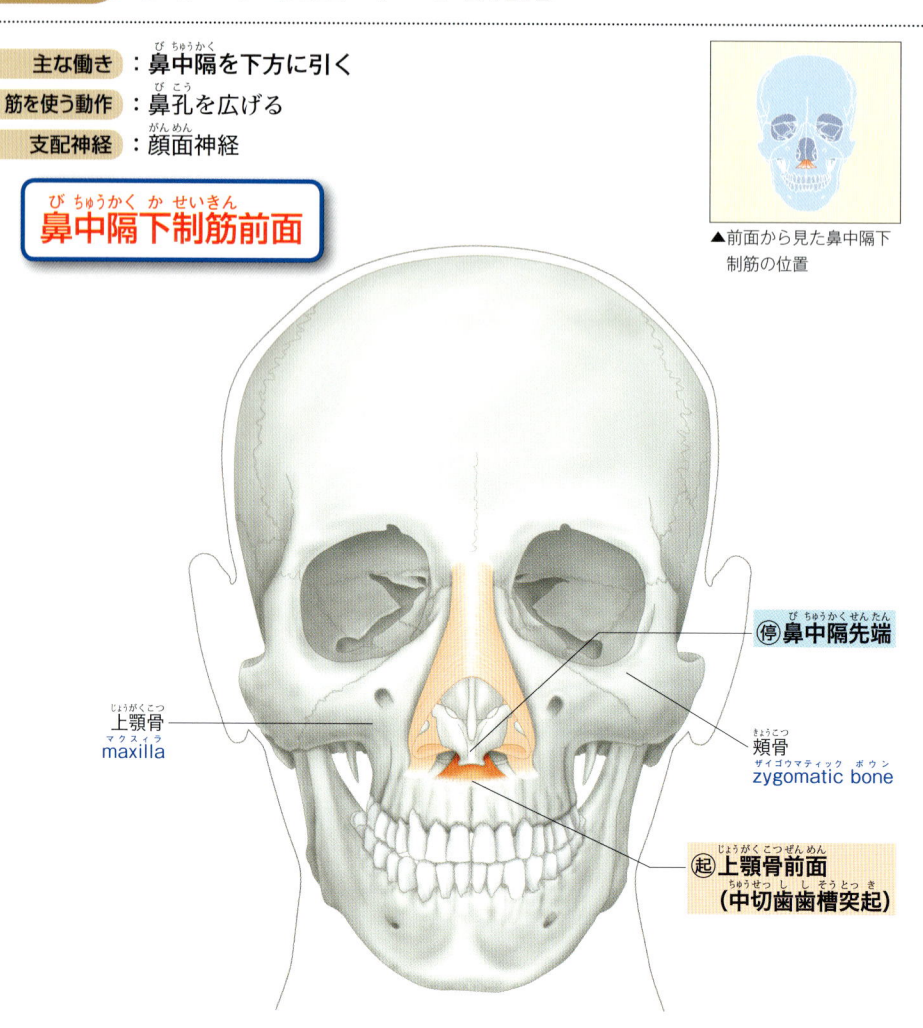

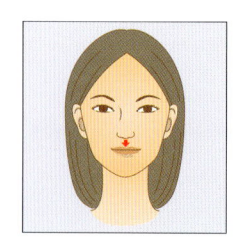

- 主な働き：鼻中隔を下方に引く
- 筋を使う動作：鼻孔を広げる
- 支配神経：顔面神経

▲前面から見た鼻中隔下制筋の位置

鼻中隔下制筋前面

- 停：鼻中隔先端
- 起：上顎骨前面（中切歯歯槽突起）
- 上顎骨 maxilla（マクスィラ）
- 頬骨 zygomatic bone（ザイゴウマティック ボウン）

●鼻中隔下制筋の特徴

鼻筋翼部の内側部分が独立したものと考えられる。鼻の周囲に位置するこの筋や鼻筋（P.33）は、動物では鼻孔を開閉するはたらきがあるが、人ではその機能は限定的である。

1章 ⑫ 口輪筋（こうりんきん）

頭部の筋肉 / 鼻中隔下制筋・口輪筋

orbicularis oris （オービキュラリス オリス）

主な働き	口唇を軽く、または強く閉じる。口をすぼめて突き出す
筋を使う動作	言葉を話す（特に破裂音に必要）。口笛を吹く。キスをする
支配神経	顔面神経

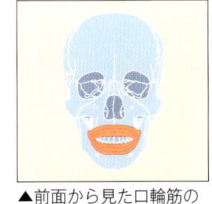

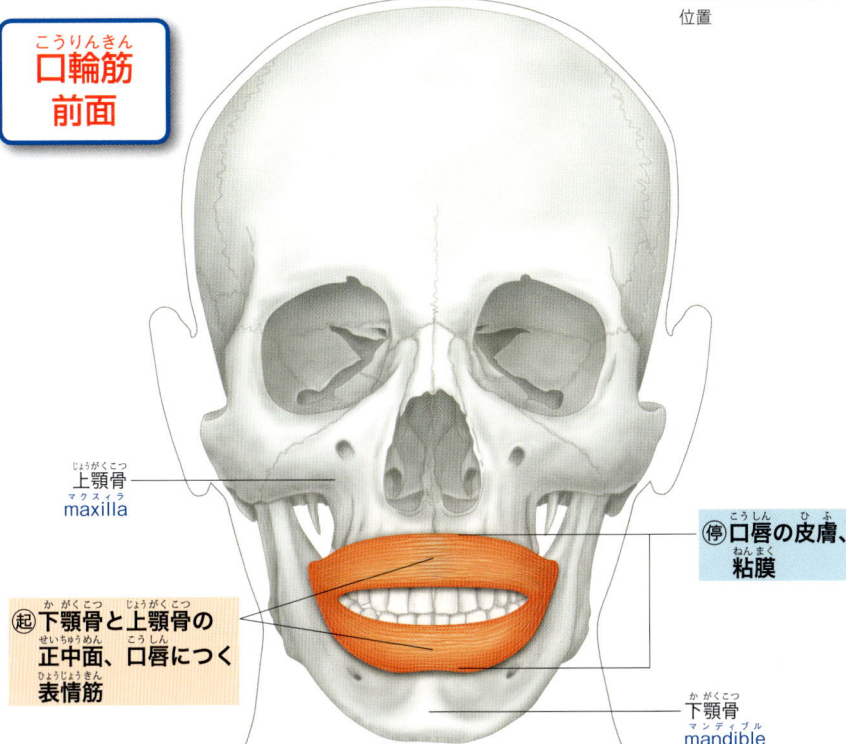

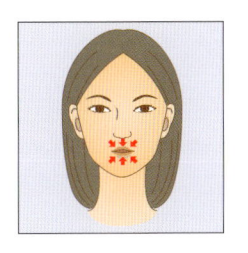

▲前面から見た口輪筋の位置

口輪筋 前面

- 上顎骨（じょうがくこつ） maxilla
- 停：口唇の皮膚、粘膜
- 起：下顎骨と上顎骨の正中面、口唇につく表情筋
- 下顎骨（かがくこつ） mandible

●口輪筋の特徴

単純な輪状の筋ではなく、口唇につく頬筋（P.36）、口角挙筋（P.37）、口角下制筋（P.43）などの顔面筋の線維が混じっている。口の形を変えるので、発語にも重要な筋である。

1章 頭部の筋肉

⑬ 頬筋（きょうきん）

buccinator（バクスィネイタ）

主な働き	：頬を歯列に押し付ける。息を強く吹き出す
筋を使う動作	：食べ物を上下の歯で噛める位置にとどめ、咀嚼を助ける。管楽器を吹く
支配神経	：顔面神経

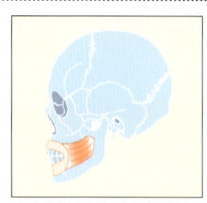

▲左側面から見た頬筋の位置

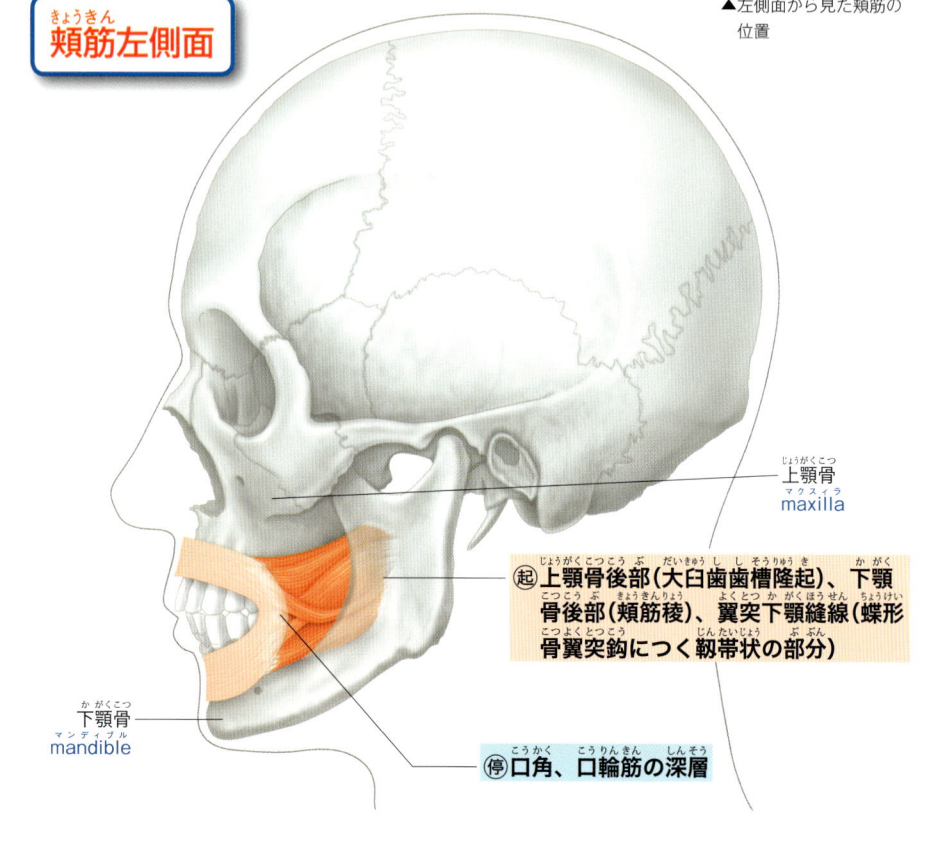

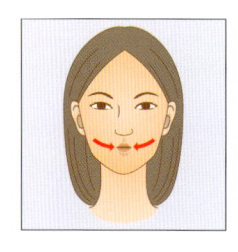

頬筋左側面

上顎骨 maxilla

下顎骨 mandible

起：上顎骨後部（大臼歯歯槽隆起）、下顎骨後部（頬筋稜）、翼突下顎縫線（蝶形骨翼突鈎につく靭帯状の部分）

停：口角、口輪筋の深層

● 頬筋の特徴

頬の外壁をつくる筋で、他の顔面筋より深部にある。この筋の線維は口の周囲で口輪筋（P.35）の深層と混じる。この筋や咬筋（P.48）の表側に頬脂肪体（特に小児で発達）がある。

⑭ 口角挙筋

頭部の筋肉／頬筋・口角挙筋

levator anguli oris

主な働き	：口角を上方に引く
筋を使う動作	：鼻唇溝をつくる。笑顔をつくる
支配神経	：顔面神経

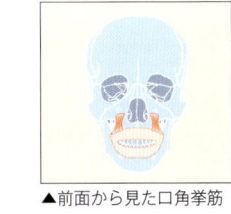

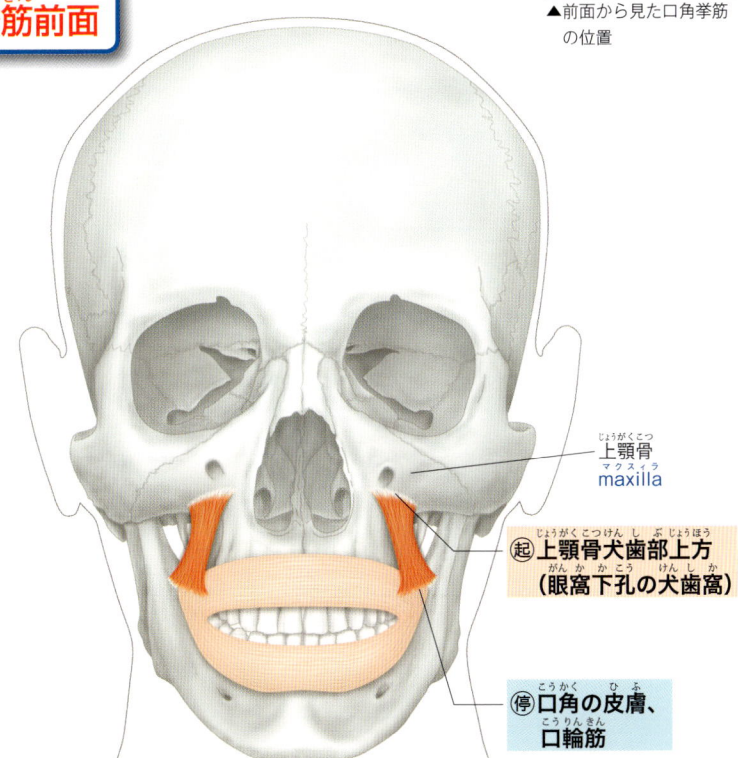

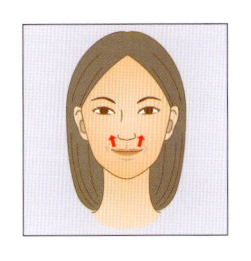

▲前面から見た口角挙筋の位置

口角挙筋前面

起 上顎骨犬歯部上方
（眼窩下孔の犬歯窩）

上顎骨
maxilla

停 口角の皮膚、口輪筋

●口角挙筋の特徴

上顎骨犬歯窩から起始するため犬歯筋とも呼ばれる。線維の一部は口輪筋（P.35）などに混じる。この筋と上唇挙筋（P.38）、小頬骨筋（P.40）の収縮により鼻唇溝（いわゆるほうれい線）ができる。

37

1章 頭部の筋肉

⑮ 上唇挙筋 (じょうしんきょきん)

levator labii superioris (レヴェイタ レイビアイ スーピアリオーリス)

- **主な働き**：上唇を引き上げる。またわずかに前に出す
- **筋を使う動作**：鼻唇溝をつくる。歯を見せて笑う
- **支配神経**：顔面神経

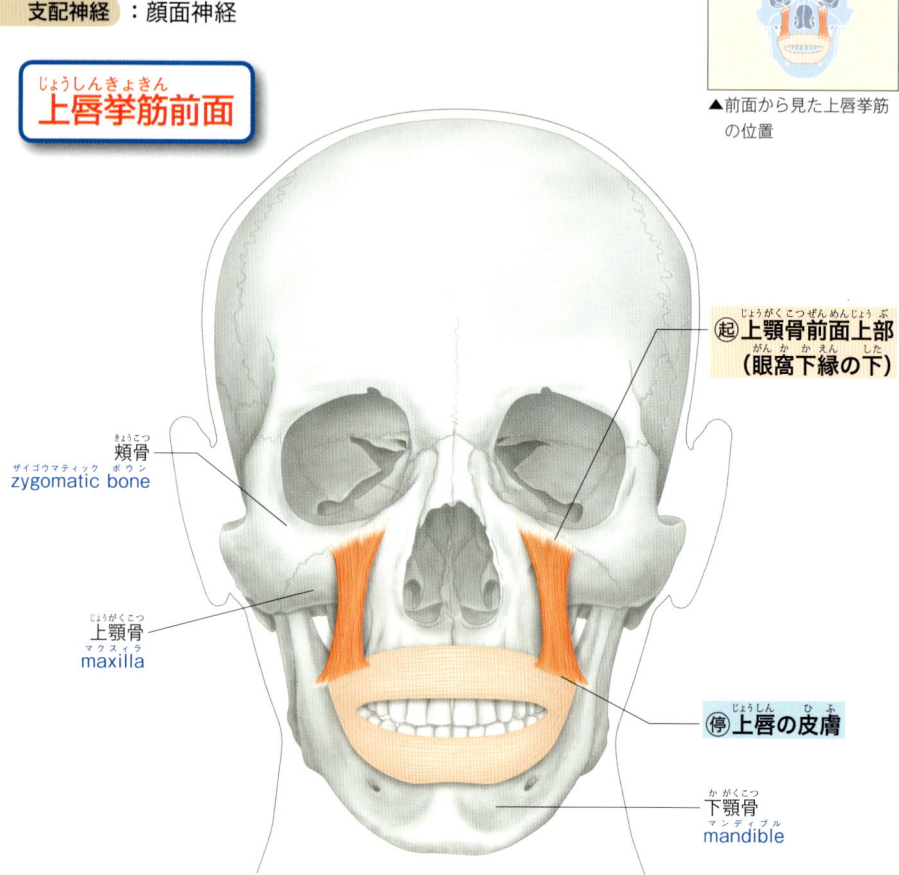

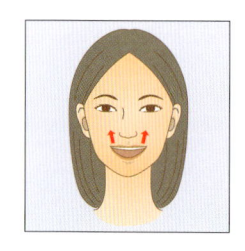

▲前面から見た上唇挙筋の位置

上唇挙筋前面

- 頬骨 zygomatic bone
- 上顎骨 maxilla
- 下顎骨 mandible
- 起 上顎骨前面上部（眼窩下縁の下）
- 停 上唇の皮膚

● 上唇挙筋の特徴

眼窩のすぐ下から起始するため眼窩下筋とも呼ばれる。この筋と口角挙筋 (P.37)、小頬骨筋 (P.40) が同時にはたらくと鼻唇溝（いわゆるほうれい線）ができる。

上唇鼻翼挙筋 (じょうしんびよくきょきん)

1章 ⑯

頭部の筋肉 / 上唇挙筋・上唇鼻翼挙筋

levator labii superioris alaeque nasi
（レヴェイタ レイピアイ スーピアリオーリス アリーク ネイズィ）

- **主な働き**：上唇と鼻翼を上方に引く
- **筋を使う動作**：笑顔をつくる。外鼻孔を広げる
- **支配神経**：顔面神経

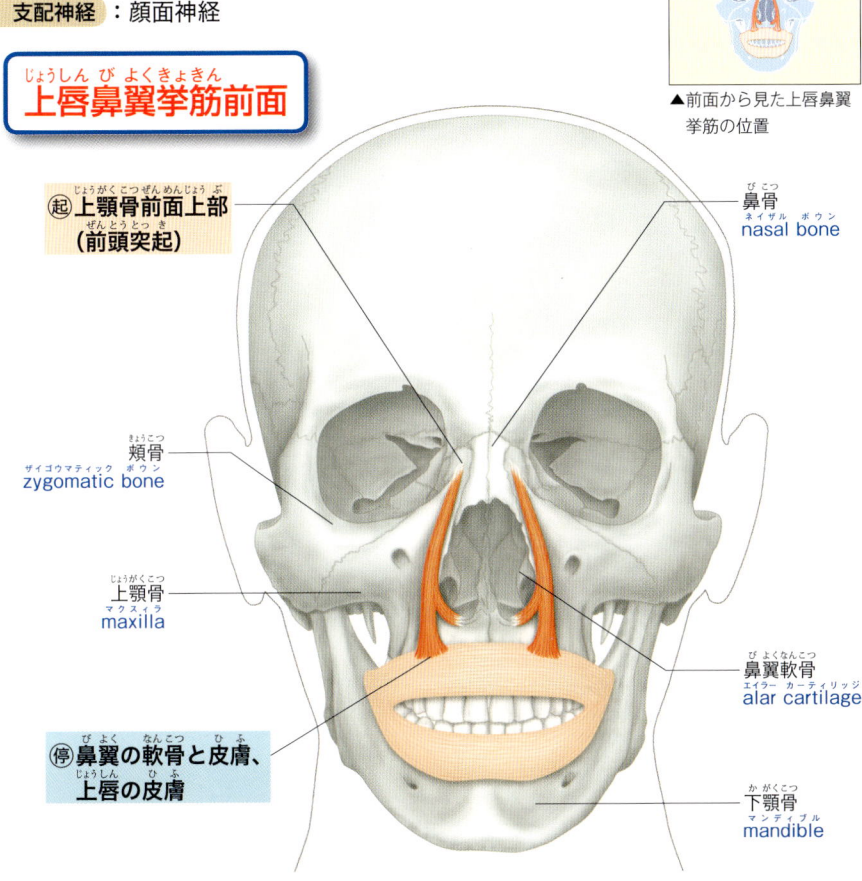

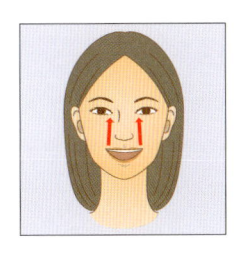

▲前面から見た上唇鼻翼挙筋の位置

上唇鼻翼挙筋前面

- 起：上顎骨前面上部（前頭突起）
- 停：鼻翼の軟骨と皮膚、上唇の皮膚

鼻骨　nasal bone
頬骨　zygomatic bone
上顎骨　maxilla
鼻翼軟骨　alar cartilage
下顎骨　mandible

●上唇鼻翼挙筋の特徴

鼻の両側を下降している筋で、目頭（内眼角）の骨から起始するため眼角筋とも呼ばれる。鼻唇溝（いわゆるほうれい線）の形成にも関与している。

1章 ⑰ 頭部の筋肉

小頬骨筋
しょうきょうこつきん

zygomaticus minor
ザイゴウマティカス マイナ

主な働き	：上唇、鼻翼を上外方に引く
筋を使う動作	：鼻唇溝をつくる。笑顔や軽蔑の表情をつくる
支配神経	：顔面神経

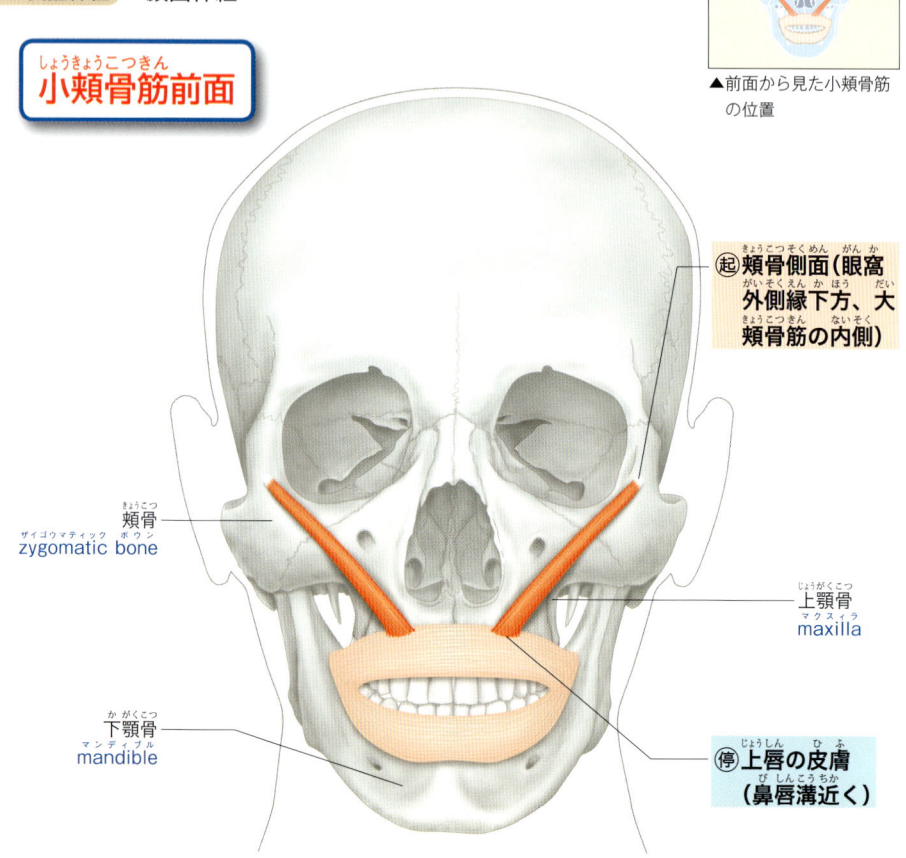

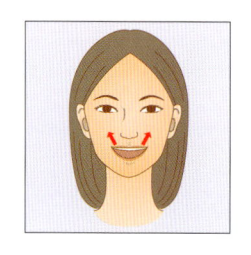

小頬骨筋前面
しょうきょうこつきん

▲前面から見た小頬骨筋の位置

起 頬骨側面（眼窩外側縁下方、大頬骨筋の内側）
きょうこつそくめん がんか がいそくえん かほう だい きょうこつきん ないそく

頬骨
きょうこつ
zygomatic bone
ザイゴウマティック ボウン

上顎骨
じょうがくこつ
maxilla
マクスィラ

下顎骨
かがくこつ
mandible
マンディブル

停 上唇の皮膚（鼻唇溝近く）
じょうしん ひふ びしんこうちか

● 小頬骨筋の特徴
しょうきょうこつきん

上唇挙筋（P.38）と大頬骨筋（P.41）の間に位置している。起始部は眼輪筋（P.29）におおわれ密着している。この筋と上唇挙筋、口角挙筋（P.37）が同時にはたらくと鼻唇溝（いわゆるほうれい線）ができる。

40

1章 ⑱ 大頬骨筋

zygomaticus major

頭部の筋肉 / 小頬骨筋・大頬骨筋

主な働き	口角を上外方に引く
筋を使う動作	笑顔をつくる。「い」と発音する
支配神経	顔面神経

▲前面から見た大頬骨筋の位置

大頬骨筋前面

- 上顎骨 maxilla
- 頬骨 zygomatic bone
- 起 頬骨側面(頬骨弓)
- 停 口角の皮膚、口輪筋
- 下顎骨 mandible

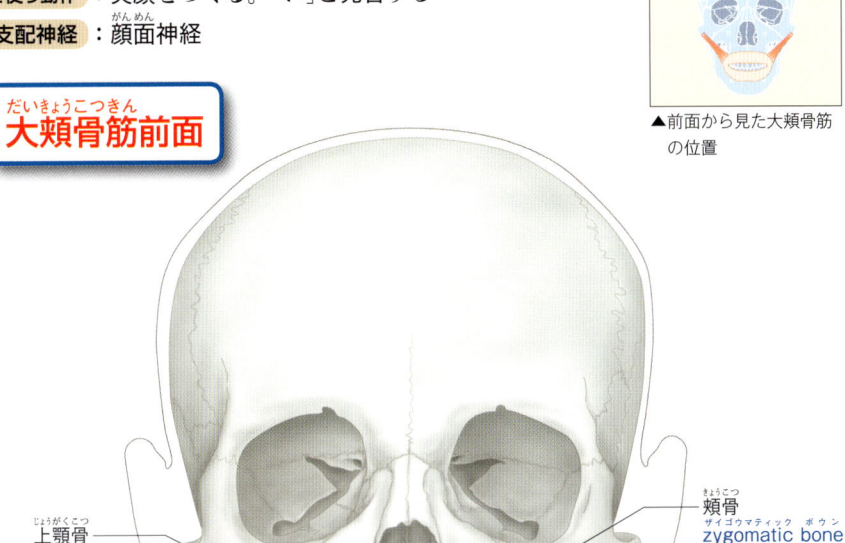

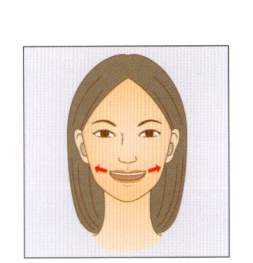

●大頬骨筋の特徴

小頬骨筋(P.40)より外側にあり、口角を頬の方向に強く引く。笑った顔をつくるのに中心的なはたらきをする筋のひとつである。

1章 頭部の筋肉

⑲ 笑筋 (しょうきん)

リゾウリアス
risorius

主な働き	：口角を外方に引く
筋を使う動作	："い"と発音する。笑顔をつくる。えくぼをつくる
支配神経	：顔面神経

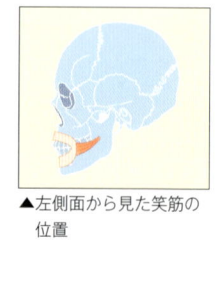

▲左側面から見た笑筋の位置

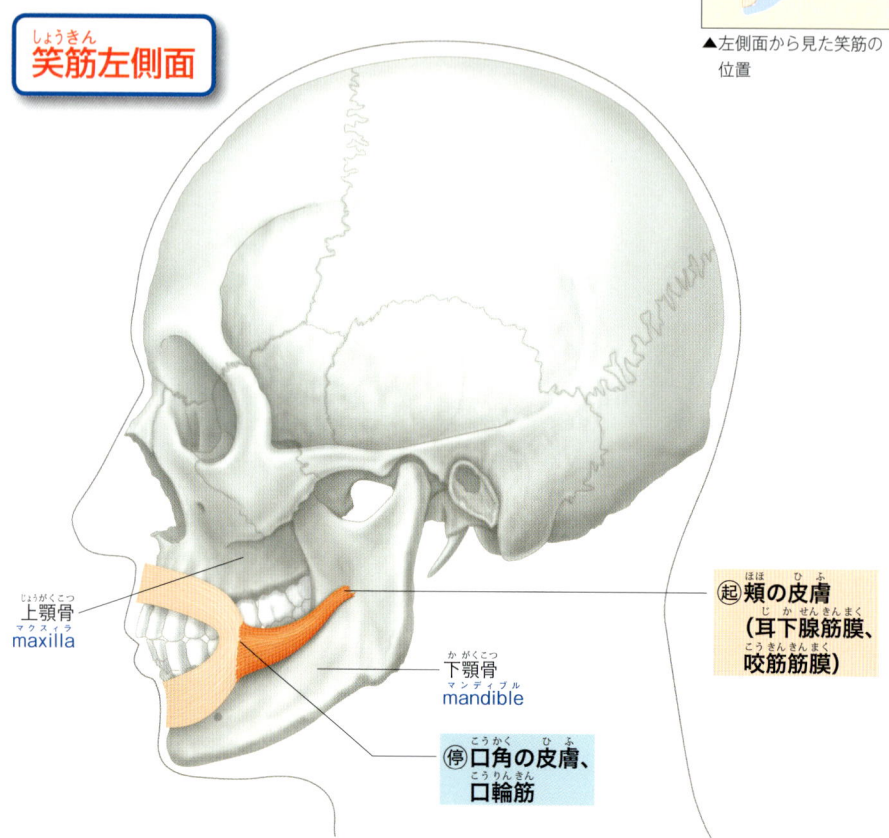

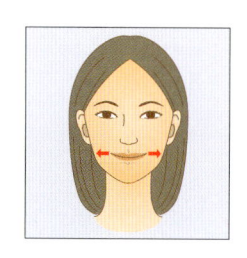

笑筋左側面

- 上顎骨（マクスィラ maxilla）
- 下顎骨（マンディブル mandible）
- 起：頬の皮膚（耳下腺筋膜、咬筋筋膜）
- 停：口角の皮膚、口輪筋

●笑筋の特徴

頬から口角にほぼ水平に走る筋で、口を横に広げる。この筋が収縮すると頬に"えくぼ"ができる人がいる。えくぼができる人は子どもや女性に多い。

1章 ⑳ 口角下制筋
depressor anguli oris

頭部の筋肉 / 笑筋・口角下制筋

主な働き	口角を引き下げる
筋を使う動作	口を"へ"の字にし、怒りや不満の表情をつくる
支配神経	顔面神経

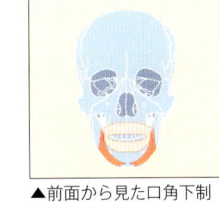

▲前面から見た口角下制筋の位置

口角下制筋前面

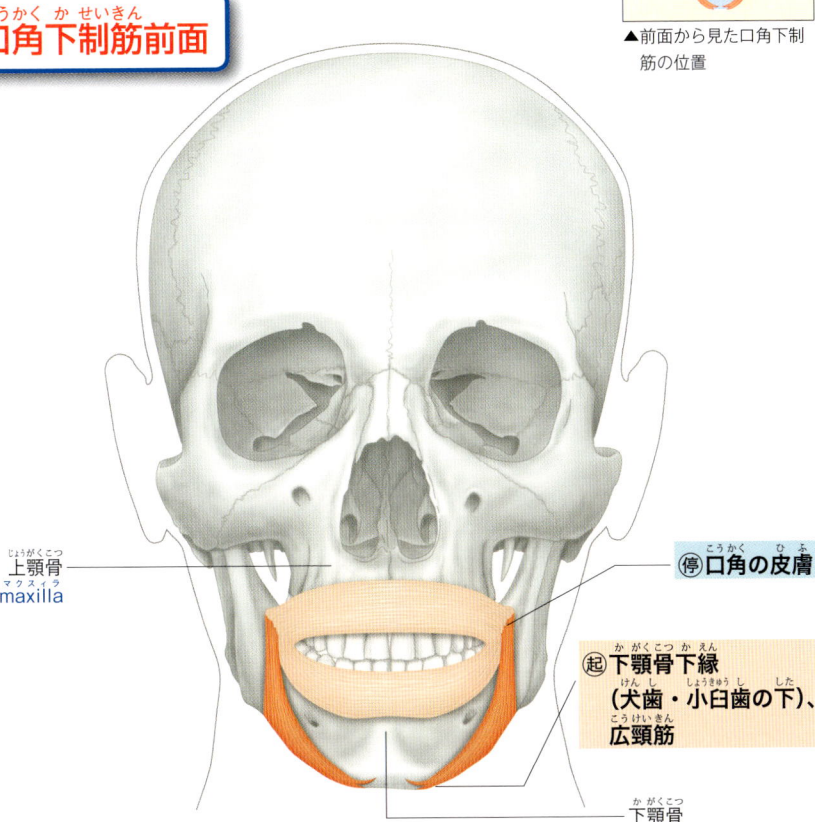

上顎骨 maxilla

下顎骨 mandible

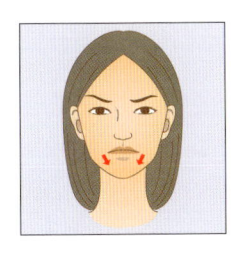

(停) 口角の皮膚

(起) 下顎骨下縁（犬歯・小臼歯の下）、広頸筋

●口角下制筋の特徴

三角形をしているためオトガイ三角筋とも呼ばれる。左右の下部の線維がオトガイの下でつながりオトガイ横筋を形成する。口角挙筋(P.37)、大頬骨筋(P.41)の拮抗筋である。

頭部 / 頸部 / 胸部 / 腹部 / 背部・腰部 / 上肢 / 下肢

下唇下制筋

depressor labii inferioris
(ディプレッサ レイビアイ インフィアリオーリス)

1章 ㉑ 頭部の筋肉

主な働き	下唇を下外方に引く
筋を使う動作	口を"へ"の字にする。怒りや不満、不快などの表情をつくる
支配神経	顔面神経

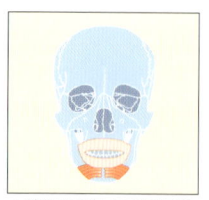

▲前面から見た下唇下制筋の位置

下唇下制筋 前面

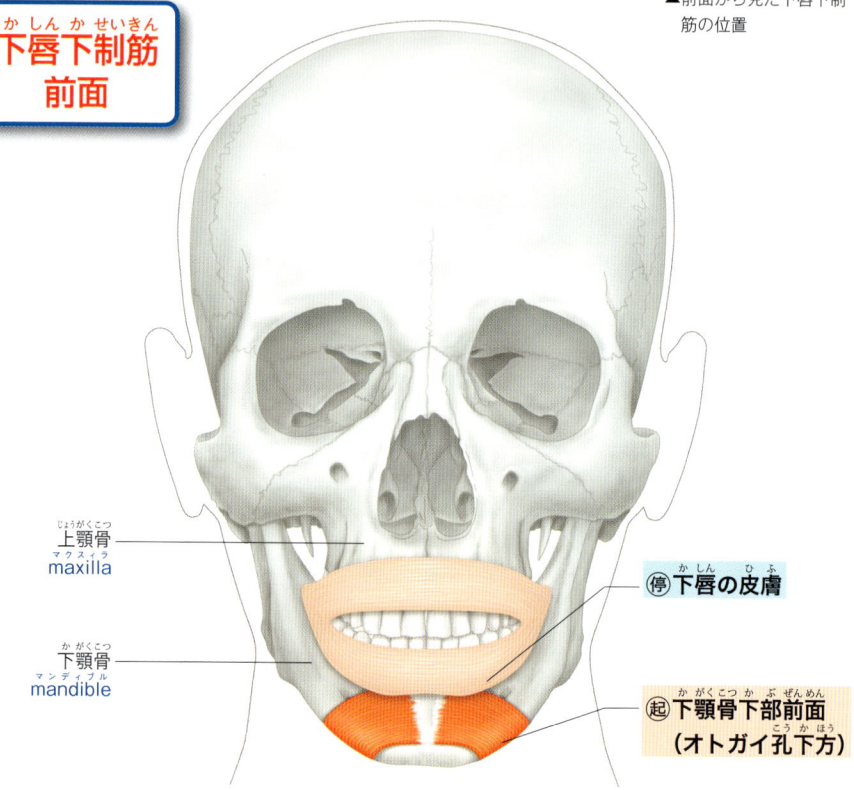

- 上顎骨 maxilla (マクスィラ)
- 下顎骨 mandible (マンディブル)
- ㊇ 下唇の皮膚
- ㊈ 下顎骨下部前面（オトガイ孔下方）

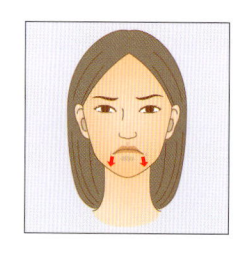

●下唇下制筋の特徴

四角形をしているため下唇方形筋とも呼ばれる。外側は口角下制筋(P.43)におおわれている。口角下制筋とともに下唇や口角を下げ、怒り、恐怖、不満、不快などの表情をつくる。

1章 ㉒ オトガイ筋

頭部の筋肉 / 下唇下制筋・オトガイ筋

mentalis（メンタリス）

主な働き	オトガイの皮膚を引き上げ、下唇を突き出す
筋を使う動作	子どもがすねたときの表情をつくる。顎に小さな凹凸をつくる
支配神経	顔面神経

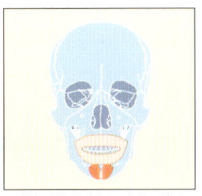

▲前面から見たオトガイ筋の位置

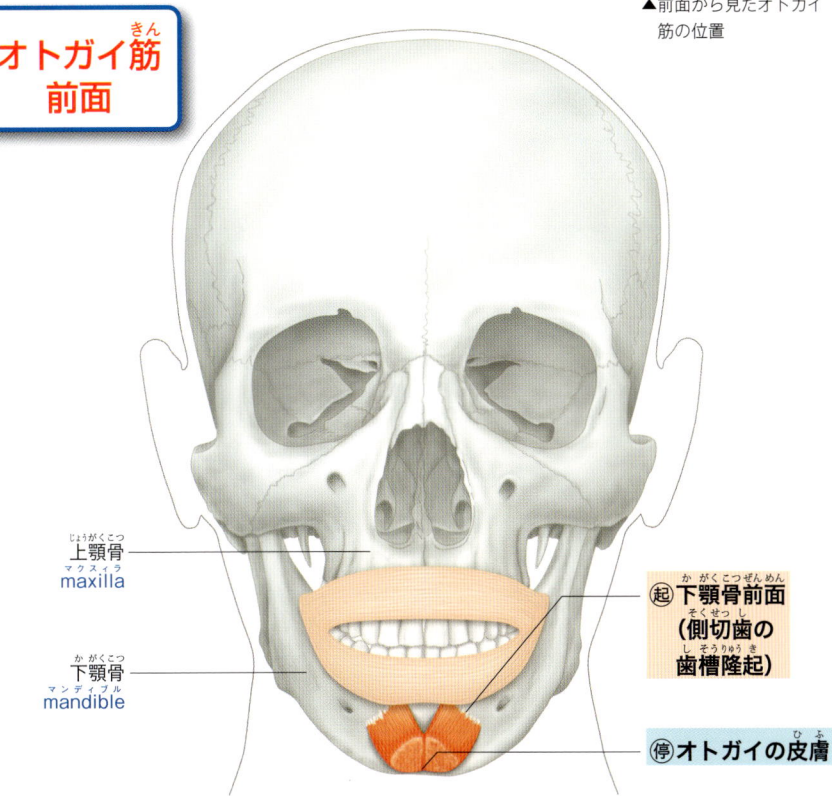

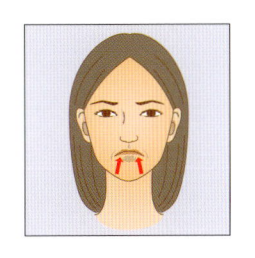

オトガイ筋 前面

- 上顎骨 maxilla
- 下顎骨 mandible
- 起：下顎骨前面（側切歯の歯槽隆起）
- 停：オトガイの皮膚

●オトガイ筋の特徴

口角下制筋（P.43）の下にあり、下唇とオトガイをつなぐ。この筋の収縮により、下唇を突き出した不満の表情ができ、同時に顎の皮膚に桃の種のような凹凸が出現する。

頭部 / 頸部 / 胸部 / 腹部 / 背部・腰部 / 上肢 / 下肢

45

1章 頭部の筋肉

頭部（咀嚼筋）

咀嚼とは口腔内の食物を歯で噛み砕くことで、顎関節を動かすことによって行われる。この咀嚼に関わる筋を咀嚼筋という。

● 咀嚼筋の特徴

● 咀嚼筋の構成

頭部骨格のうち唯一の可動関節である顎関節を動かす筋を咀嚼筋という。咬筋（23）、側頭筋（24）、内側翼突筋（25）、外側翼突筋（26）の4つがあり、表情筋にくらべて力が強い。いずれも下顎神経によって支配されている。

下顎骨の外側に咬筋と側頭筋、内側に内側翼突筋と外側翼突筋がある。さらに咀嚼には、頸部の筋も関わっている。また、表情をつくることや会話にも関与している。

● 口を開け閉めする筋

咀嚼運動は、口を開閉するための下顎の挙上と下制、下顎を前につき出し戻す前進と後退、下顎を左右に動かし食べ物をすりつぶす臼磨運動の3つに分解できる。

口を閉じる運動、すなわち下顎の挙上には、咬筋、側頭筋、内側翼突筋がはたらく。咬筋は咀嚼筋のうちもっとも表層にあり、強力な筋である。

小さく口を開ける動きは、おもに下顎を挙上した筋が弛緩することと、下顎の自重によって行われる。さらに能動的に大きく口を開けるときは、外側翼突筋に加え、顎舌骨筋などの頸部の筋がはたらく。

● 下顎を前後・左右に動かす筋

下顎の前進には外側翼突筋が、後退には側頭筋がはたらく。

下顎を左右に動かす臼磨運動には外側および内側翼突筋がはたらく。これらの筋の左右どちらかがはたらくと、下顎は反対側に動く。

下顎が前後だけでなく左右にも動くのは、顎関節の構造による。側頭骨の下顎窩は浅いくぼみである程度の面積を持つ。それに接する下顎骨の下顎頭は横の円柱状で、下顎窩との間に関節円板を挟んでいる。結合はゆるく可動性に富み、下顎頭は下顎窩のエリアを点ではなく面で動くことができる。

また下顎骨はひとつなので、顎関節が動く場合、どちらか一方の関節だけが動くということはない。

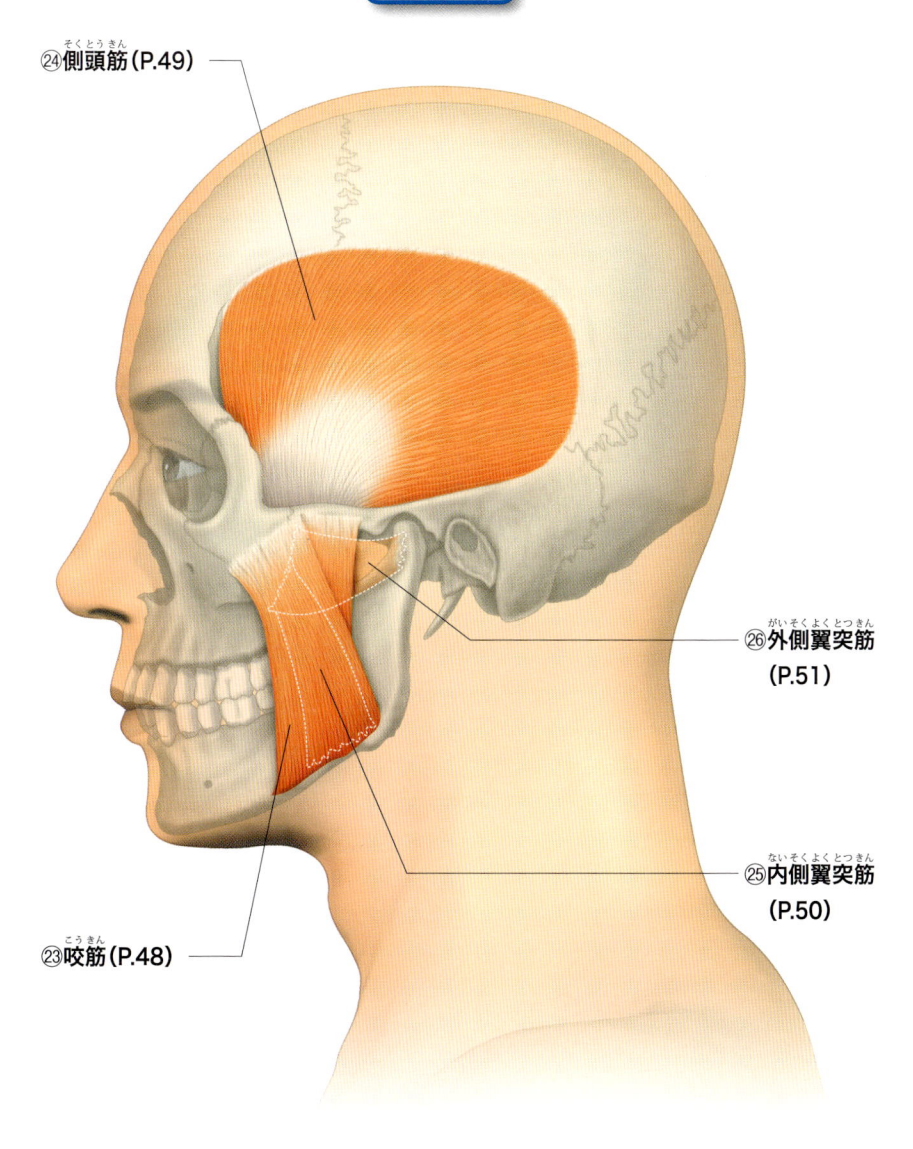

頭部の筋肉 / 頭部（咀嚼筋）

咀嚼筋

㉔ 側頭筋 (P.49)

㉖ 外側翼突筋 (P.51)

㉕ 内側翼突筋 (P.50)

㉓ 咬筋 (P.48)

頭部
頸部
胸部
腹部
背部・腰部
上肢
下肢

1章 頭部の筋肉

㉓ 咬筋

masseter

主な働き	下顎骨を引き上げ口を閉じる。深部の線維は下顎を後方に引く
筋を使う動作	ものを噛む。奥歯を噛み締める
支配神経	下顎神経（三叉神経第3枝）

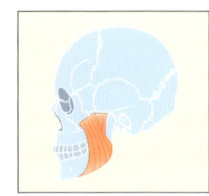

▲左側面から見た咬筋の位置

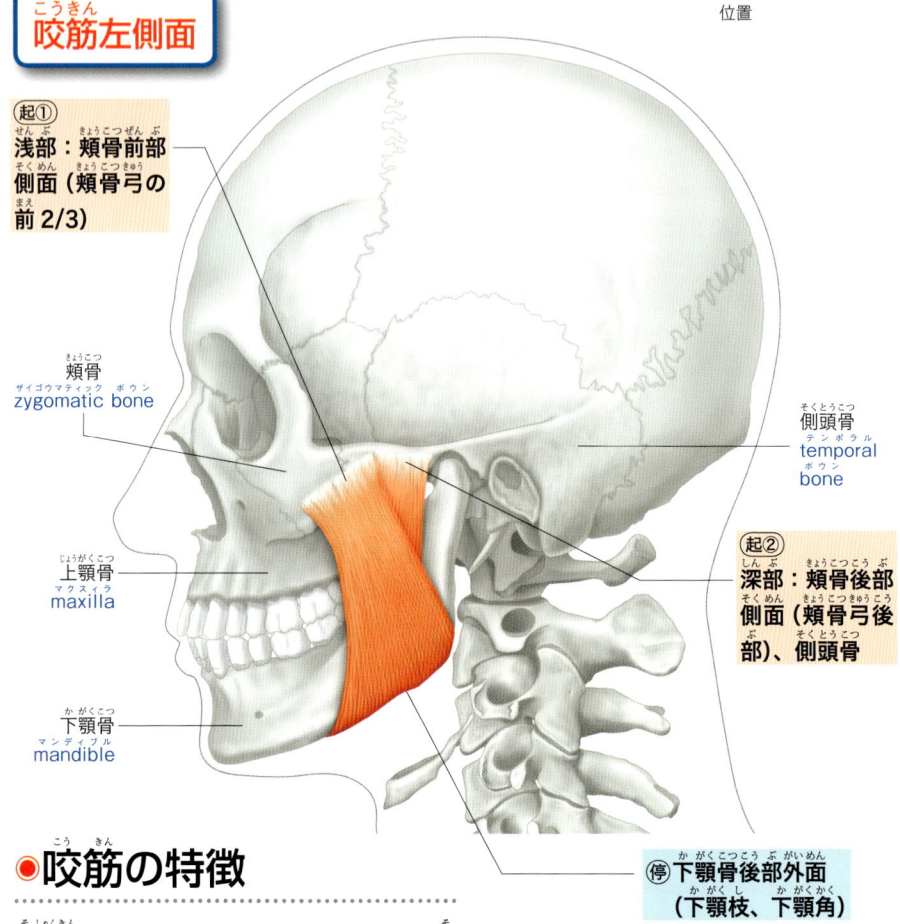

咬筋左側面

起① 浅部：頰骨前部側面（頰骨弓の前2/3）

頰骨 zygomatic bone

側頭骨 temporal bone

起② 深部：頰骨後部側面（頰骨弓後部）、側頭骨

上顎骨 maxilla

下顎骨 mandible

停 下顎骨後部外面（下顎枝、下顎角）

● 咬筋の特徴

咀嚼筋のうち一番表層にある。もっとも強い咀嚼筋で、上下の歯を強く噛み合わせると、頰の後ろから顎のエラの部分にかけて触れることができる。

1章 ㉔ 側頭筋

頭部の筋肉 / 咬筋・側頭筋

temporalis（テンポラリス）

- **主な働き**：下顎骨を引き上げる。後部線維は下顎骨を後方に引く
- **筋を使う動作**：ものを噛む。奥歯を噛み締める
- **支配神経**：下顎神経（三叉神経第3枝）

▲左側面から見た側頭筋の位置

側頭筋 左側面

- 起：側頭骨、頭頂骨の側面（側頭窩、側頭筋膜）
- 停：下顎骨筋突起

ラベル：
- 前頭骨 frontal bone
- 頬骨 zygomatic bone
- 上顎骨 maxilla
- 下顎骨 mandible
- 頭頂骨 parietal bone
- 側頭骨 temporal bone

●側頭筋の特徴

側頭部にある扇状の筋で、線維が集まって頬骨弓の内側を通り下顎骨につく。歯を噛み締めると、耳の上のコメカミの部分でこの筋の収縮を感じることができる。

1章 ㉕ 内側翼突筋

頭部の筋肉

medial pterygoid

- 主な働き：下顎骨を引き上げる。下顎骨を側方へ動かす
- 筋を使う動作：ものを噛む。奥歯で食べ物をすりつぶす。顎を左右に動かす
- 支配神経：下顎神経（三叉神経第3枝）

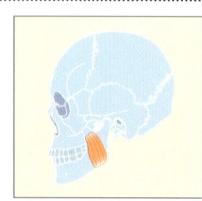

▲左側面から見た内側翼突筋の位置

内側翼突筋後面

蝶形骨 sphenoid bone

蝶形骨 sphenoid bone

下顎骨 mandible

起 蝶形骨下部側面（翼突窩、翼状突起外側枝の内側面）

停 下顎骨後部内面（下顎角内面、翼突筋粗面）

●内側翼突筋の特徴

下顎骨の内面にある筋。下顎骨の外面につく咬筋（P.48）と同じような走行をしており、双方は協力筋の関係にある。この筋の片側がはたらくと下顎骨を横に動かすことができる。

1章 ㉖ 外側翼突筋

頭部の筋肉 / 内側翼突筋・外側翼突筋

lateral pterygoid

主な働き	口を開く。下顎骨を前方に突き出す。下顎骨を側方に動かす
筋を使う動作	食べたり言葉を話したりするため口を開ける。顎を左右に動かす
支配神経	下顎神経（三叉神経第3枝）

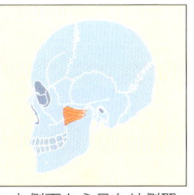

▲左側面から見た外側翼突筋の位置

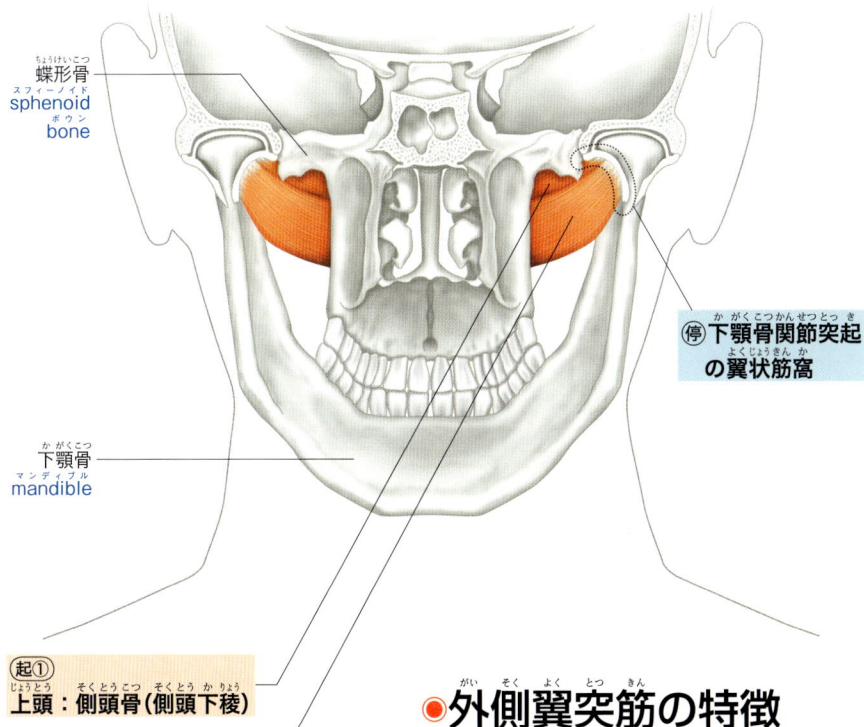

外側翼突筋後面

蝶形骨 sphenoid bone

停 下顎骨関節突起の翼状筋窩

下顎骨 mandible

起① 上頭：側頭骨（側頭下稜）

起② 下頭：蝶形骨の下部に伸びる翼状突起の外側板

●外側翼突筋の特徴

4つの咀嚼筋のうち、唯一口を開けるはたらきをする筋。下顎骨の関節突起を前に引くことで口を開ける。開口には、顎舌骨筋（P.60）、顎二腹筋（P.58）、オトガイ舌骨筋（P.61）の補助を受ける。

51

目や舌を動かすのも骨格筋の仲間

　頭頸部には、骨格を動かすことに関与しない骨格筋（随意筋）がある。

　眼球のまわりには、眼球を動かすための動眼筋（4つの直筋と2つの斜筋）がついている。眼球は、これらの筋によって自分の意思で動かすことができる。

　4つの直筋は、いずれも眼球の奥から起始し、それぞれ眼球の上と下、内側と外側につく。眼球の上部につく筋を上直筋、下部につく筋を下直筋、内側の筋を内側直筋、外側の筋を外側直筋という。

　2つの斜筋は眼球の上と下にあり、それぞれ斜めの方向に走っている。上斜筋は眼球の奥から起始して前方に走り、眼窩の上内側にある滑車を通って外後方へと方向を変え、眼球上後半部のやや外側につく。下斜筋は眼窩の前内側から起始し、眼球下後半部のやや外側につく。

　舌も自分の意思で動かすことができる。それは舌が骨格筋（随意筋）のかたまりだからである。舌を構成する筋は舌筋と総称され、起始、停止とも舌の中にある内舌筋と、起始が舌の外にある外舌筋とにわけることができる。内舌筋は舌を平たくしたり細くしたり、縮めたりする。外舌筋は舌を突き出したり引っ込めたりする。

　舌は、食べ物を咀嚼する際に噛みたい場所に移動させる。また、十分に咀嚼した食べ物を飲み込むために咽頭のほうに送る。食べ物を飲み込む動作の嚥下は、咽頭に食べ物がつくことで起こる嚥下反射によって行われる不随意運動である。

　また舌は、言葉を話したり歌を歌うときに発する声をつくる。舌がんなどで舌を一部でも失うと、味覚の感知だけでなく、咀嚼や発声にも支障が出ることになる。

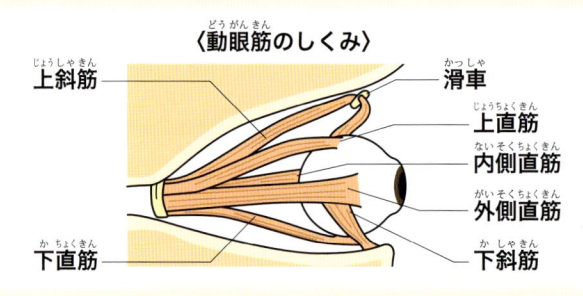

〈動眼筋のしくみ〉

上斜筋
滑車
上直筋
内側直筋
外側直筋
下直筋
下斜筋

Muscles of neck

2章 頸部の筋肉

2章 頸部の筋肉

頸部(けいぶ)

頸部の筋は、もっとも表層にある浅頸筋と、その下層で前頸部に位置する前頸筋と、後頸部にある後頸筋とに分類することができる。

浅頸筋と前頸筋

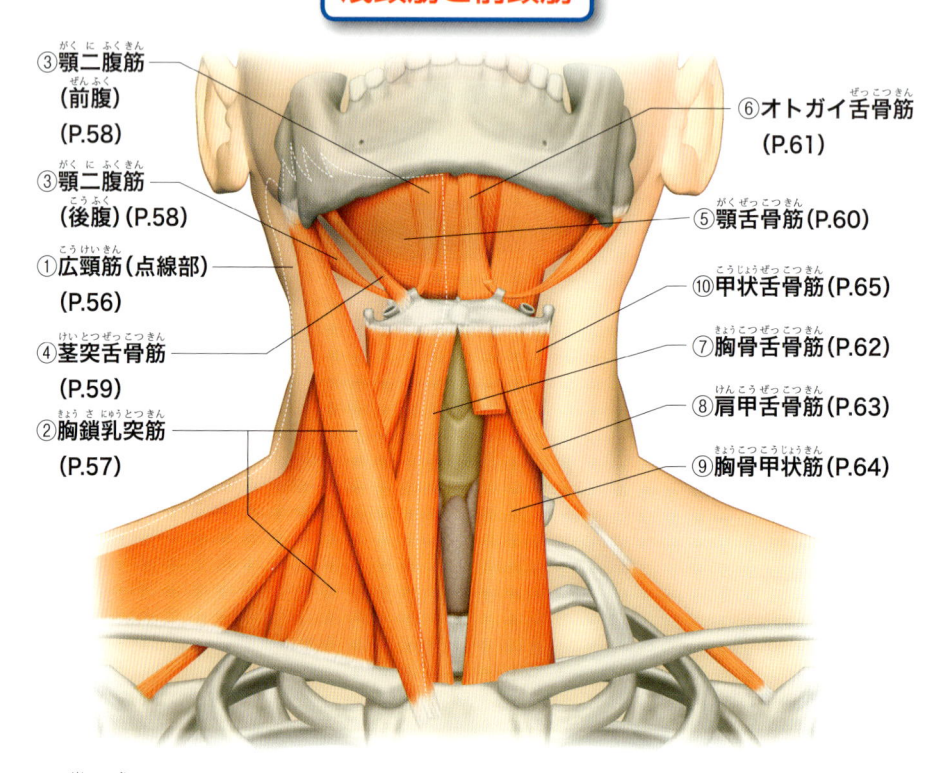

- ③顎二腹筋(前腹)(P.58)
- ③顎二腹筋(後腹)(P.58)
- ①広頸筋(点線部)(P.56)
- ④茎突舌骨筋(P.59)
- ②胸鎖乳突筋(P.57)
- ⑥オトガイ舌骨筋(P.61)
- ⑤顎舌骨筋(P.60)
- ⑩甲状舌骨筋(P.65)
- ⑦胸骨舌骨筋(P.62)
- ⑧肩甲舌骨筋(P.63)
- ⑨胸骨甲状筋(P.64)

● 頸部の筋の特徴

● 浅頸筋の特徴

　頸部の浅い層にある筋で、広頸筋(①)と胸鎖乳突筋(②)がある。
　広頸筋は頸部前面のもっとも表層にある広い筋で、上部は口周囲から下顎を、下部は鎖骨の下までを広くおおっている。口角を強く横下方に引くと、頸部の両側にヒダが浮き出る。これが広頸筋である。
　胸鎖乳突筋は、広頸筋の下層にあり、側頸部と胸骨柄を結んで斜めに走る。出生時、新生児の胸鎖乳突筋に損傷が起き、やがて損傷部が線維化して硬く短縮すると、顎が損傷した筋と反対側を向く形で斜頸になる。

頸部の筋肉 / 頸部

● 前頸筋の特徴

前頸部にあり、舌骨につく筋群である。舌骨は他の骨と関節をつくらない骨で、前頸筋や靱帯によって支えられている。

舌骨と下顎骨の間にある筋を舌骨上筋という。舌骨上筋のひとつである顎二腹筋(③)の前腹と後腹、顎の線で囲まれた部分を顎下三角という。ここには顎下腺やリンパ節、顔面動脈や舌下・舌神経が通っている。

舌骨の下に位置する筋を舌骨下筋という。喉頭、気管、甲状腺の前に、下から上に伸びるベルト状の筋である。肩甲舌骨筋(⑧)の上腹と、胸鎖乳突筋、顎二腹筋の後腹に囲まれた部分を頸動脈三角という。ここには総頸動脈や内頸静脈、迷走神経がある。

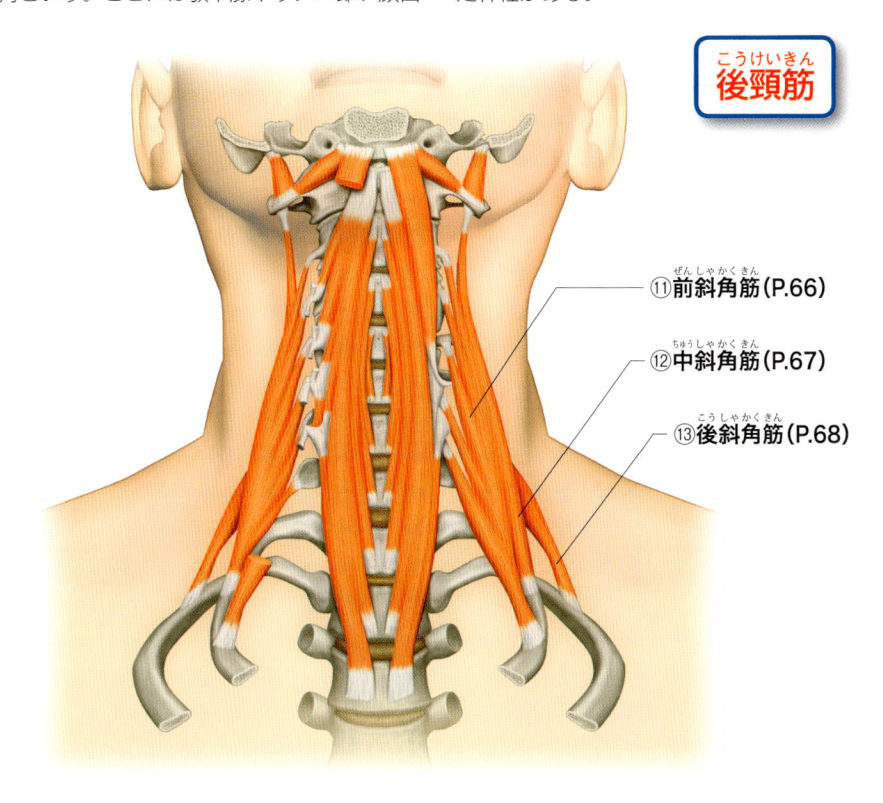

後頸筋

⑪ 前斜角筋(P.66)
⑫ 中斜角筋(P.67)
⑬ 後斜角筋(P.68)

● 後頸筋の特徴

頸椎につく筋群で、頸椎の前面につく筋と側面につく筋がある。頸部の断面で見ると、気管や食道より後部に位置しているため、後頸筋という。

頸椎の前面には、頸椎または胸椎から上位の頸椎へ、または頸椎から後頭骨へ伸びる筋群があり椎前筋と総称される。椎前筋には頸長筋、頭長筋、前頭直筋、外側頭直筋の4つがある(本書では詳説していない)。

66ページから紹介している前斜角筋(⑪)・中斜角筋(⑫)・後斜角筋(⑬)は頸椎の側面につく筋で、前方に回り込むように肋骨に停止している。

2章 ① 頸部の筋肉
広頸筋（こうけいきん）
platysma（プラティズマ）

主な働き	：頸部の皮膚を上に引く
筋を使う動作	：驚きの表情。口角を下げつつ頸部に力を入れると頸部に縦のスジが出る
支配神経	：顔面神経

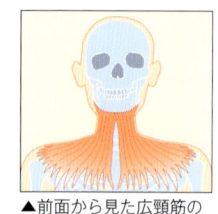

▲前面から見た広頸筋の位置

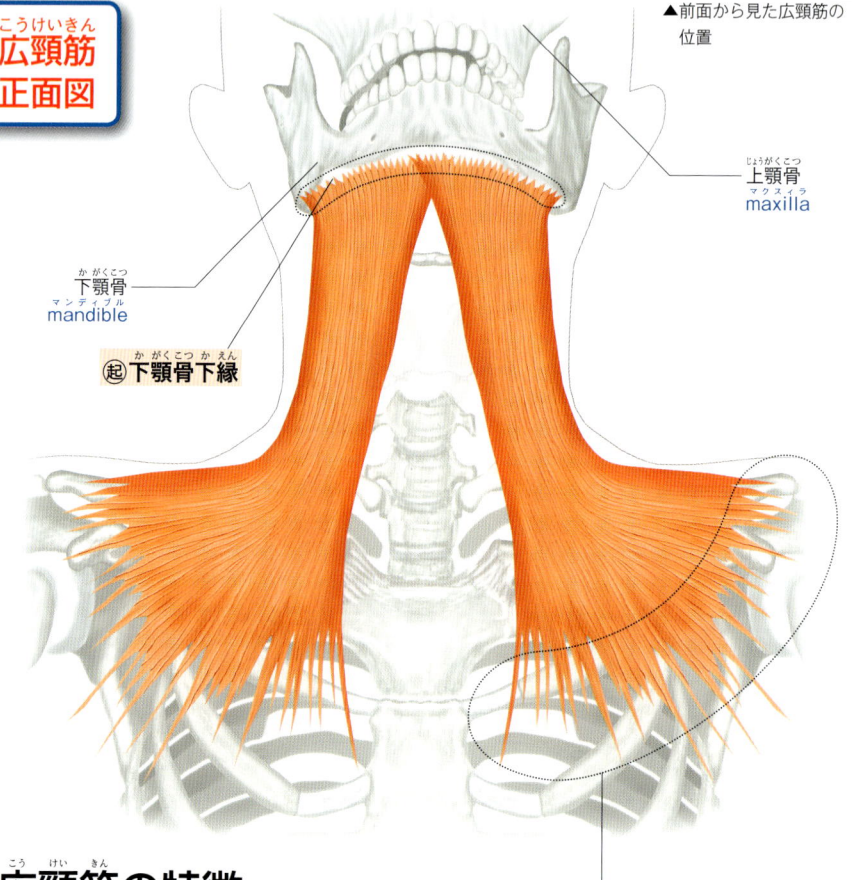

広頸筋 正面図

上顎骨（じょうがくこつ） maxilla
下顎骨（かがくこつ） mandible
起 下顎骨下縁（かがくこつかえん）
停 胸部（第2・3肋間の高さ）の皮膚

●広頸筋の特徴

頸部を広くおおう薄い筋。皮膚につく皮筋で、顔面神経の支配であることなどから顔面の表情筋と同系である。一部の線維は口角周囲の筋と混じる。

2章 ② 胸鎖乳突筋（きょうさにゅうとつきん）

頸部の筋肉／広頸筋・胸鎖乳突筋

sternocleidomastoid（スターノクレイドマストイド）

主な働き	：片側：顔を反対の上方に向けつつ頭を側屈。 両側同時：首をすくめて後屈、顎を突き出す
筋を使う動作	：もの事を思い出そうとして斜め上を向く（片側）
支配神経	：副神経

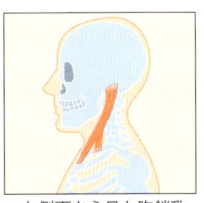

▲左側面から見た胸鎖乳突筋の位置

胸鎖乳突筋 左斜前図

- 後頭骨 occipital bone（オクシピタル ボウン）
- 側頭骨 temporal bone（テンポラル ボウン）
- 停：側頭骨乳様突起、後頭骨側面（上項線外側）
- 起②：鎖骨頭：鎖骨の内側 1/3
- 鎖骨 clavicle（クラヴィクル）
- 胸骨柄 manubrium of sternum（マニューブリアム オブ スターナム）
- 起①：胸骨部：胸骨柄上縁

●胸鎖乳突筋の特徴

顔を横に向けると首に斜めに現れる筋。両側が同時にはたらくと頭を後屈するが、頭部が固定されている場合、鎖骨と胸骨を引くことで胸郭を持ち上げ呼吸（吸気）を助ける。

2章 ③ 顎二腹筋

頸部の筋肉

digastric
ダイギャストリック

主な働き	舌骨を引き上げる。舌骨が固定されると、下顎を引き下げて口を開ける
筋を使う動作	ものを飲み込む。口を開ける。発声に関わる
支配神経	前腹：下顎神経の顎舌骨筋神経、顔面神経 後腹：顔面神経、舌咽神経

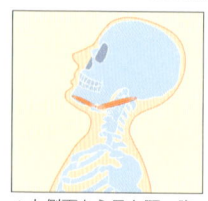

▲左側面から見た顎二腹筋の位置

顎二腹筋 正面図

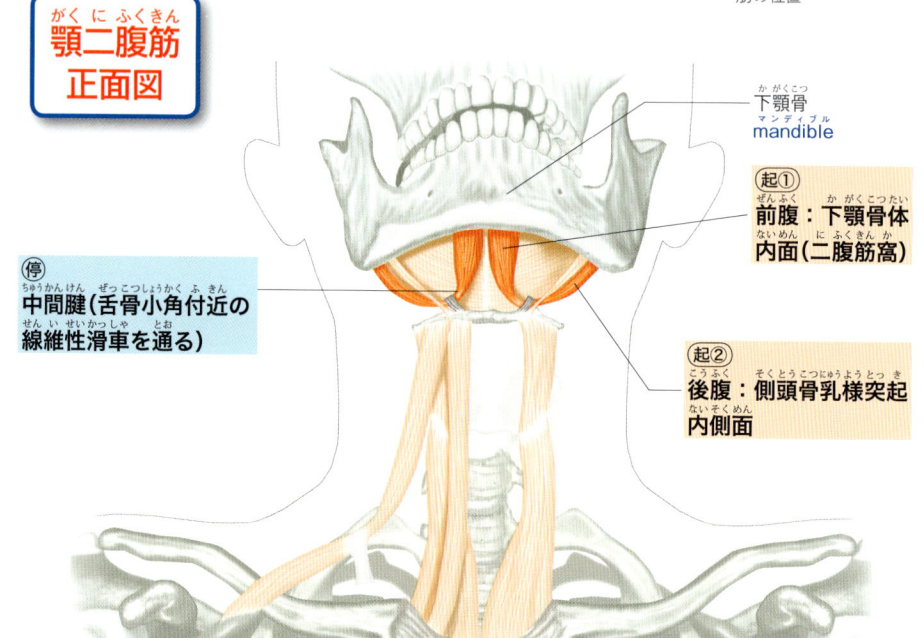

停 中間腱（舌骨小角付近の線維性滑車を通る）

下顎骨 mandible マンディブル

起① 前腹：下顎骨体内面（二腹筋窩）

起② 後腹：側頭骨乳様突起内側面

●顎二腹筋の特徴

舌骨上筋群のひとつ。中間腱を挟んで2つの筋腹があり、中間腱が舌骨の線維性滑車を通ることで方向を変える。2つの筋腹が別々に神経支配を受けるのが特徴である。

2章 ④ 茎突舌骨筋

頸部の筋肉／顎二腹筋・茎突舌骨筋

stylohyoid

主な働き	舌骨を後上方に引く
筋を使う動作	ものを飲み込む。息を努力して止める（のどを狭めるように詰める）。発声に関わる
支配神経	顔面神経

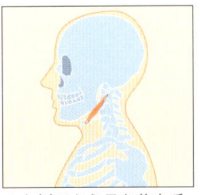

▲左側面から見た茎突舌骨筋の位置

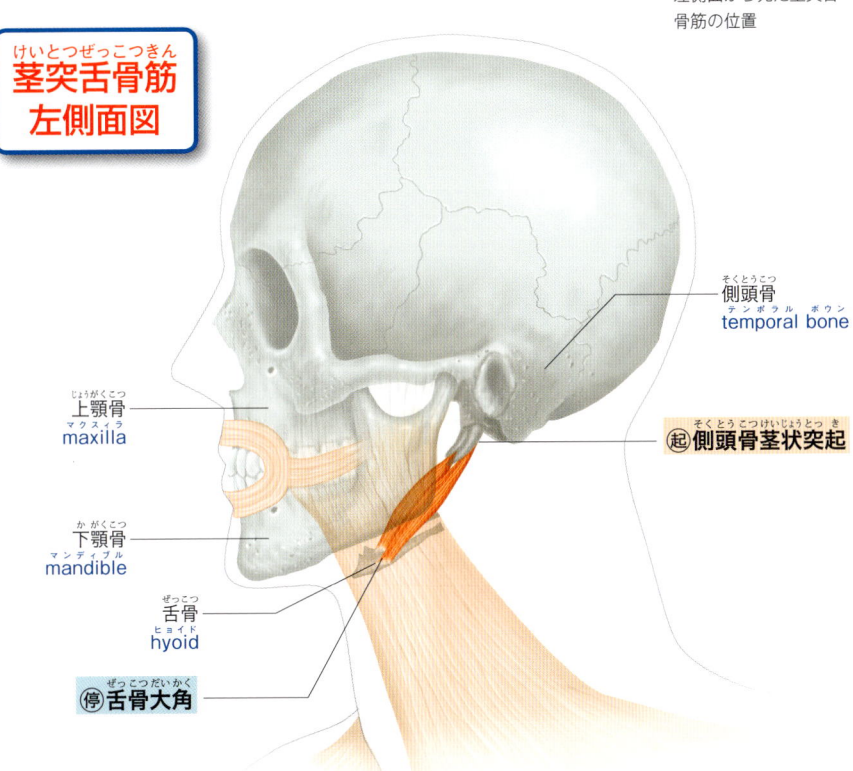

茎突舌骨筋 左側面図

- 側頭骨 temporal bone
- 上顎骨 maxilla
- 下顎骨 mandible
- 舌骨 hyoid
- （起）側頭骨茎状突起
- （停）舌骨大角

●茎突舌骨筋の特徴

舌骨上筋群のひとつ。顎二腹筋(P.58)の後腹の前にあり、停止部付近で2つにわかれ、顎二腹筋の中間腱を挟んでいる（顎二腹筋の中間筋がこの筋を貫いているともいえる）。

2章 ⑤ 顎舌骨筋（がくぜっこつきん）

頸部の筋肉

mylohyoid（マイロハイオイド）

主な働き	舌骨を前上方に引き上げる。舌骨が固定されると、下顎骨を引き下げる
筋を使う動作	口の中の食塊をのどに送るのを助ける。ものを飲み込む。発声に関わる
支配神経	下顎神経の顎舌骨筋神経

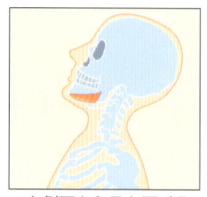

▲左側面から見た顎舌骨筋の位置

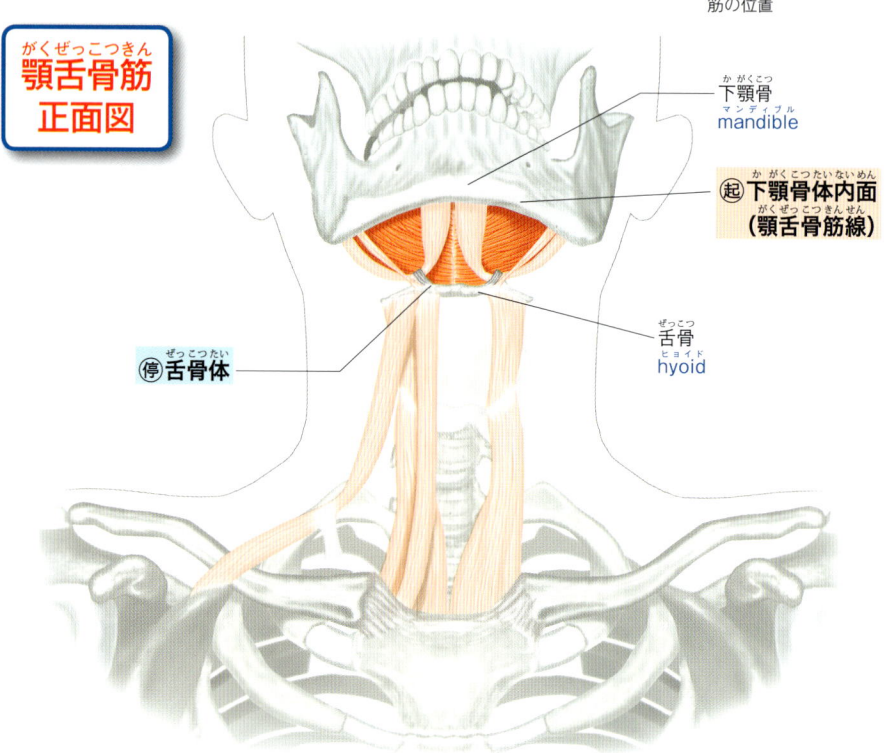

顎舌骨筋（がくぜっこつきん）正面図

- 下顎骨（かがくこつ） mandible
- 起 下顎骨体内面（かがくこつたいないめん）（顎舌骨筋線：がくぜっこつきんせん）
- 停 舌骨体（ぜっこつたい）
- 舌骨（ぜっこつ） hyoid

●顎舌骨筋（がくぜっこつきん）の特徴

舌骨上筋群（ぜっこつじょうきんぐん）のひとつ。下顎骨（かがくこつ）の内面から広く起始し、線維は正中縫線（せいちゅうほうせん）に集まり、その後部が舌骨体（ぜっこつたい）につく。下顎（かがく）と口腔（こうくう）の「底」の部分をつくっている。

2章 ⑥

頸部の筋肉／顎舌骨筋・オトガイ舌骨筋

オトガイ舌骨筋
geniohyoid
ジェナイオハイオイド

主な働き	舌骨を前上方に引く。舌骨が固定されると、下顎骨を後方に引く
筋を使う動作	ものを飲み込む。発声に関わる
支配神経	舌下神経、頸神経（C1）の前枝

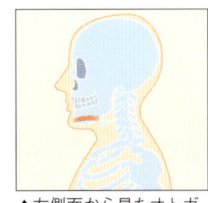

▲左側面から見たオトガイ舌骨筋の位置

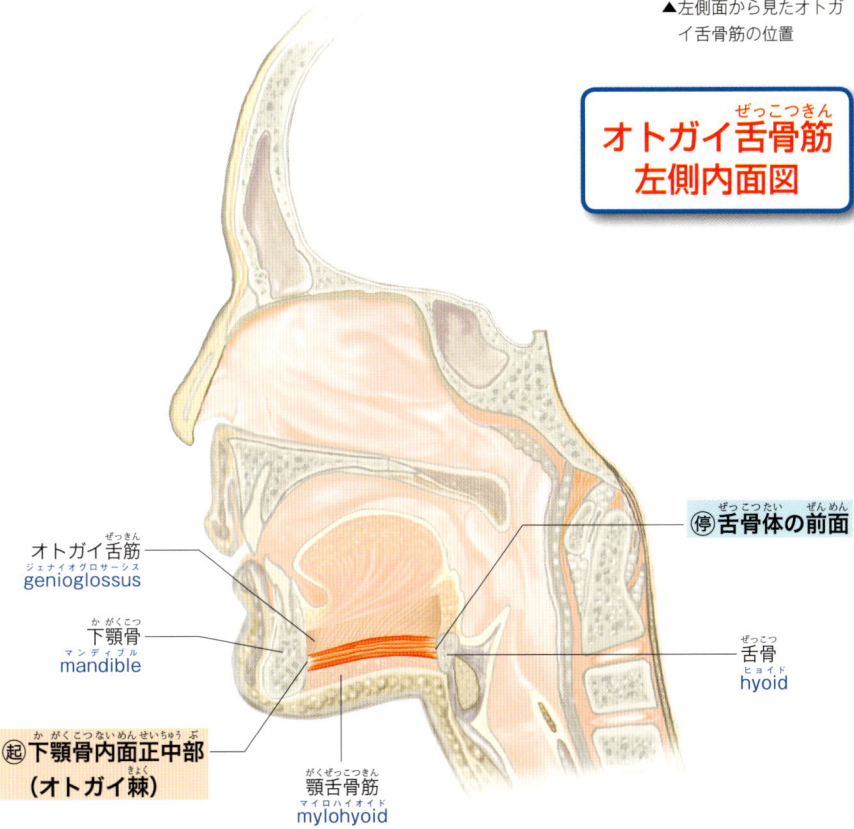

オトガイ舌骨筋 左側内面図

- オトガイ舌筋 genioglossus ジェナイオグロサーシス
- 下顎骨 mandible マンディブル
- 起 下顎骨内面正中部（オトガイ棘）
- 顎舌骨筋 mylohyoid マイロハイオイド
- 停 舌骨体の前面
- 舌骨 hyoid ヒョイド

●オトガイ舌骨筋の特徴

舌骨上筋群のひとつ。顎舌骨筋（P.60）の上にあり、細い筋が下顎内面から舌骨にまっすぐ走っている。顎舌骨筋の下にある顎二腹筋（P.58）の前腹とともにはたらく。

2章 ⑦ 頸部の筋肉

胸骨舌骨筋
きょう こつ ぜっ こつ きん

sternohyoid
スターノハイオイド

主な働き	舌骨を引き下げる。舌骨上筋群と同時にはたらくと舌骨を固定する
筋を使う動作	ものを飲み込む。発声に関わる
支配神経	頸神経ワナ(C1～C3)

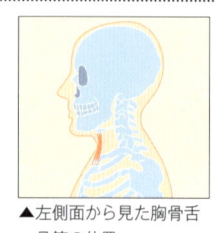

▲左側面から見た胸骨舌骨筋の位置

胸骨舌骨筋 左側面図

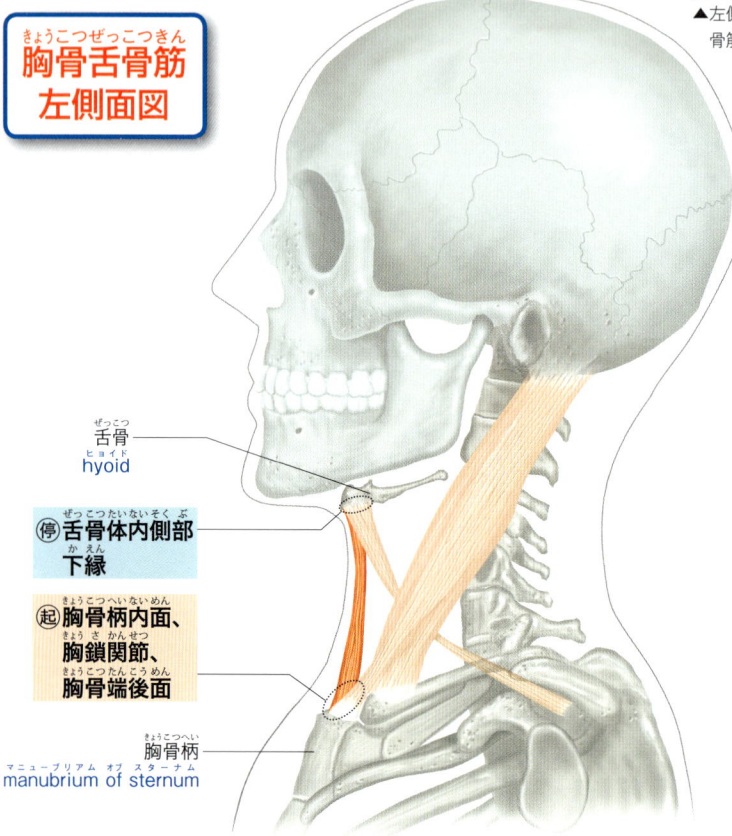

- 舌骨 hyoid
- 停 舌骨体内側部下縁
- 起 胸骨柄内面、胸鎖関節、胸骨端後面
- 胸骨柄 manubrium of sternum

●胸骨舌骨筋の特徴

舌骨下筋群のひとつ。停止部に向けてほぼ垂直に、正中に近づきつつ首の前を上行する帯状の筋である。顎を上げてのどに力を入れると触れることができる。

2章 ⑧

頸部の筋肉／胸骨舌骨筋・肩甲舌骨筋

肩甲舌骨筋
omohyoid

- 主な働き：舌骨を後下方に引き下げる。舌骨上筋群と同時にはたらくと舌骨を固定する
- 筋を使う動作：ものを飲み込む。発声に関わる
- 支配神経：頸神経ワナ(C1〜C3)

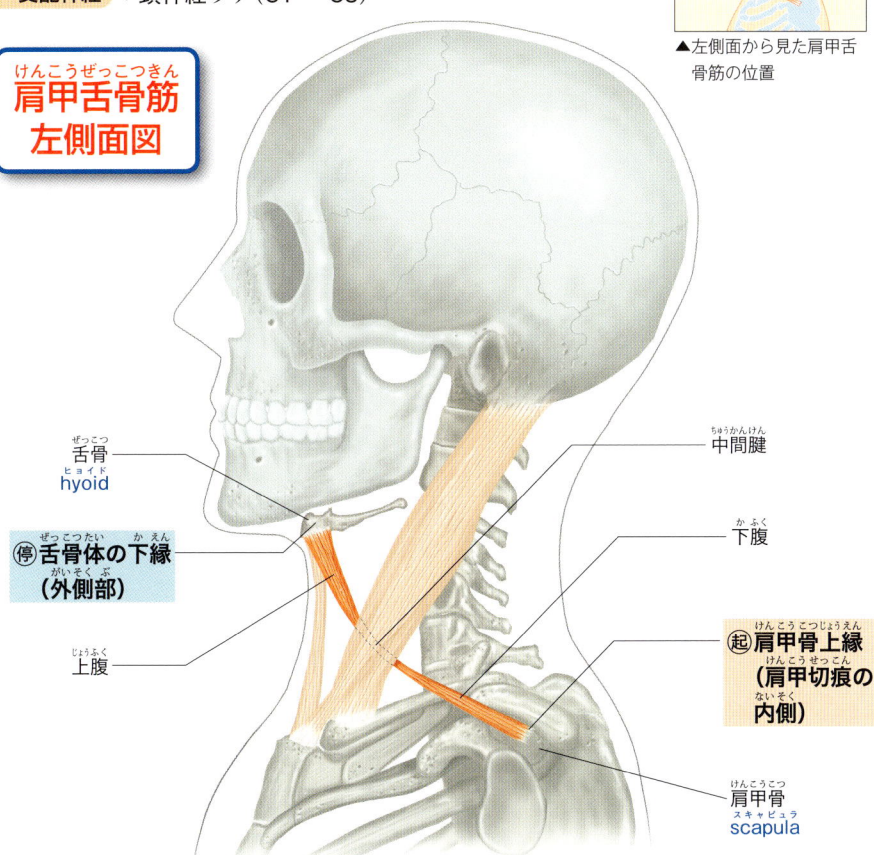

▲左側面から見た肩甲舌骨筋の位置

肩甲舌骨筋 左側面図

- 舌骨 hyoid
- (停) 舌骨体の下縁（外側部）
- 上腹
- 中間腱
- 下腹
- (起) 肩甲骨上縁（肩甲切痕の内側）
- 肩甲骨 scapula

● 肩甲舌骨筋の特徴

舌骨下筋群のひとつ。途中に中間腱がある二腹筋である。中間腱は鎖骨と胸骨後面につく頸筋膜によって固定されている。首の大きな血管と交叉している。

2章 頸部の筋肉

⑨ 胸骨甲状筋
きょうこつこうじょうきん

sternothyroid
スターノサイロイド

主な働き	甲状軟骨(喉頭)を引き下げる
筋を使う動作	ものを飲み込む
支配神経	頸神経ワナ(C1〜C3)

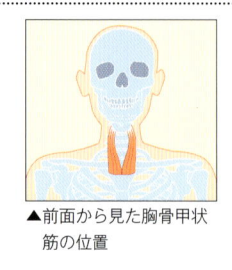

▲前面から見た胸骨甲状筋の位置

胸骨甲状筋 正面図

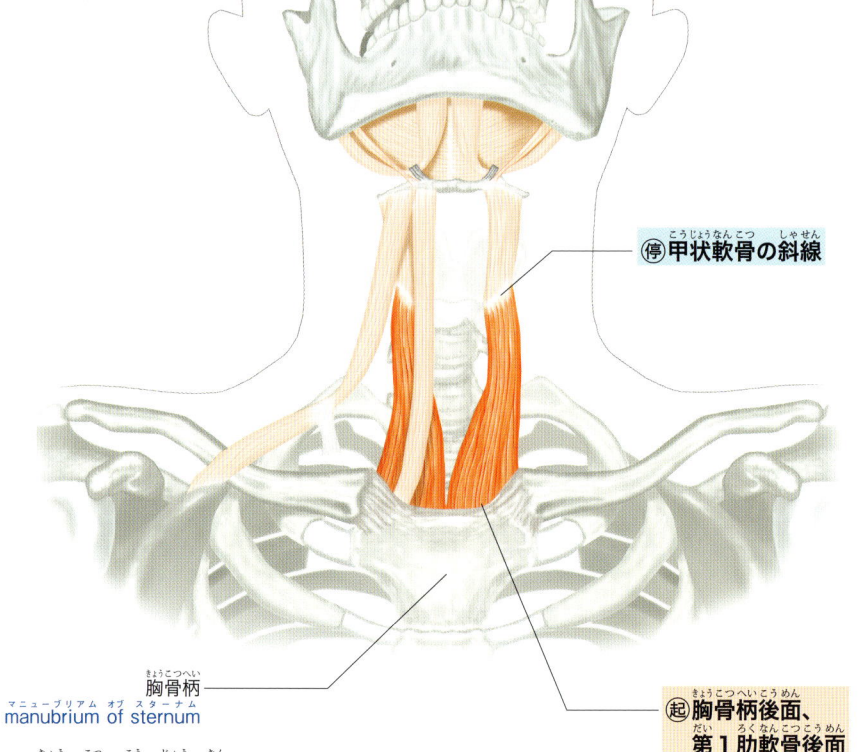

(停)甲状軟骨の斜線

胸骨柄 (manubrium of sternum)

(起)胸骨柄後面、第1肋軟骨後面

●胸骨甲状筋の特徴

舌骨下筋群のひとつ。胸骨舌骨筋(P.62)の下(深層)で、やや内側に位置している。甲状軟骨から舌骨まで走る甲状舌骨筋(P.65)の線維と混じることがある。

2章 ⑩

頸部の筋肉／胸骨甲状筋・甲状舌骨筋

甲状舌骨筋
thyrohyoid（サイロハイオイド）

- 主な働き ：舌骨を下方に引く。舌骨が固定されると甲状軟骨を上方に引く
- 筋を使う動作：ものを飲み込む。発声に関わる
- 支配神経 ：舌下神経

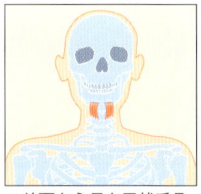

▲前面から見た甲状舌骨筋の位置

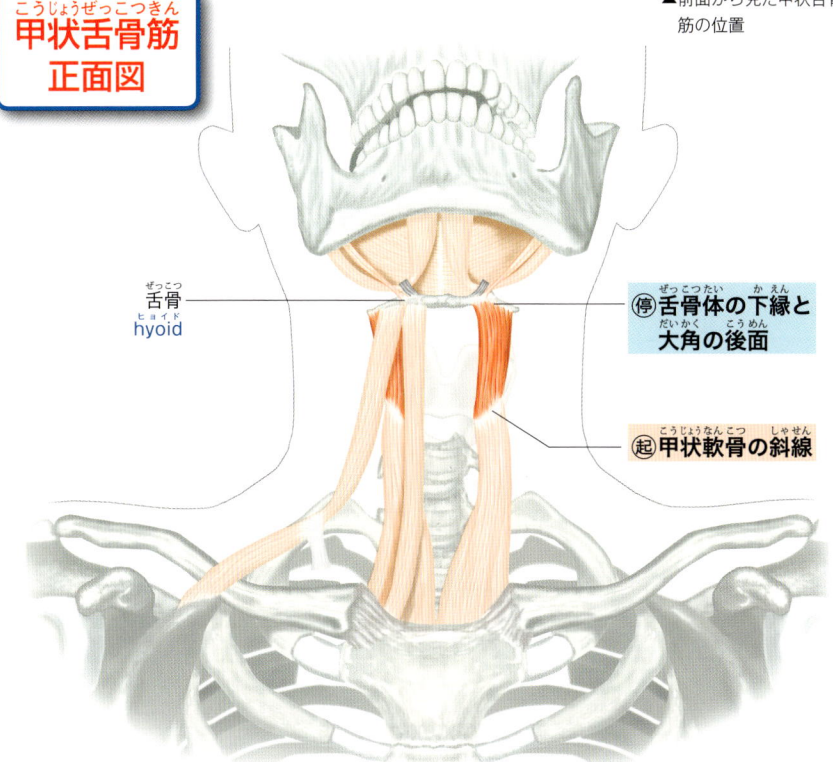

甲状舌骨筋 正面図

舌骨 hyoid

停 舌骨体の下縁と大角の後面

起 甲状軟骨の斜線

●甲状舌骨筋の特徴

舌骨下筋群のひとつ。胸骨から甲状軟骨につく胸骨甲状筋（P.64）のつづきのようにして甲状軟骨から舌骨に走る。胸骨甲状筋の線維と混じることがある。

2章 頸部の筋肉
⑪ 前斜角筋
scalenus anterior

主な働き	：第1肋骨を上方に引く。肋骨固定時は頸椎を前方（両側）、側方（片側）に屈曲する
筋を使う動作	：胸郭を広げ吸気を助ける。首をかしげる
支配神経	：頸神経叢（C5～C7）の前枝

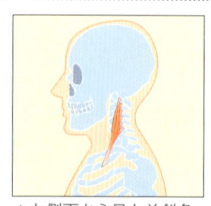

▲左側面から見た前斜角筋の位置

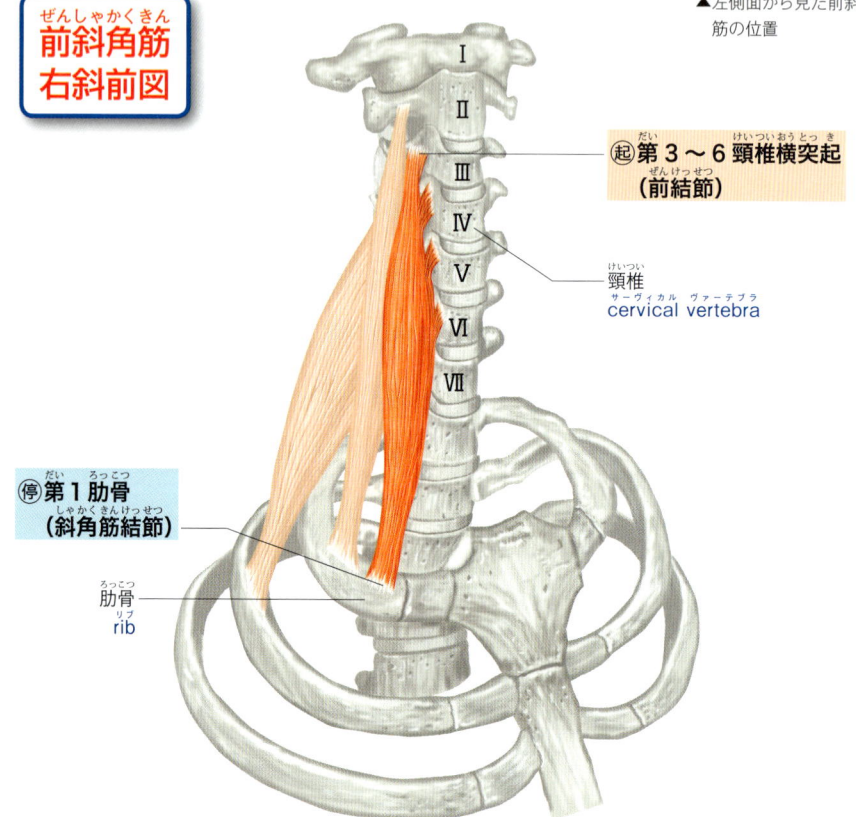

前斜角筋 右斜前図

起 第3～6頸椎横突起（前結節）

頸椎 cervical vertebra

停 第1肋骨（斜角筋結節）

肋骨 rib

● 前斜角筋の特徴

頸部の深い層にある筋。この筋と後方の中斜角筋（P.67）との間を斜角間隙といい、ここに鎖骨下動脈と腕神経叢が通る。またこの筋の前を鎖骨下静脈が通っている。

2章 ⑫

中斜角筋

頸部の筋肉／前斜角筋・中斜角筋

scalenus medius

主な働き	: 第1肋骨を上方に引く。肋骨固定時は頸椎を前方（両側）、側方（片側）に屈曲する
筋を使う動作	: 胸郭を広げ吸気を助ける。首をかしげる
支配神経	: 頸神経叢(C2〜C7)の前枝

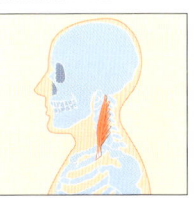

▲左側面から見た中斜角筋の位置

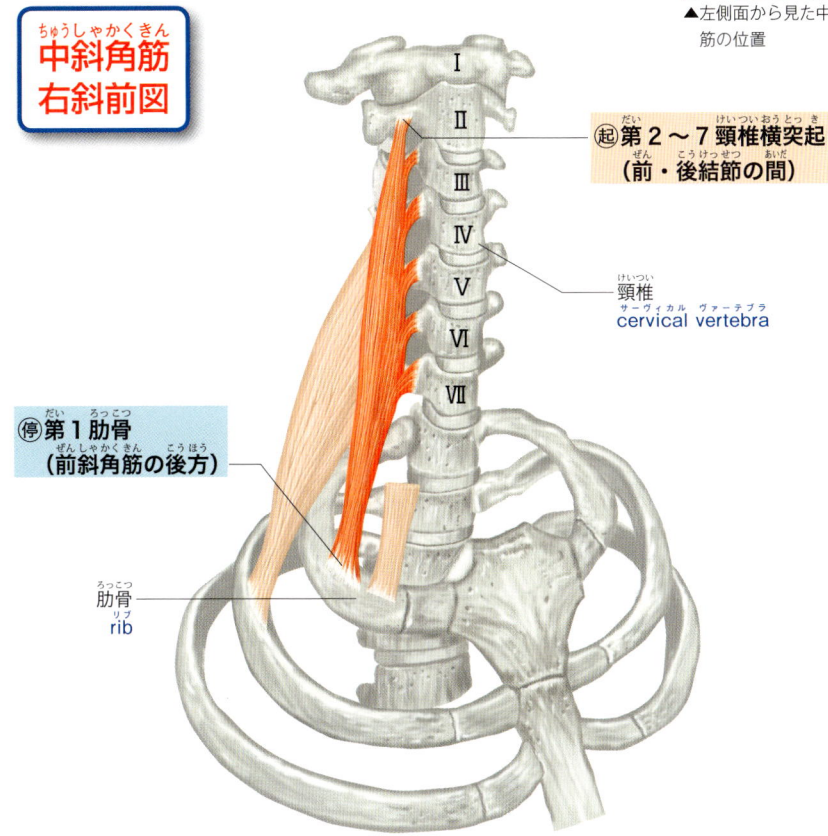

中斜角筋 右斜前図

起 第2〜7頸椎横突起
（前・後結節の間）

頸椎
cervical vertebra

停 第1肋骨
（前斜角筋の後方）

肋骨
rib

●中斜角筋の特徴

頸部の深い層にある筋で、前斜角筋(P.66)の後方にある。この筋と前斜角筋との間を斜角間隙といい、ここに鎖骨下動脈と腕神経叢が通っている。

⑬ 後斜角筋

scalenus posterior

主な働き	: 第2肋骨を上方に引く。肋骨固定時は頸椎を前方（両側）、側方（片側）に屈曲する
筋を使う動作	: 胸郭を広げ吸気を助ける。首をかしげる
支配神経	: 頸神経叢(C7～C8)の前枝

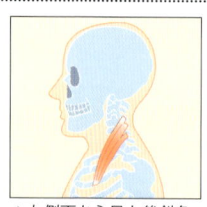

▲左側面から見た後斜角筋の位置

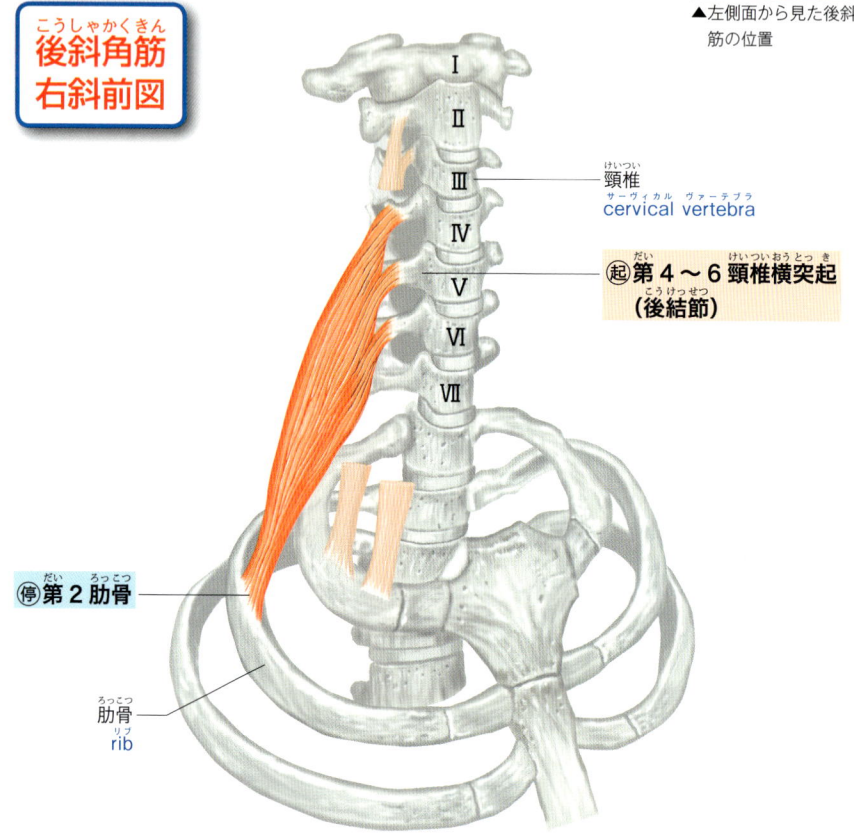

後斜角筋 右斜前図

頸椎 cervical vertebra

起 第4～6頸椎横突起（後結節）

停 第2肋骨

肋骨 rib

● 後斜角筋の特徴

頸部の深い層にある筋で、中斜角筋(P.67)の後方に位置している。頸椎の横突起から起始し、中斜角筋の後ろから回り込むようにして第2肋骨につく。

Muscles of thorax

3章 胸部の筋肉

3章 胸部の筋肉

胸部（きょうぶ）

胸部には、上肢の運動に関与する筋（上肢帯の筋）と、胸郭の動きに関与する筋（固有胸筋）、さらに代表的な呼吸筋である横隔膜（⑪）がある。

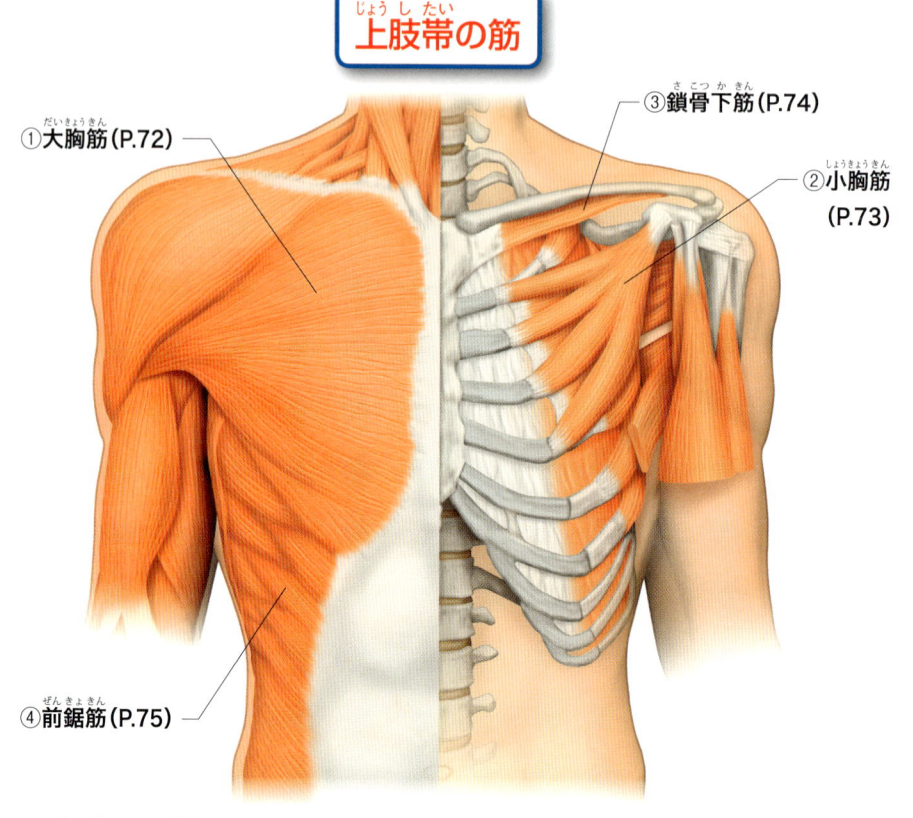

上肢帯の筋

① 大胸筋(P.72)
② 小胸筋(P.73)
③ 鎖骨下筋(P.74)
④ 前鋸筋(P.75)

●胸部の筋の特徴

●上肢帯の筋の特徴

　胸部の比較的浅い層には、上肢の運動に関わる大胸筋（①）、小胸筋（②）、鎖骨下筋（③）、前鋸筋（④）がある。位置は胸部にあるが、機能は上肢帯の運動であるため、上肢の筋に分類することもある。上肢の運動に関与する筋という意味では、背部の僧帽筋や大・小菱形筋などと同じグループと考えることもできる。

　もっとも表層に位置する強大な大胸筋は、胸郭から起始し、肩関節を超えて上腕骨まで伸びている。他の3つの筋は胸郭から起始し、肩関節を超えずに肩甲骨または鎖骨につく。

胸部の筋肉 / 胸部

● 固有胸筋の特徴

起始と停止ともに胸郭にある筋を固有胸筋といい、胸壁筋とも呼ばれる。胸郭を広げたり狭めたりすることで呼吸運動を行う。

ひとつひとつは小さい筋で、近くの肋骨どうしや肋骨と胸椎、肋骨と胸骨などの間を結んで短くベルト状につく。筋の名称は1つの筋をさすのではなく、同様の走行をするいくつかの筋をさしたものである。

胸郭の運動には、おもに外肋間筋（⑤）と内肋間筋（⑥）が関与する。他の最内肋間筋（⑦）、肋骨挙筋（⑩）などは力が弱く、補助的にはたらくと考えられる。

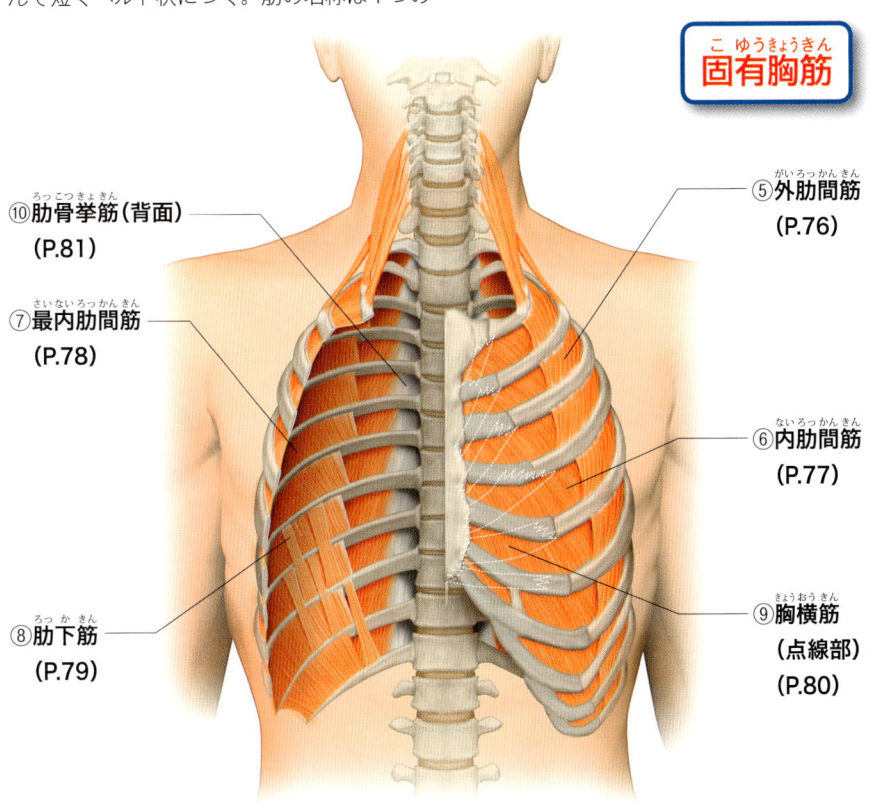

固有胸筋

⑩肋骨挙筋（背面）(P.81)
⑦最内肋間筋 (P.78)
⑧肋下筋 (P.79)
⑤外肋間筋 (P.76)
⑥内肋間筋 (P.77)
⑨胸横筋（点線部）(P.80)

● 横隔膜の特徴

横隔膜は胸郭の下部の周囲から起始し、中央の腱中心に停止するドーム状の筋で、胸腔と腹腔をわける。

「膜」という名称だが、薄い膜ではなく筋肉の層で重量がある。そのため座位や立位では自重で下がり、胸腔が広がる。呼吸困難になったときに、上体を起こした起座呼吸がみられるのはこのためである。

横隔膜の位置は右側のほうがやや高い。それはすぐ下に肝臓があるためである。成人の場合、立位で平穏な呼吸をしているときは第6肋骨あたりの高さにあり、呼吸に合わせて1～2cm程度上下している。深呼吸をすればそれより大きく上下する。

3章 胸部の筋肉

① 大胸筋（だいきょうきん）

pectoralis major（ペクトラリス メイジャ）

主な働き	上腕骨（じょうわんこつ）の前方挙上（ぜんぽうきょじょう）（屈曲（くっきょく））、内転（ないてん）、内旋（ないせん）。上肢が固定されると胸郭を上げて吸気を助ける
筋を使う動作	ベンチプレス、腕立て伏せをする。ドアを押し開ける
支配神経	外側胸筋神経（がいそくきょうきんしん）(C5～C7)、内側胸筋神経（ないそくきょうきんしん）(C8、T1)

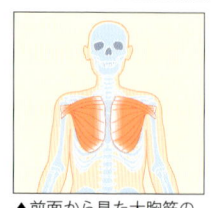

▲前面から見た大胸筋の位置

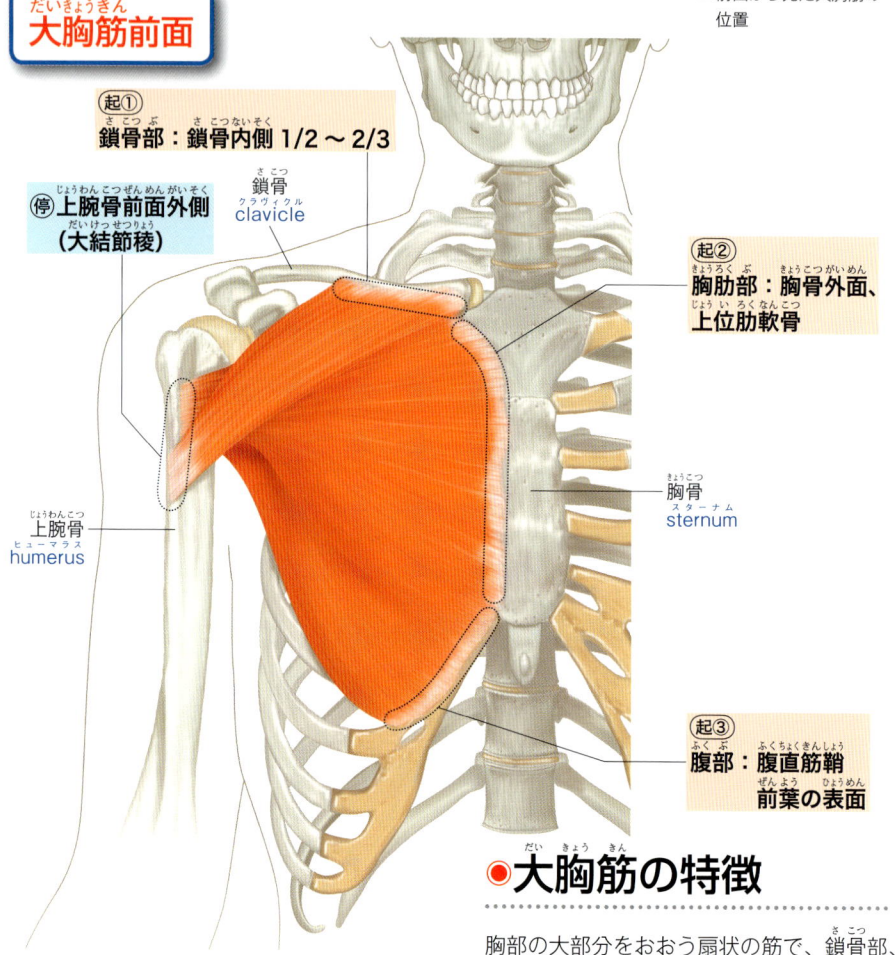

大胸筋前面（だいきょうきん）

起①　鎖骨部（さこつぶ）：鎖骨内側（さこつないそく）1/2～2/3

停　上腕骨前面外側（じょうわんこつぜんめんがいそく）（大結節稜（だいけっせつりょう））

鎖骨（さこつ）clavicle

起②　胸肋部（きょうろくぶ）：胸骨外面（きょうこつがいめん）、上位肋軟骨（じょういろくなんこつ）

上腕骨（じょうわんこつ）humerus

胸骨（きょうこつ）sternum

起③　腹部（ふくぶ）：腹直筋鞘（ふくちょくきんしょう）前葉の表面（ぜんようのひょうめん）

● 大胸筋の特徴（だいきょうきん）

胸部の大部分をおおう扇状の筋で、鎖骨部（さこつぶ）、胸肋部（きょうろくぶ）、腹部の3部にわけることができる。胸部にあるが、上肢の屈筋（くっきん）であり、機能面から見れば上肢筋（じょうしきん）のひとつである。

3章 ② 胸部の筋肉 / 大胸筋・小胸筋

小胸筋
pectoralis minor（ペクトラリス マイナ）

主な働き	肩甲骨を前下方に引く。肩甲骨が固定されると、肋骨を上げて吸気を助ける
筋を使う動作	肩を前に出し、前にあるものに手を伸ばす
支配神経	内側胸筋神経(C7、C8、T1)

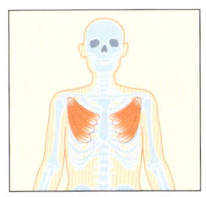

▲前面から見た小胸筋の位置

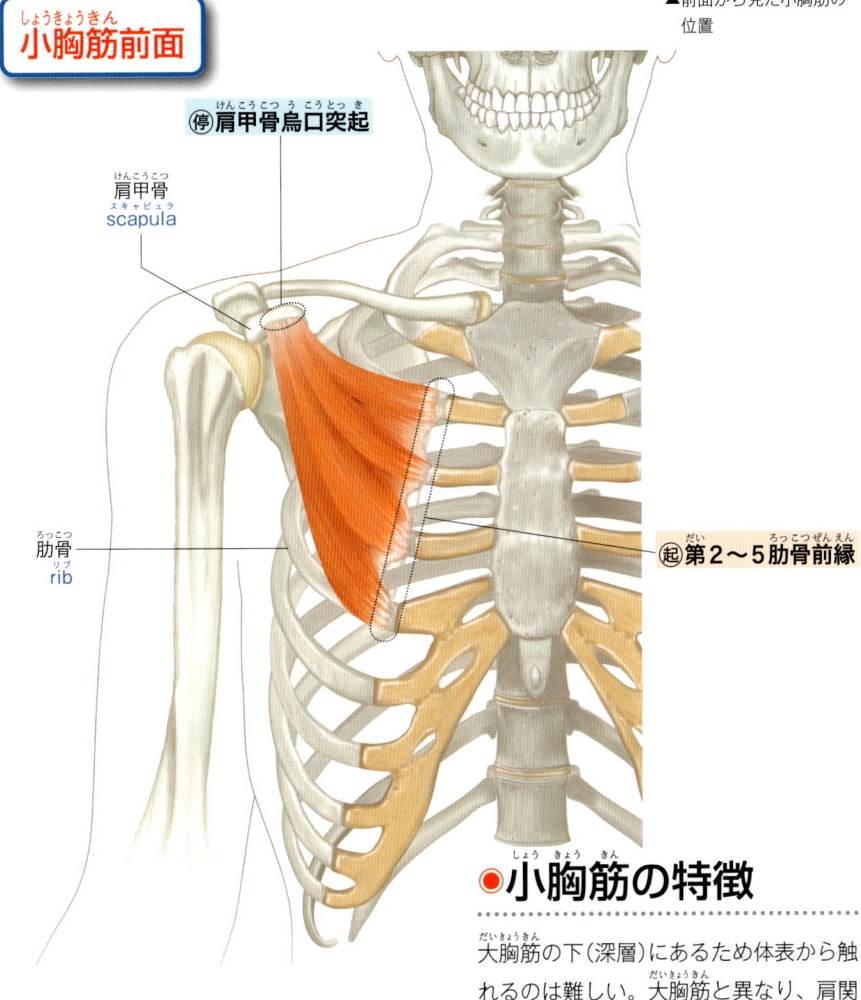

小胸筋前面

(停)肩甲骨烏口突起
肩甲骨 scapula
肋骨 rib
(起)第2～5肋骨前縁

● 小胸筋の特徴

大胸筋の下（深層）にあるため体表から触れるのは難しい。大胸筋と異なり、肩関節を越えていない。小胸筋の下を腋窩動脈・静脈と腕神経叢が通っている。

頭部／頸部／胸部／腹部／背部・腰部／上肢／下肢

73

3章 ③ 鎖骨下筋

胸部の筋肉

subclavius（サブクレイヴィアス）

- 主な働き：鎖骨を前下方に引く
- 筋を使う動作：ボールを投げる際、腕にかかる遠心力に抵抗する
- 支配神経：鎖骨下筋神経（C5、C6）

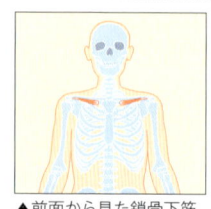

▲前面から見た鎖骨下筋の位置

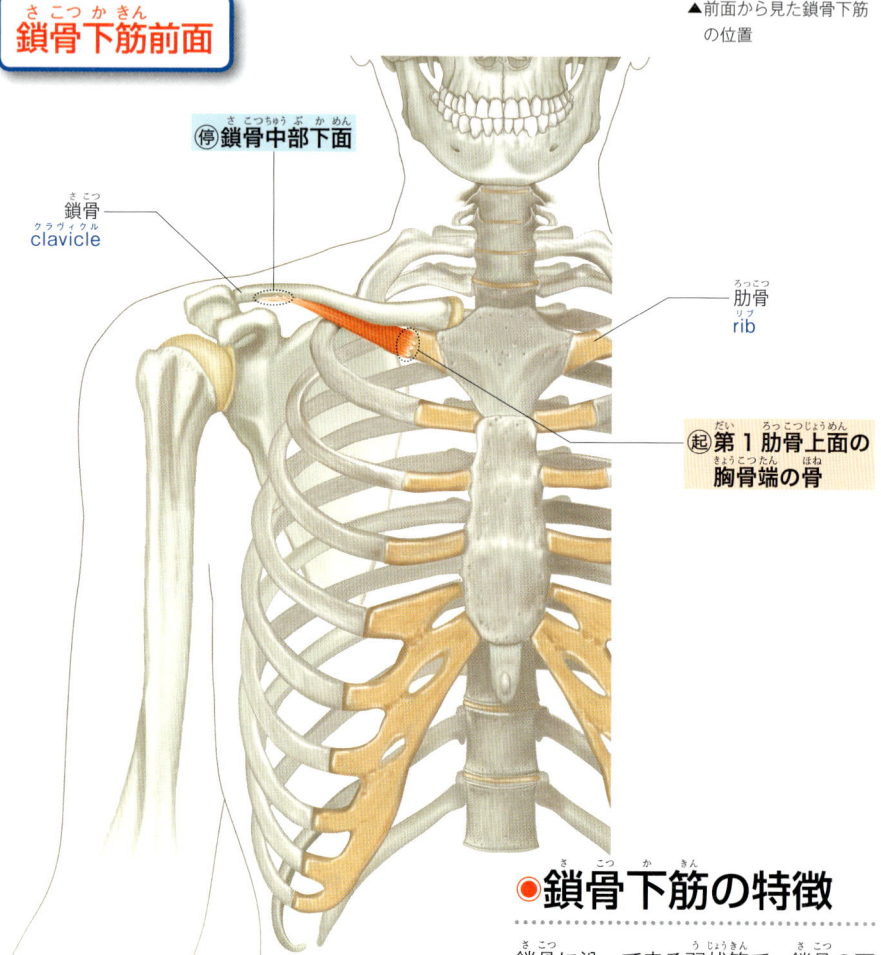

鎖骨下筋前面

- 鎖骨 clavicle
- 停 鎖骨中部下面
- 起 第1肋骨上面の胸骨端の骨
- 肋骨 rib

●鎖骨下筋の特徴

鎖骨に沿って走る羽状筋で、鎖骨の下に隠れている。鎖骨を胸骨のほうに引っ張ることにより、上肢帯に外方向へかかる力に抵抗して安定させる。

前鋸筋

serratus anterior

主な働き	肩甲骨を前外方に引く（肩甲骨が突き出るのを防ぐ）。肩甲骨下角を前に引く
筋を使う動作	上腕を横に上げ、水平位以上に外転する。遠くに向かって大きく手を振る（外転時）
支配神経	長胸神経（C5～C7）

▲右斜側面から見た前鋸筋の位置

前鋸筋右側面

停 肩甲骨内側縁の腹側面

肩甲骨 scapula

肋骨 rib

起 第1～10肋骨前外側面
※第10肋骨については、第9または第8肋骨とする説もある。

● 前鋸筋の特徴

ノコギリ（鋸）様の形状をしている。起始部が胸にあるが、肩甲骨の動きに関わるので機能的には上肢帯の筋である。上腕を90度以上外転させるときに必要な筋である。

3章 ⑤ 外肋間筋（がいろっかんきん）

external intercostal muscles

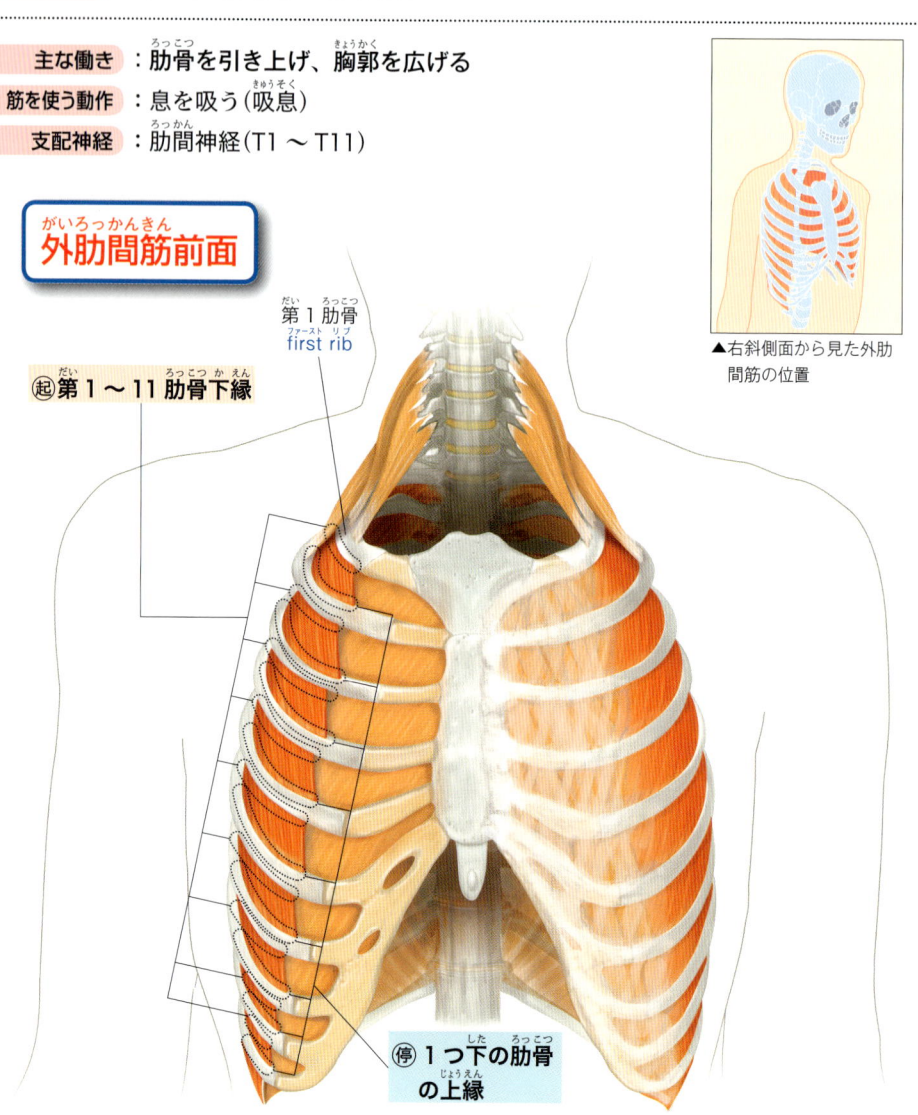

主な働き	：肋骨を引き上げ、胸郭を広げる
筋を使う動作	：息を吸う（吸息）
支配神経	：肋間神経(T1〜T11)

外肋間筋前面

第1肋骨 first rib

起 第1〜11肋骨下縁

停 1つ下の肋骨の上縁

▲右斜側面から見た外肋間筋の位置

●外肋間筋の特徴

起始、停止ともに胸郭にある固有胸筋のひとつ。上下の肋骨の間を埋める筋のうち表側につく筋で、線維は後上方から前下方に走っている。胸郭を広げ、吸気を行う。

3章 ⑥ 胸部の筋肉 / 外肋間筋・内肋間筋

内肋間筋
internal intercostal muscles

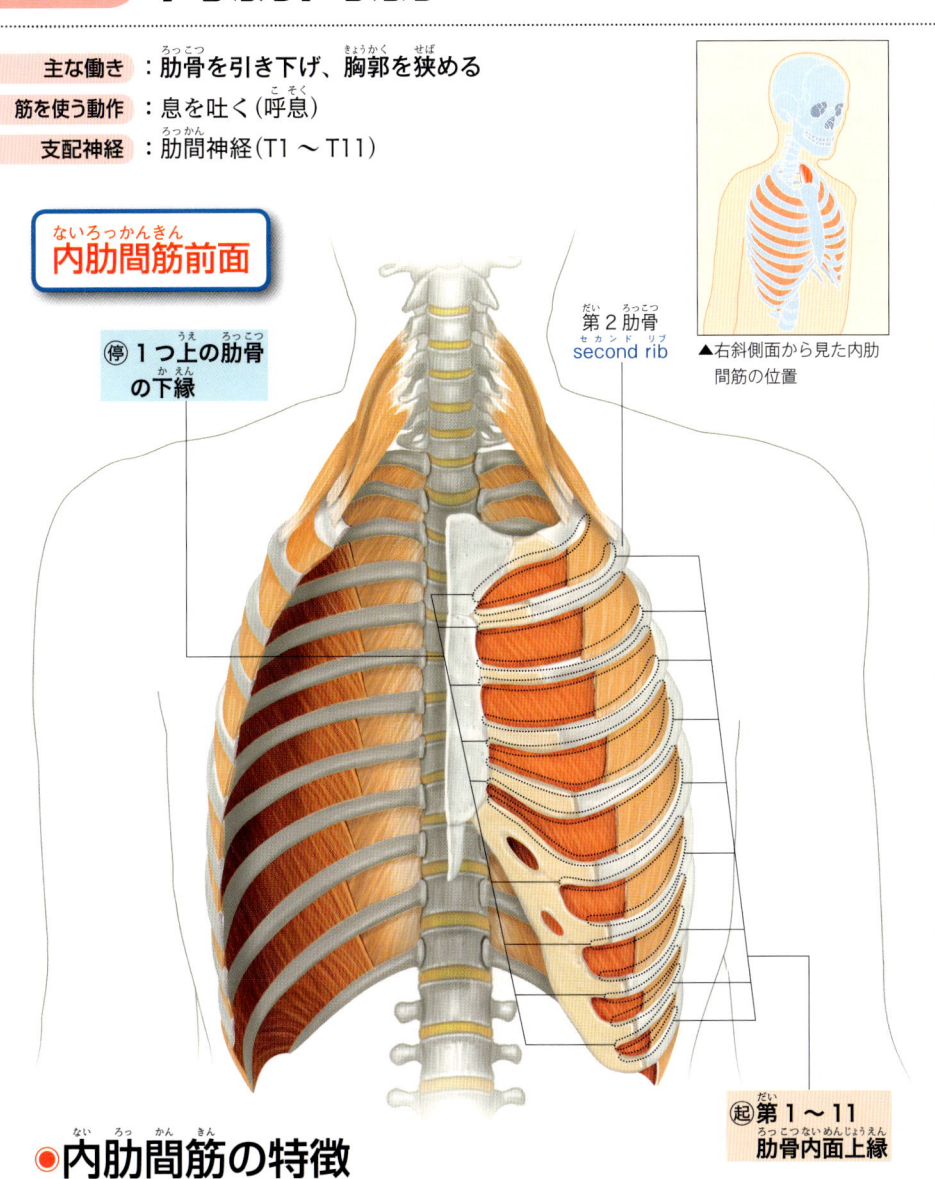

主な働き	：肋骨を引き下げ、胸郭を狭める
筋を使う動作	：息を吐く（呼息）
支配神経	：肋間神経(T1 〜 T11)

内肋間筋前面

▲右斜側面から見た内肋間筋の位置

第2肋骨
second rib

(停) 1つ上の肋骨の下縁

(起) 第1〜11肋骨内面上縁

●内肋間筋の特徴

固有胸筋のひとつ。外肋間筋の下（深層）にあり、線維は外肋間筋に直交する。前側は肋軟骨までついているが、背側は肋骨角付近までで、それより後方では内肋間膜となる。

頭部 / 頸部 / 胸部 / 腹部 / 背部・腰部 / 上肢 / 下肢

3章 胸部の筋肉

⑦ 最内肋間筋

innermost intercostal muscles
（イナーモウスト インターコスタル マッスルズ）

主な働き	肋骨を引き下げる
筋を使う動作	息を吐く（呼息）
支配神経	肋間神経(T1～T11)

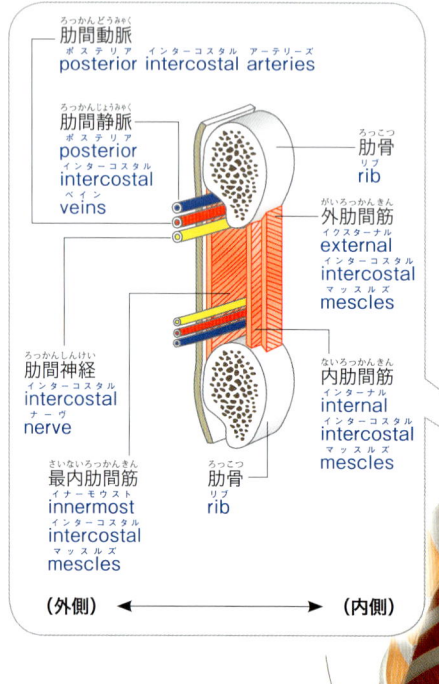

最内肋間筋 前面

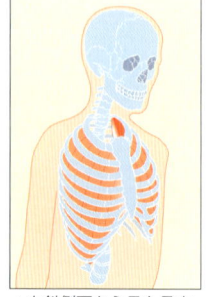

▲右斜側面から見た最内肋間筋の位置

- 肋間動脈 posterior intercostal arteries
- 肋間静脈 posterior intercostal veins
- 外肋間筋 external intercostal mescles
- 肋骨 rib
- 内肋間筋 internal intercostal mescles
- 肋間神経 intercostal nerve
- 最内肋間筋 innermost intercostal mescles
- 肋骨 rib

（外側）←　　→（内側）

停 1つ上の肋骨の下縁

起 第1～11肋骨内面上縁

●最内肋間筋の特徴

固有胸筋のひとつ。内肋間筋のさらに下（深層）にあり、走行は内肋間筋と同様である。内肋間筋と最内肋間筋との間には肋間動脈・静脈や肋間神経が走っている。

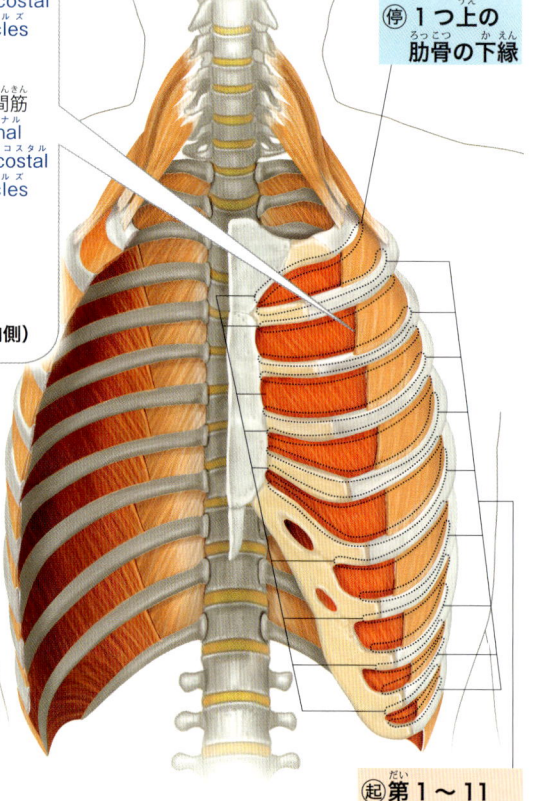

3章 ⑧ 肋下筋

胸部の筋肉 / 最内肋間筋・肋下筋

subcostal muscles
（サブコスタル マッスルズ）

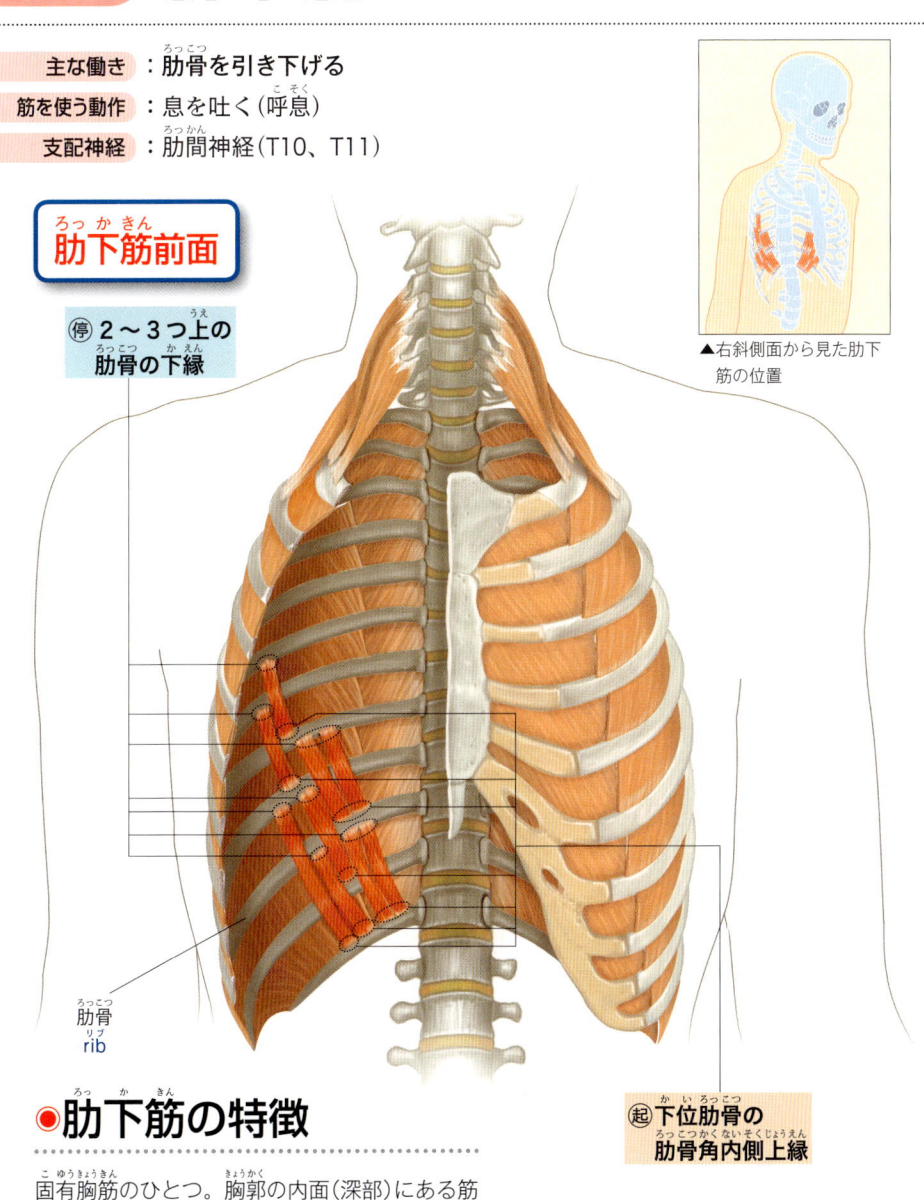

主な働き	：肋骨を引き下げる
筋を使う動作	：息を吐く（呼息）
支配神経	：肋間神経（T10、T11）

肋下筋前面

停 2～3つ上の肋骨の下縁

▲右斜側面から見た肋下筋の位置

肋骨 rib

起 下位肋骨の肋骨角内側上縁

●肋下筋の特徴

固有胸筋のひとつ。胸郭の内面（深部）にある筋で、下位肋骨の肋骨角周辺にのみ存在する。内肋間筋と似た走行をするが、1つか2つの肋骨を飛び越えて上の肋骨に停止する。

3章 ⑨ 胸横筋（きょうおうきん）

transversus thoracis

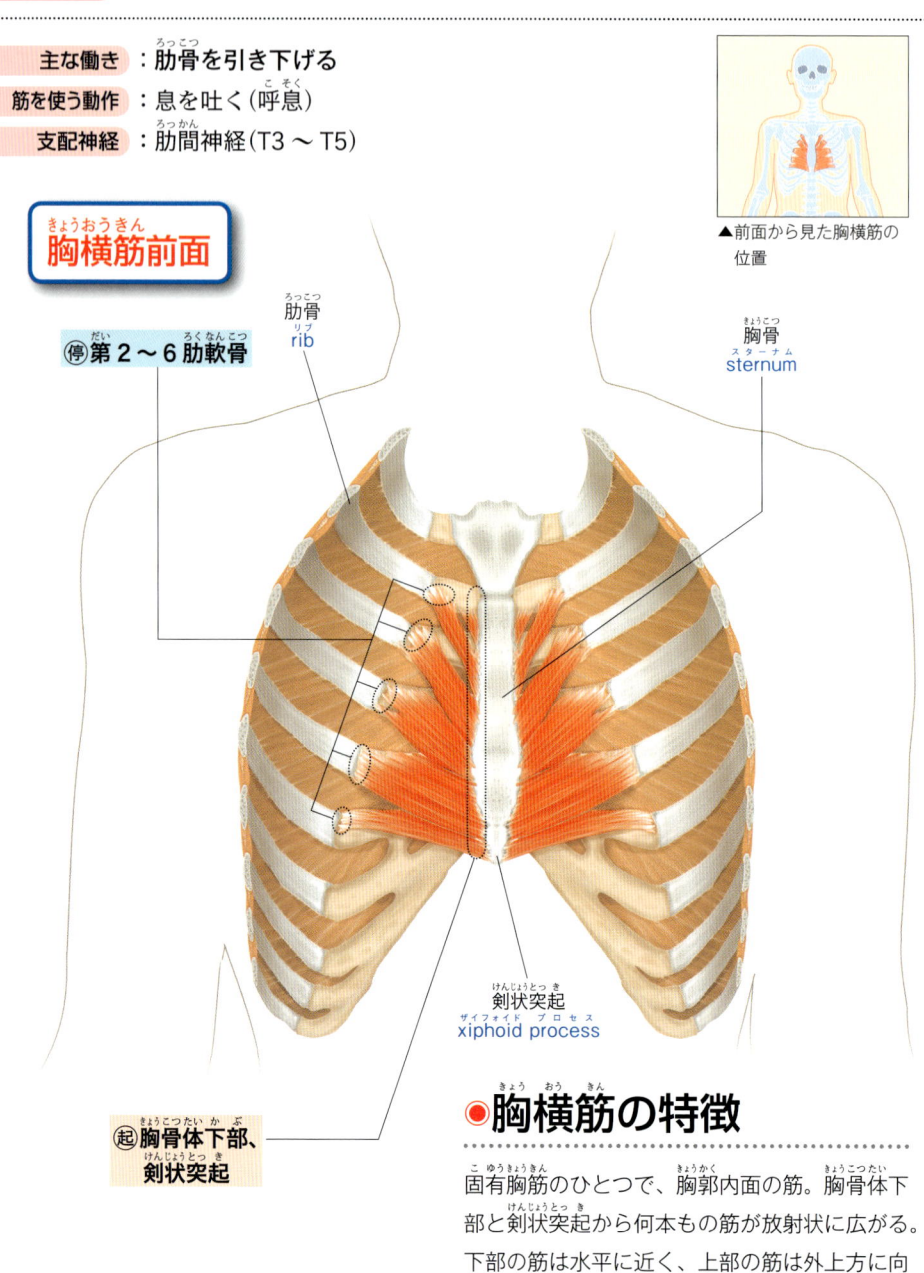

胸部の筋肉

主な働き	肋骨を引き下げる
筋を使う動作	息を吐く（呼息）
支配神経	肋間神経（T3〜T5）

▲前面から見た胸横筋の位置

胸横筋前面

停 第2〜6肋軟骨

肋骨 rib

胸骨 sternum

剣状突起 xiphoid process

起 胸骨体下部、剣状突起

●胸横筋の特徴

固有胸筋のひとつで、胸郭内面の筋。胸骨体下部と剣状突起から何本もの筋が放射状に広がる。下部の筋は水平に近く、上部の筋は外上方に向かう。

3章 ⑩

胸部の筋肉／胸横筋・肋骨挙筋

肋骨挙筋
levator costarum

主な働き	肋骨を上げるとする文献と、その機能はなく脊柱の伸展や側屈を助けるとする文献がある
筋を使う動作	吸気を助ける。または脊柱の伸展・側屈
支配神経	脊髄神経後枝、肋間神経（T1～T11）

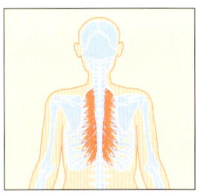

▲後面から見た肋骨挙筋の位置

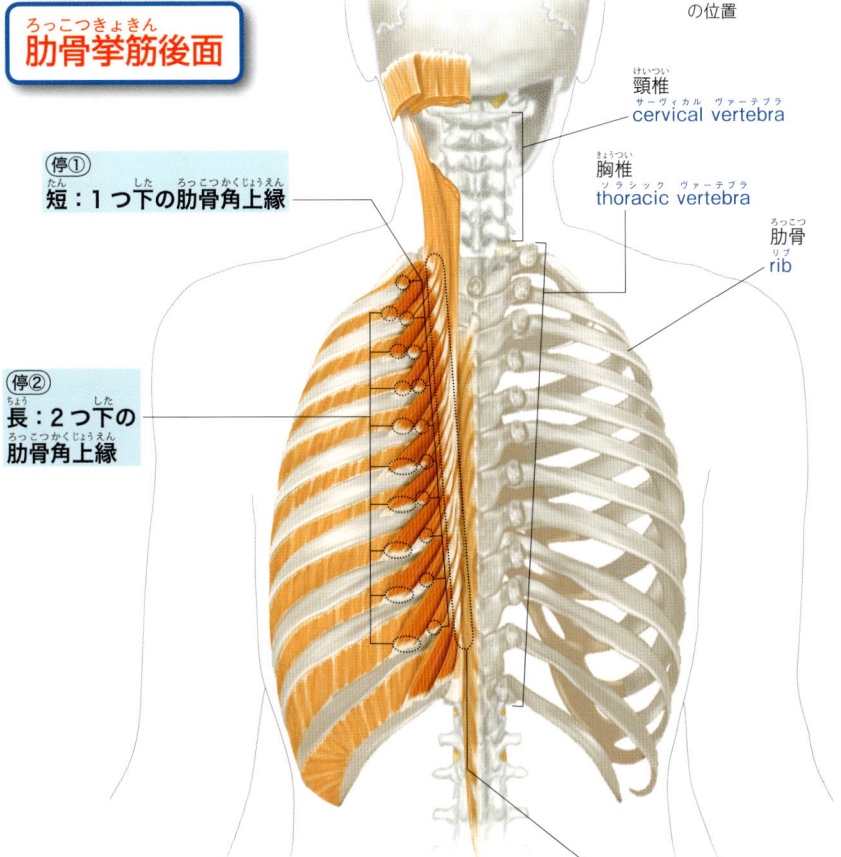

肋骨挙筋後面

頸椎 cervical vertebra
胸椎 thoracic vertebra
肋骨 rib

停① 短：1つ下の肋骨角上縁

停② 長：2つ下の肋骨角上縁

起 第7頸椎と第1～11胸椎の横突起

● 肋骨挙筋の特徴

胸郭の背側外面にある筋。椎骨の横突起からすぐ下の肋骨につく短い筋と、2つ下の肋骨につく長い筋がある。肋骨を上げるとする文献と脊柱の伸展などを行うとする文献がある。

3章 胸部の筋肉

⑪ 横隔膜

thoracic diaphragma
(ソラシック ダイアフラマ)

主な働き	: 腱中心を下に引き、胸腔容積を増加させる。腹圧を高める
筋を使う動作	: 息を吸う(吸息)。排便するときにいきむ
支配神経	: 横隔神経(C3〜C5)

横隔膜胸部水平断面(下方から見る)

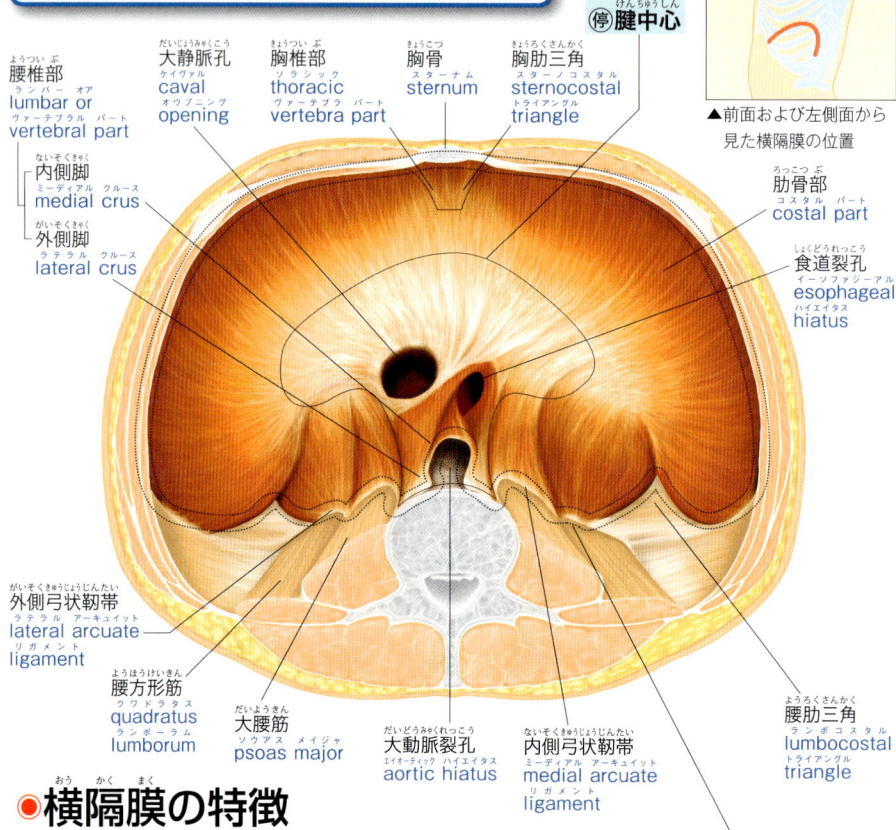

- 腰椎部 lumbar or vertebral part (ランバー オア ヴァーテブラル パート)
- 大静脈孔 caval opening (ケイヴァル オープニング)
- 胸椎部 thoracic vertebra part (ソラシック ヴァーテブラ パート)
- 胸骨 sternum (スターナム)
- 胸肋三角 sternocostal triangle (スターノコスタル トライアングル)
- ⓢ 腱中心
- 内側脚 medial crus (ミーディアル クルース)
- 外側脚 lateral crus (ラテラル クルース)
- 肋骨部 costal part (コスタル パート)
- 食道裂孔 esophageal hiatus (イーソファジーアル ハイエイタス)
- 外側弓状靱帯 lateral arcuate ligament (ラテラル アーキュイット リガメント)
- 腰方形筋 quadratus lumborum (クワドラタス ランボーラム)
- 大腰筋 psoas major (ソウアス メイジャ)
- 大動脈裂孔 aortic hiatus (エイオーティック ハイエイタス)
- 内側弓状靱帯 medial arcuate ligament (ミーディアル アーキュイット リガメント)
- 腰肋三角 lumbocostal triangle (ランボコスタル トライアングル)

▲前面および左側面から見た横隔膜の位置

● 横隔膜の特徴

胸部と腹部を隔て、吸気を行うドーム状の筋で、胸骨部、肋骨部、腰椎部にわけられる。血管や神経などが通るための裂孔、大動脈裂孔、食道裂孔、大静脈孔が開いている。

⊛ 胸郭下口全周囲。
(胸骨部:剣状突起、肋骨部:下位6本の肋軟骨、腰椎部:第1〜3腰椎とその両側)

Muscles of abdomen

4章 腹部の筋肉

4章 腹部の筋肉

腹部

肋骨や骨盤のような骨格がない腹部は、皮膚と筋によって守られている。また腹部の筋は、肋骨と骨盤を結び体幹の姿勢を維持している。

● 腹部の筋の特徴

腹部には胸郭のように内臓を守る骨格がない。だからこそ、女性が妊娠したときも子宮の増大が妨げられることはない。そのかわりに腹腔内の臓器は無防備なため、いくつかの筋が側腹部から前腹部に層をなし、腹壁を形成している。

● 腹部の筋の構成

腹部の筋は、表層には腹部前面に垂直に位置する腹直筋(①)と腹直筋の下部に位置する錐体筋(②)、側腹部を上後方から前下方に斜めに走る外腹斜筋(③)があり、その下層に外腹斜筋と直交して走る内腹斜筋(④)がある。

もっとも深い層には水平な線維を持つ腹横筋(⑤)がある。

また体の背面に近い後腹壁には、肋骨と骨盤をつなぐ腰方形筋(⑥)が位置している。

● 腹直筋鞘

腹直筋は強い腱性のサヤの中におさまっており、このサヤを腹直筋鞘という。腹直筋鞘は、外側腹筋、内側腹筋、腹横筋の腱膜によって形成されている。

腹直筋鞘には前葉と後葉がある。前葉は外腹斜筋と内腹斜筋の腱膜で、後葉は2枚にわかれた内腹斜筋の腱膜と腹横筋の腱膜でできている。左右の腹直筋鞘を形成した腱膜は正中で互いに混じり合い、腹直筋の中央を縦走する白線になる。

腹直筋の腱画は、腹直筋鞘の前葉には固くつくが、後葉にはついていない。

● 臍と臍ヘルニア

臍は、胎児期に胎盤と胎児とをつなぐ臍帯(臍動脈と臍静脈)のなごりである。白線を血管が貫いていた部分にある臍輪という孔が線維性の結合組織で閉じ、さらに瘢痕化した血管等の組織と癒合したのが臍である。皮膚が薄く、瘢痕化した組織によって中に引っ張られるため、臍は凹んでいる。

臍輪は生後しだいに小さく閉じていくが、まだある程度の大きさが残るときや、何かの原因で開いてしまったとき、そこに腹圧がかかると、臍輪から小腸などがはみ出すことがある。これが臍ヘルニアである。乳幼児に多く、俗に"でべそ"と呼ばれる。また出産経験がある中高年女性にも起こることがある。

腹部の筋肉 / 腹部

前面

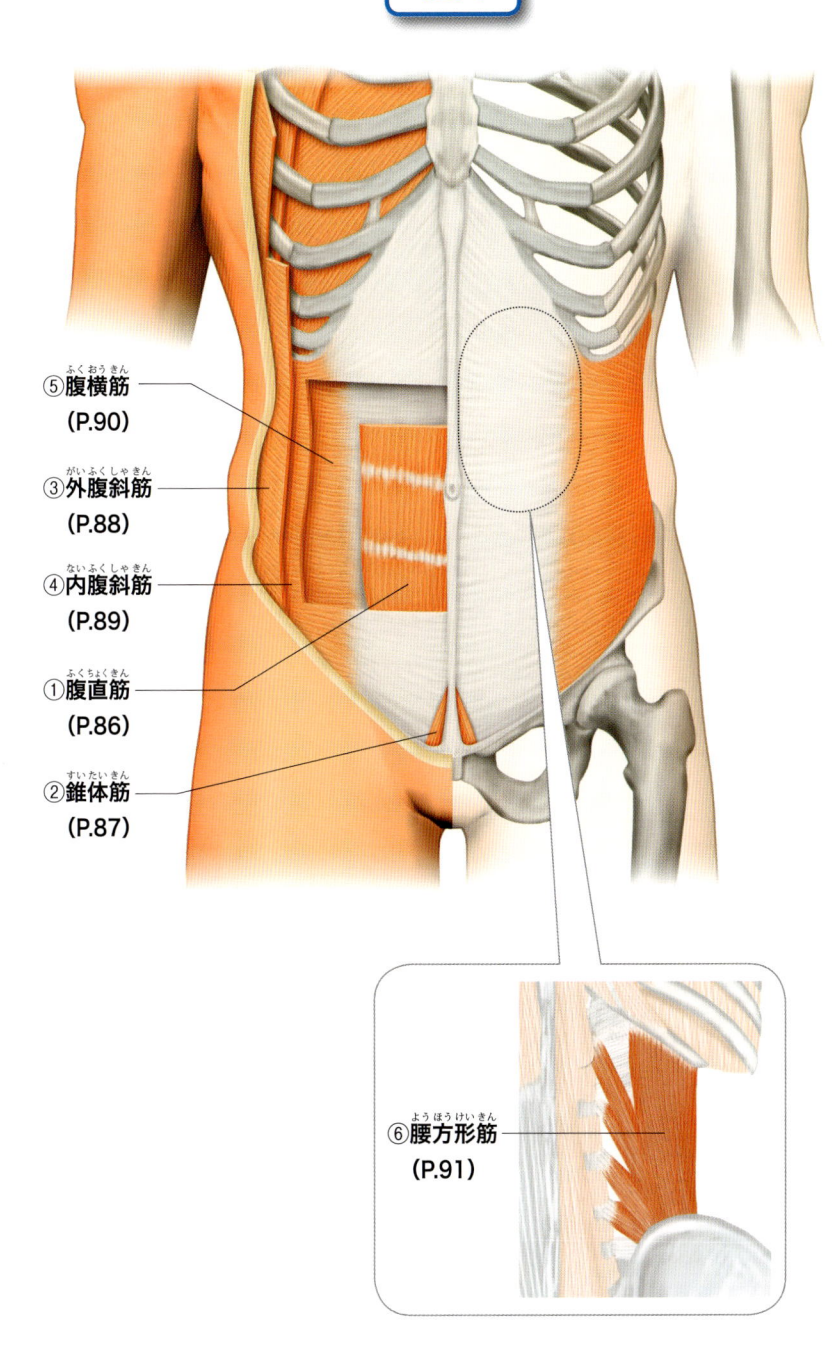

⑤ 腹横筋（ふくおうきん）
（P.90）

③ 外腹斜筋（がいふくしゃきん）
（P.88）

④ 内腹斜筋（ないふくしゃきん）
（P.89）

① 腹直筋（ふくちょくきん）
（P.86）

② 錐体筋（すいたいきん）
（P.87）

⑥ 腰方形筋（ようほうけいきん）
（P.91）

頭部
頸部
胸部
腹部
背部・腰部
上肢
下肢

85

4章 腹部の筋肉

① 腹直筋
rectus abdominis

主な働き	胸部の前部を引き下げまたは骨盤の前部を引き上げる。脊柱を前方に曲げる（体幹の前屈）
筋を使う動作	仰臥位から手を使わずに起きる。排便のときにいきむ。大声を出す
支配神経	肋間神経(T7～T11)、肋下神経(T12)

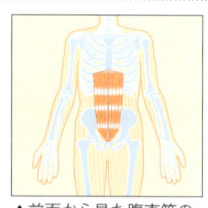

▲前面から見た腹直筋の位置

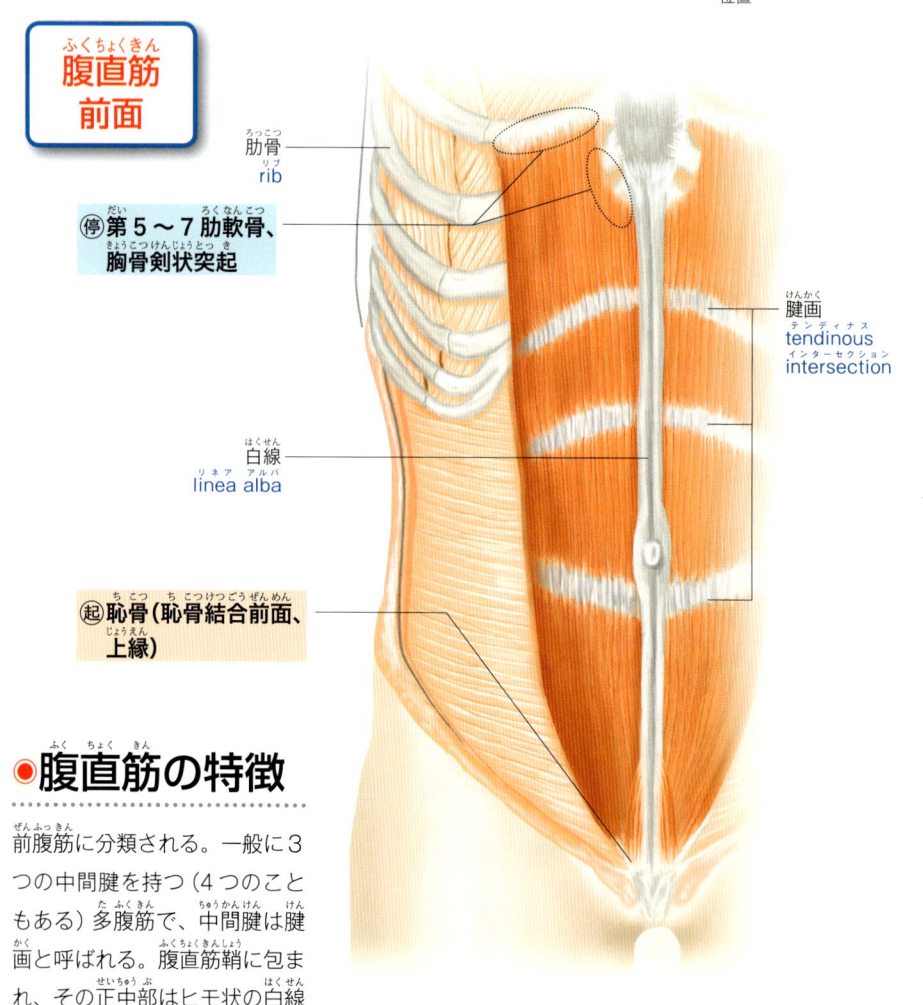

腹直筋 前面

- 肋骨 rib
- 停：第5～7肋軟骨、胸骨剣状突起
- 腱画 tendinous intersection
- 白線 linea alba
- 起：恥骨(恥骨結合前面、上縁)

●腹直筋の特徴

前腹筋に分類される。一般に3つの中間腱を持つ（4つのこともある）多腹筋で、中間腱は腱画と呼ばれる。腹直筋鞘に包まれ、その正中部はヒモ状の白線になっている。

4章 ② 錐体筋

腹部の筋肉 / 腹直筋・錐体筋

pyramidalis（ピラミダリス）

主な働き	：腹直筋のはたらきを補助する
筋を使う動作	：白線を緊張させる
支配神経	：肋下神経（T12）、腸骨下腹神経（L1）

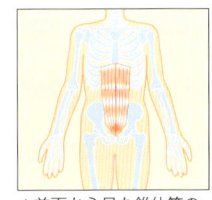

▲前面から見た錐体筋の位置

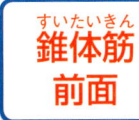

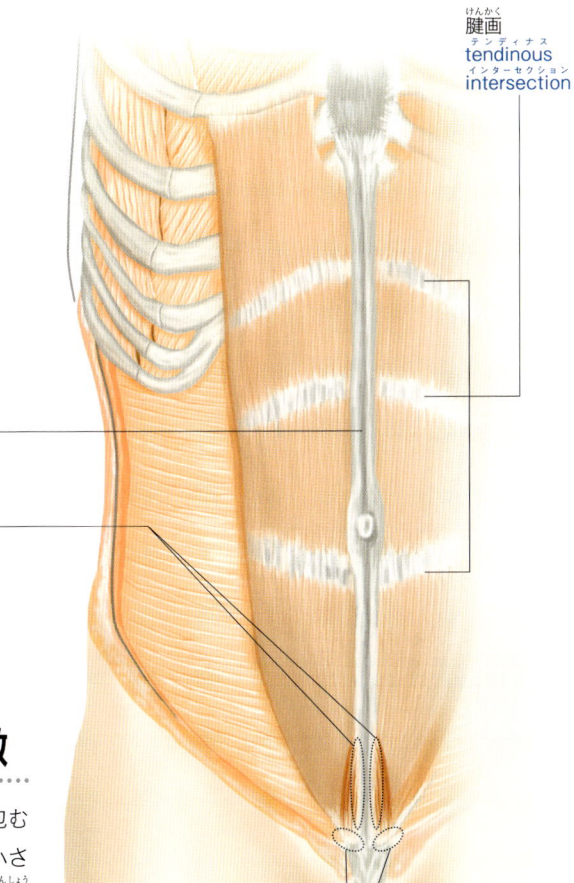

錐体筋 前面

腱画 tendinous intersection（テンディナス インターセクション）

白線 linea alba（リネア アルバ）

停 白線

起 恥骨

●錐体筋の特徴

腹直筋の下方で、腹直筋を包む腹直筋鞘前葉の後ろにある小さな三角形の筋である。腹直筋鞘正中の白線を緊張させるはたらきがある。数%〜20%の人はこの筋が欠如している。

4章 ③ 外腹斜筋 (がいふくしゃきん)

external oblique

主な働き	腹圧を高め、腹式呼吸のとき呼息を行う。両側が作用：肋骨を引き下げ、脊柱を前方に曲げる（体幹の前屈）。骨盤の前部を引き上げる。片側が作用：脊柱を側屈、回旋
筋を使う動作	腹部内臓を保護する。臥位から上体を起こす（まっすぐまたは斜めに）。立位で姿勢を維持する。排便のときにいきむ
支配神経	肋間神経(T5〜T11)、肋下神経(T12)、腸骨下腹神経(L1)

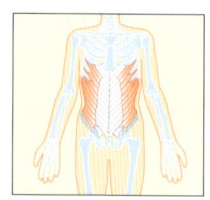

▲前面から見た外腹斜筋の位置

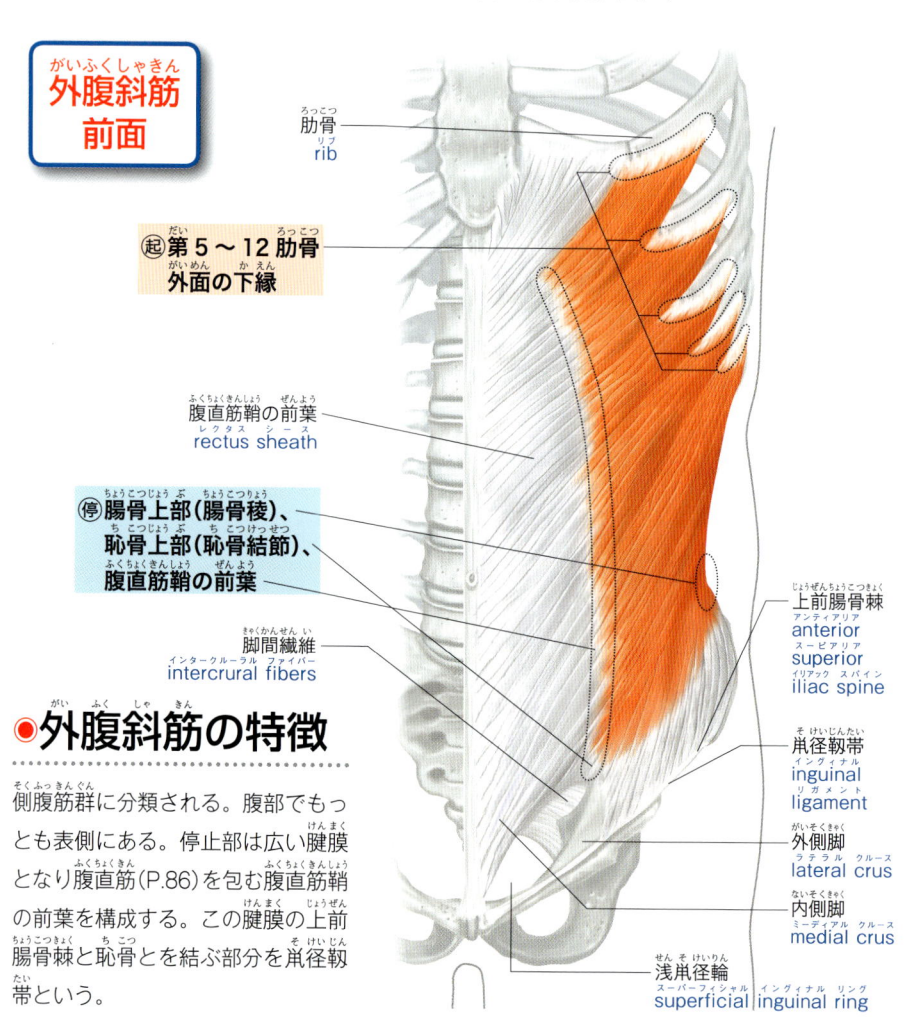

外腹斜筋 前面

- 肋骨 rib
- 起 第5〜12肋骨外面の下縁
- 腹直筋鞘の前葉 rectus sheath
- 停 腸骨上部(腸骨稜)、恥骨上部(恥骨結節)、腹直筋鞘の前葉
- 脚間繊維 intercrural fibers
- 上前腸骨棘 anterior superior iliac spine
- 鼠径靭帯 inguinal ligament
- 外側脚 lateral crus
- 内側脚 medial crus
- 浅鼠径輪 superficial inguinal ring

●外腹斜筋の特徴

側腹筋群に分類される。腹部でもっとも表側にある。停止部は広い腱膜となり腹直筋(P.86)を包む腹直筋鞘の前葉を構成する。この腱膜の上前腸骨棘と恥骨とを結ぶ部分を鼠径靭帯という。

4章 ④ 内腹斜筋

腹部の筋肉 / 外腹斜筋・内腹斜筋

internal oblique

主な働き	腹圧を高め、腹式呼吸のとき呼息を行う。両側が作用：脊柱(体幹)を前屈。片側が作用：脊柱を側屈、回旋
筋を使う動作	腹部内臓を保護する。臥位から上体を起こす(まっすぐまたは斜めに)。立位で姿勢を維持する。排便のときにいきむ
支配神経	肋間神経(T10～T11)、肋下神経(T12)、腸骨鼠径神経(L1)、腸骨下腹神経(L1)

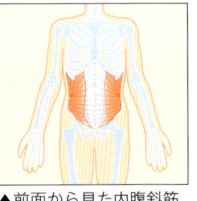

▲前面から見た内腹斜筋の位置

内腹斜筋 前面

(停) 第10～12肋骨下縁、腹直筋鞘の前葉と後葉、恥骨上部(恥骨稜)

腹直筋鞘の前葉(弓状線より下部は前葉のみ)

(起) 胸腰筋膜(脊柱起立筋の筋膜)、腸骨上部(腸骨稜)、鼠径靭帯 外側部

弓状線 arcuate line

肋骨 rib

腸骨 ilium

●内腹斜筋の特徴

側腹筋群に分類される。外腹斜筋(P.88)の下(深層)にある。背部の筋膜や腸骨から起こり、上部から中央部は前上方から徐々に水平に、下部は前下方へと扇状に広がる。

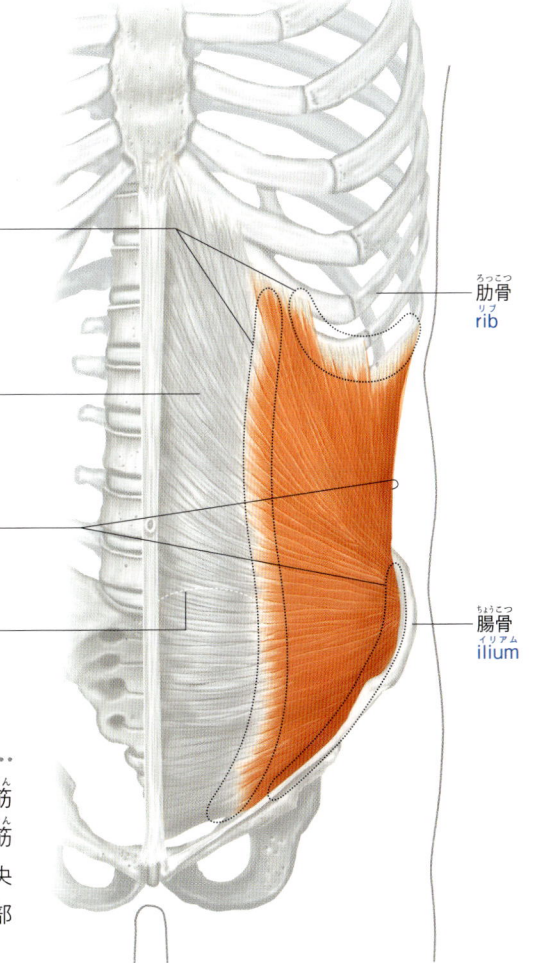

4章 腹部の筋肉

⑤ 腹横筋（ふくおうきん）

transverse abdominal（トランスヴァース アブドミナル）

主な働き	腹圧（ふくあつ）を高め、横隔膜（おうかくまく）を押し上げて呼息（こそく）を行う
筋を使う動作	腹部内臓を保護する。立位で姿勢を維持する。排便のときにいきむ
支配神経	肋間神経（ろっかん）（T5〜T11）と肋下神経（ろっか）（T12）、腸骨鼡径神経（ちょうこつそけい）(L1)、腸骨下腹神経(L1)

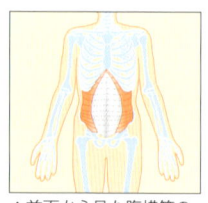

▲前面から見た腹横筋の位置

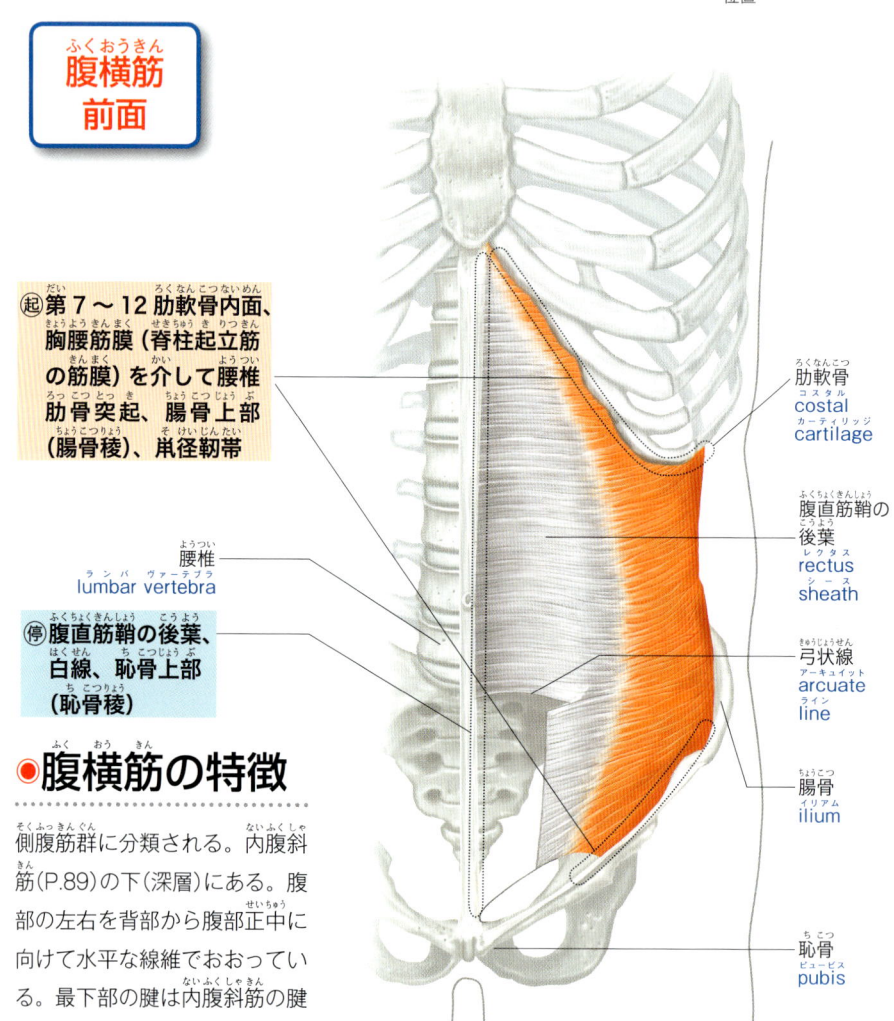

腹横筋（ふくおうきん）前面

起：第7〜12肋軟骨内面（ろくなんこつないめん）、胸腰筋膜（きょうようきんまく）（脊柱起立筋（せきちゅうきりつきん）の筋膜（きんまく））を介して腰椎（ようつい）、肋骨突起（ろっこつとっき）、腸骨上部（ちょうこつじょうぶ）（腸骨稜（ちょうこつりょう））、鼡径靭帯（そけいじんたい）

停：腹直筋鞘の後葉（ふくちょくきんしょう こうよう）、白線（はくせん）、恥骨上部（ちこつじょうぶ）（恥骨稜（ちこつりょう））

腰椎（ようつい） **lumbar vertebra**（ランバ ヴァーテブラ）

肋軟骨（ろくなんこつ） **costal cartilage**（コスタル カーティリッジ）

腹直筋鞘の後葉（ふくちょくきんしょう こうよう） **rectus sheath**（レクタス シース）

弓状線（きゅうじょうせん） **arcuate line**（アーキュイット ライン）

腸骨（ちょうこつ） **ilium**（イリアム）

恥骨（ちこつ） **pubis**（ピュービス）

●腹横筋の特徴（ふくおうきん）

側腹筋群（そくふっきんぐん）に分類される。内腹斜筋（ないふくしゃきん）（P.89）の下（深層（しんそう））にある。腹部の左右を背部から腹部正中（せいちゅう）に向けて水平な線維でおおっている。最下部の腱は内腹斜筋（ないふくしゃきん）の腱と合流している。

腰方形筋
quadratus lumborum

腹部の筋肉 / 腹横筋・腰方形筋

- **主な働き**：第12肋骨を下方に引く。腰椎を同側に曲げる。
  片側が作用：体幹の側屈
- **筋を使う動作**：息を吸うとき、第12肋骨を固定する。姿勢を維持する。側屈運動をする
- **支配神経**：肋下神経(T12)、腰神経叢(L1〜L3)

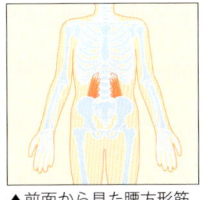

▲前面から見た腰方形筋の位置

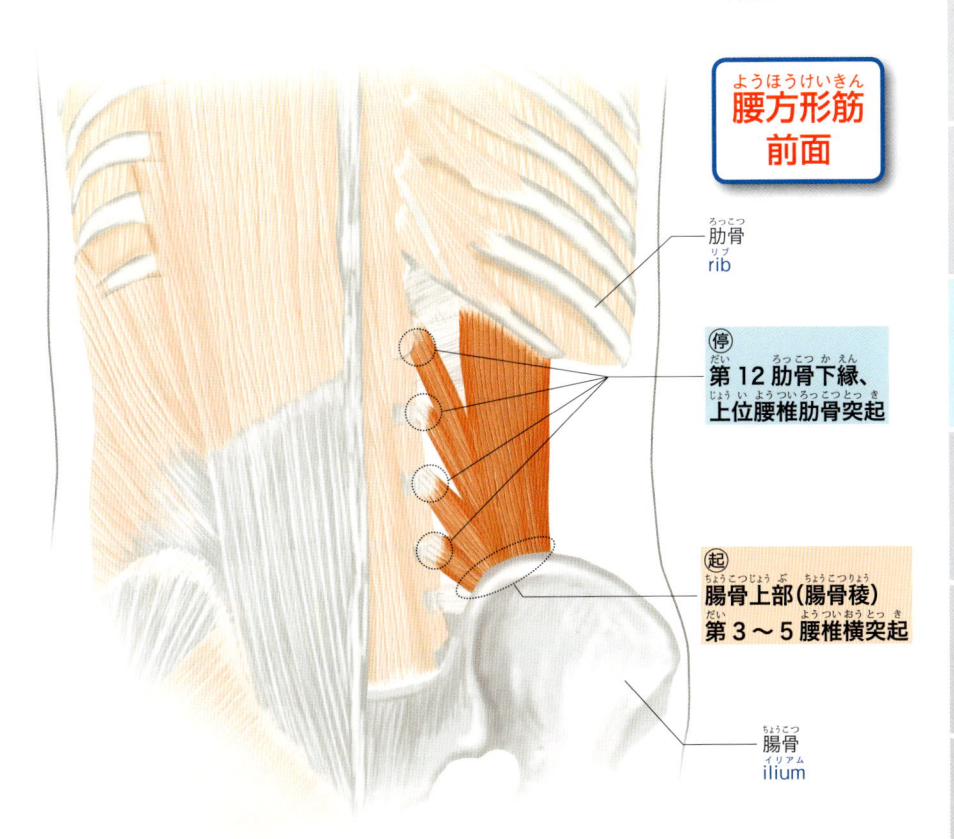

腰方形筋 前面

- 肋骨 rib
- 停：第12肋骨下縁、上位腰椎肋骨突起
- 起：腸骨上部(腸骨稜) 第3〜5腰椎横突起
- 腸骨 ilium

●腰方形筋の特徴

腹部内部、後腹壁にある筋で、大腰筋(P.163)の背側に位置している。扁平で長方形をしている。背側で肋骨と骨盤とをつなぎ、体幹の運動や呼吸に関わっている。

腹筋群のさまざまな役割

　腹直筋、外・内腹斜筋、腹横筋は、体幹の前屈や側屈、回旋に関わるが、これらの運動以外にも重要な役割がある。それは、腹腔内臓器の保護、姿勢の維持、腹圧を高めること、呼吸の補助である。

　腹部には、胸部の肋骨のように中の臓器を守るための骨格がない。腹腔内の臓器は、腹部の側壁から前壁をコルセットのようにおおう腹筋群によって保護されている。腹部に強い外力が加わったときは、腹筋群が収縮して腹壁を強固にし、中の臓器を守る。一方、高齢者や多産婦などで腹筋群が弱くなると、腹腔内臓器の位置が保持できずに下垂し、下腹部が突出してしまうことがある。

　腹筋群が適度に緊張を保ち、腹圧を維持することによって、体幹の正しい姿勢が保たれる。特に腹直筋が弱いと、胸骨下端と恥骨結合部の距離が伸びて、骨盤が前下方に傾いて腰が反った姿勢をとるようになる。このいわゆる"反り腰"の姿勢は腰痛の原因になることがある。このような腰痛の場合は、腰部の筋でなく、腹筋群を鍛えると症状の軽減に役立つと考えられる。

　排便や分娩の際、いきんで腹圧を高めるときは、腹筋群を強く収縮させる。同時に、息を吸って横隔膜を下げ、息を止めることも必要である。

　呼吸運動を行う主な筋は横隔膜と肋間筋だが、腹筋群も関与している。通常の静かな呼吸のとき腹筋群は、吸気時に弛緩することで横隔膜の下降（収縮）を助け、呼気時には軽く収縮して横隔膜の上昇を助ける。息を強く、できるだけ多く吐き出すときは、腹筋群を強く収縮させる。腹圧を高め、腹部を凹ませることで横隔膜を押し上げるとともに、肋骨を引き下げて胸腔容量を小さくする。

〈正しい姿勢と反り腰の違い〉

正しい姿勢
腹筋群が腹圧を維持している

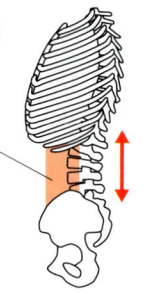

反り腰
腹筋群が弱くなると骨盤が前下方に傾く

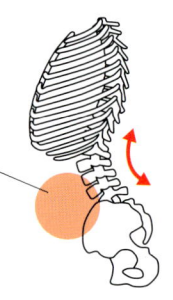

Muscles of back and lumbar

5章 背部・腰部の筋肉

5章 背部・腰部の筋肉

背部・腰部（浅層・中層・深層）

背部・腰部の筋は、浅い層、中間の層、深い層に大別できる。浅い層には上肢の動きに関わる筋が、中層には胸郭の動きに関わる筋がある。深い層にある椎骨の両側には、さまざまな長さの細い筋群がある。起始、停止ともに脊椎や肋骨の背部にあり、固有背筋と総称される。

●背部・腰部の筋肉の特徴と構成

●浅層

背部の浅層にある僧帽筋（①）、広背筋（②）、肩甲挙筋（⑤）、大菱形筋（④）、小菱形筋（③）は、いずれも背部から起始し、肩甲骨、鎖骨、上腕骨につき、上肢の運動に関わっている。

そのため、胸部の大胸筋などとともに、上肢の筋に分類されることがある。

もっとも表層にある僧帽筋や広背筋は、人体の中でも特に広い面積を持つ筋である。

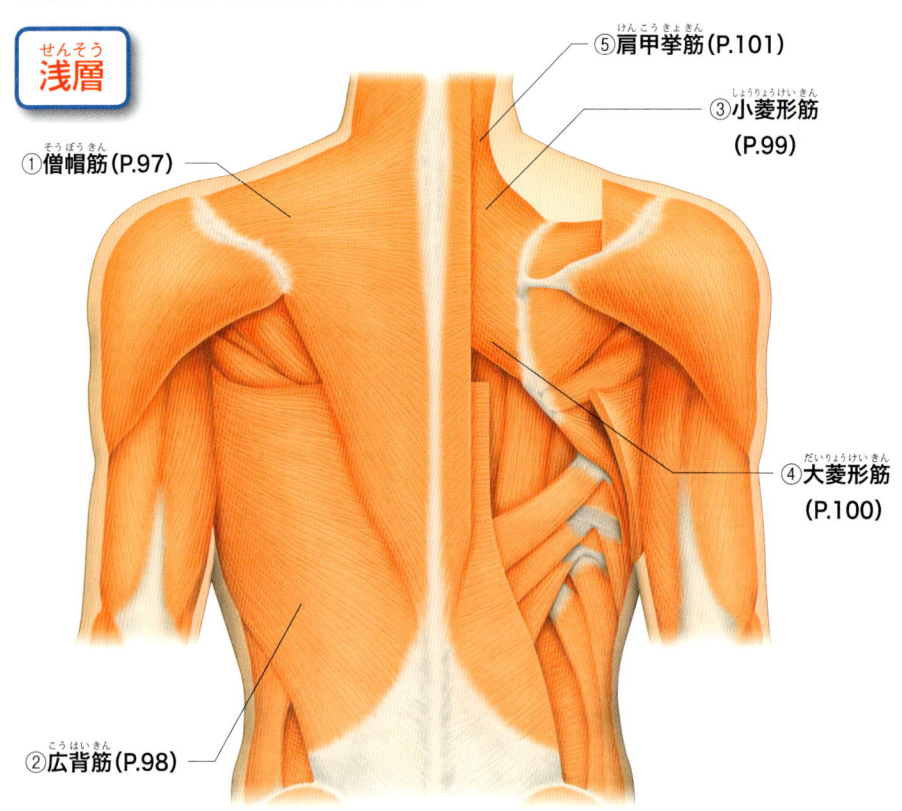

浅層

- ⑤ 肩甲挙筋（P.101）
- ③ 小菱形筋（P.99）
- ① 僧帽筋（P.97）
- ④ 大菱形筋（P.100）
- ② 広背筋（P.98）

背部・腰部の筋肉 / 背部・腰部（浅層・中層・深層）

●中層

　胸郭の上部と下部に、椎骨の棘突起から肋骨につく扁平な筋、上後鋸筋（⑥）と下後鋸筋（⑦）がある。上後鋸筋は肋骨を挙上、下後鋸筋は肋骨を下制するはたらきがあり、機能的には肋骨挙筋、胸横筋、肋下筋などに近い。このことから、背部に位置しているが、胸郭の筋に分類されることがある。

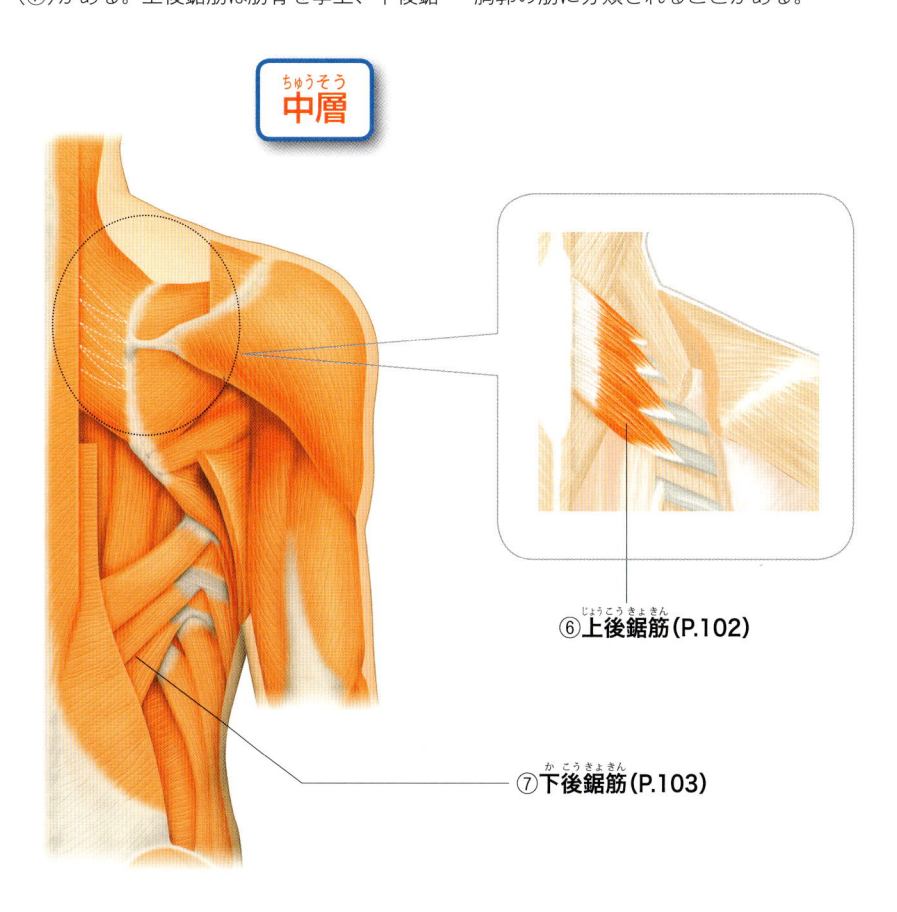

中層

⑥上後鋸筋(P.102)

⑦下後鋸筋(P.103)

●深層（固有背筋）

　脊椎の背側に縦に並ぶ棘突起の両側の"くぼみ"には、さまざまな長さの細い筋がおさまっている。これらは起始、停止ともに背部にあり、固有背筋と呼ばれる。本来の背筋とはこの固有背筋のことである。固有背筋は、頭部と脊柱の運動に関わり、姿勢を維持する。脊椎の背側にあるため椎後筋とも呼ばれる。これに対して、腹部の腹直筋などの筋と椎骨の前面にある腸腰筋などの筋は椎前筋と総称されることがある。つまり脊柱は、これら椎後筋と椎前筋によってバランスが保たれているのである。

●長背筋群と短背筋群

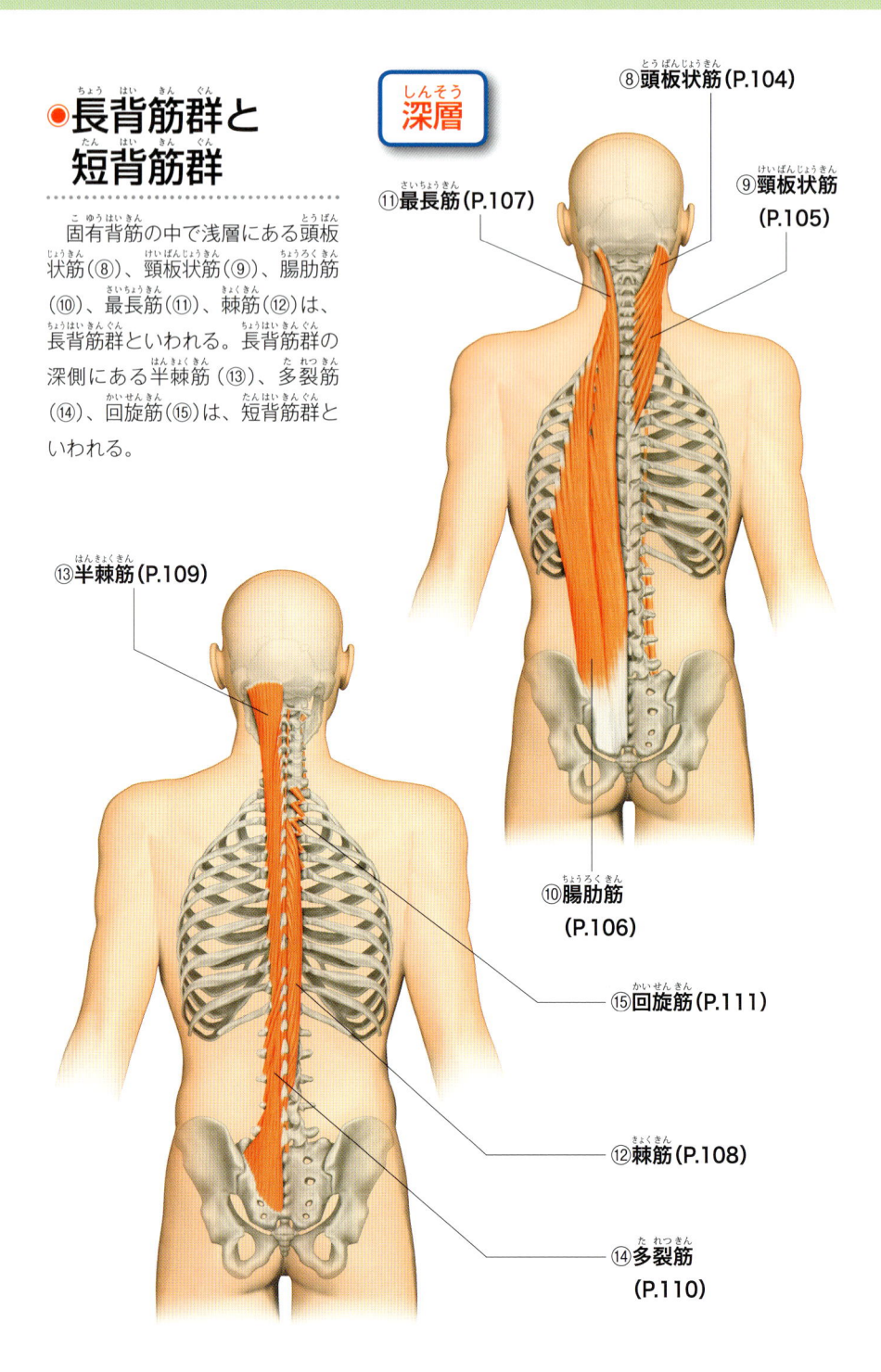

固有背筋の中で浅層にある頭板状筋（⑧）、頸板状筋（⑨）、腸肋筋（⑩）、最長筋（⑪）、棘筋（⑫）は、長背筋群といわれる。長背筋群の深側にある半棘筋（⑬）、多裂筋（⑭）、回旋筋（⑮）は、短背筋群といわれる。

深層

⑧頭板状筋(P.104)
⑨頸板状筋(P.105)
⑪最長筋(P.107)
⑩腸肋筋(P.106)
⑫棘筋(P.108)

⑬半棘筋(P.109)
⑮回旋筋(P.111)
⑭多裂筋(P.110)

5章 ① 背部・腰部の筋肉 / 僧帽筋

僧帽筋

trapezius

主な働き：上部：肩甲骨と肩峰端を上内方に上げる（挙上）
中部：肩甲骨を内側に引く
下部：肩甲骨（肩甲棘）を内下方に引き下げると同時に、肩甲骨下角を外側に回旋する

筋を使う動作：上部：肩をすくめる。手で重いものを提げる（肩甲骨の保持）。中部：肩を後ろに引き胸を張る。
下部：挙手をする

支配神経：運動は副神経、知覚は頸神経叢（C2～C4）

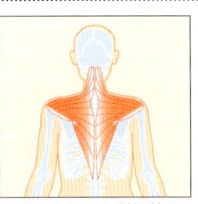

▲背面から見た僧帽筋の位置

僧帽筋 背面図

起 後頭骨（上項線、外後頭隆起、項靱帯）第7頸椎棘突起から第12胸椎棘突起までの正中

停 鎖骨外側1/3、肩甲骨外側（肩峰、肩甲棘）

● 僧帽筋の特徴

浅背筋群に分類される。背部の筋だが、機能としては上肢の運動に関わる。両側の筋を合わせた形がカトリックの僧が着る頭巾に似ていることからこの名前がある。

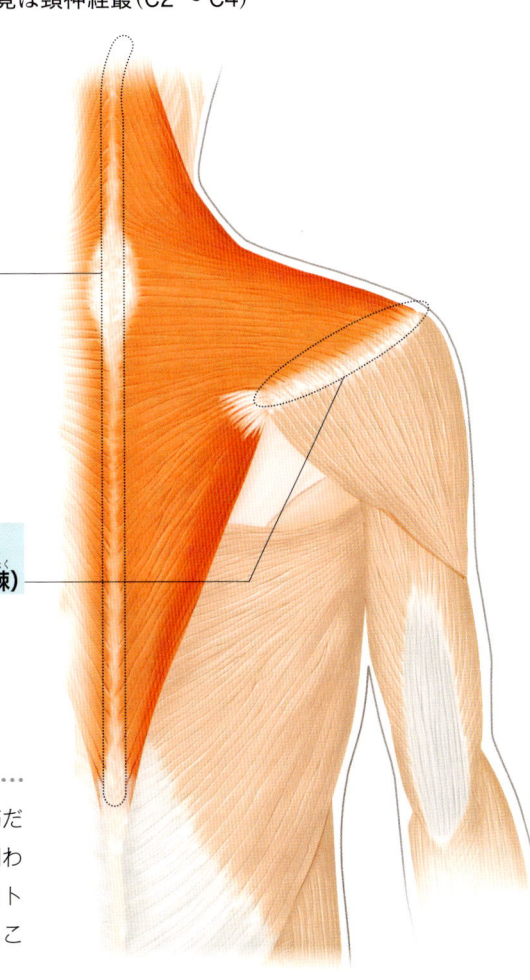

97

5章 ② 広背筋

背部・腰部の筋肉

latissimus dorsi
ラティッスィマス ドーサイ

主な働き	上腕の内転さらに後内方に引く、内旋。肩甲骨を下向きに回転する。上肢固定時は体幹を持ち上げる
筋を使う動作	水泳のクロールで水をかく動作の最後の部分。お尻をかく。壁をよじ登る
支配神経	胸背神経(C6〜C8)

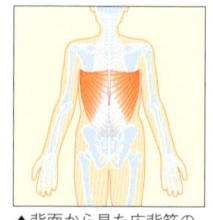

▲背面から見た広背筋の位置

【広背筋背面図】

(停)上腕骨内側(小結節稜)

(起)肩甲骨下角、第6〜8胸椎・腰椎の棘突起・腰背腱膜腸骨稜、第(9)10〜12肋骨(胸腰筋膜)

腰背筋膜
lumbodorsal fascia
ランボドーサル ファシャ

腰三角
lumber trigone
ランバー トリゴーン

●広背筋の特徴

浅背筋群に分類される。背部から腰部にかけての正中あたりから起こり、線維は集まって上腕骨の内側につく。発達した人だと、体の前面からも両脇にこの筋の一部が見える。

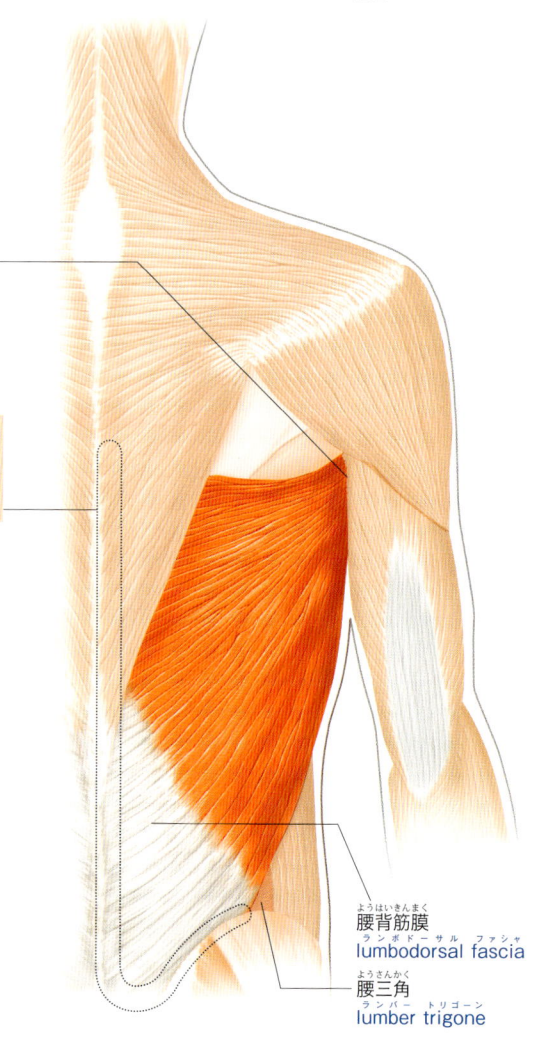

小菱形筋

5章 ③

背部・腰部の筋肉／広背筋・小菱形筋

rhomboid minor (ロンボイド マイナ)

主な働き	肩甲骨を内上方に引く。このとき肩甲骨下角は内側に回る。胸壁に肩甲骨を固定する
筋を使う動作	肩をすくめる。"気をつけ"の姿勢で胸を張る
支配神経	肩甲背神経（C4～C6）

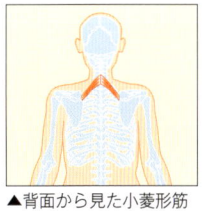

▲背面から見た小菱形筋の位置

小菱形筋 背面図

頸椎 cervical vertebra
胸椎 thoracic vertebra

起 項靱帯下部、第6・第7頸椎の棘突起、第1胸椎の棘突起

停 肩甲骨内側縁

肩甲骨 scapula

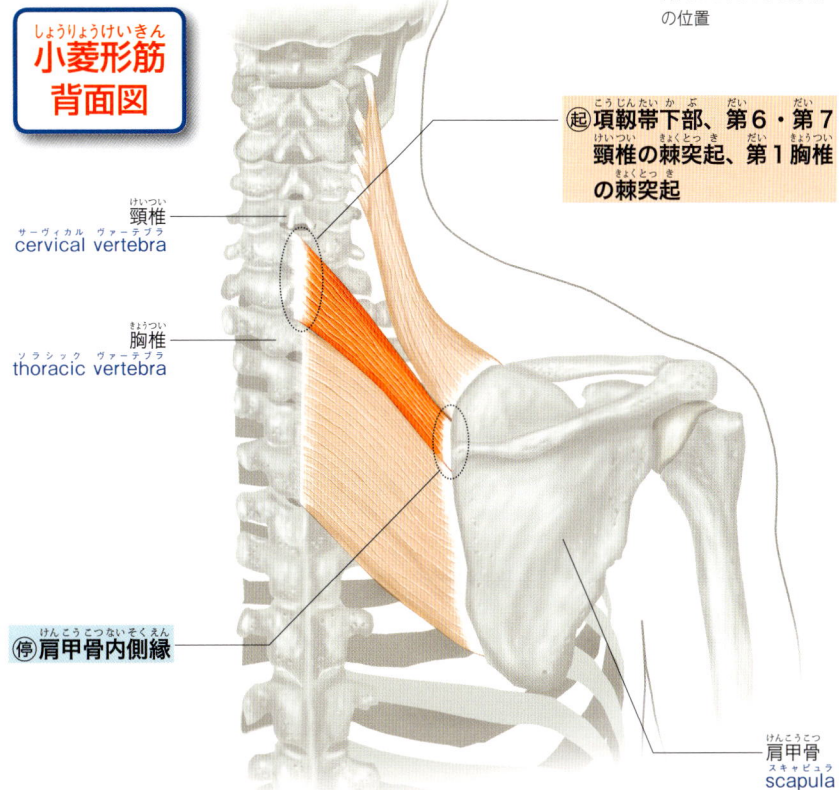

● 小菱形筋の特徴

僧帽筋（P.97）の下（深層）にあり、浅背筋群に分類される。下方に位置し、同じような走行と機能を持つ大菱形筋（P.100）と線維が混じることがあり、両者は合わせて菱形筋と呼ばれる。

5章 背部・腰部の筋肉

④ 大菱形筋
rhomboid major

主な働き	肩甲骨を内上方に引く。このとき肩甲骨下角は内側に回る。胸壁に肩甲骨を固定する
筋を使う動作	肩をすくめる。"気をつけ"の姿勢で胸を張る
支配神経	肩甲背神経（C4～C6）

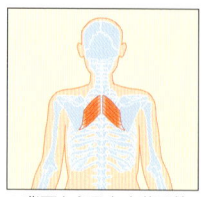

▲背面から見た大菱形筋の位置

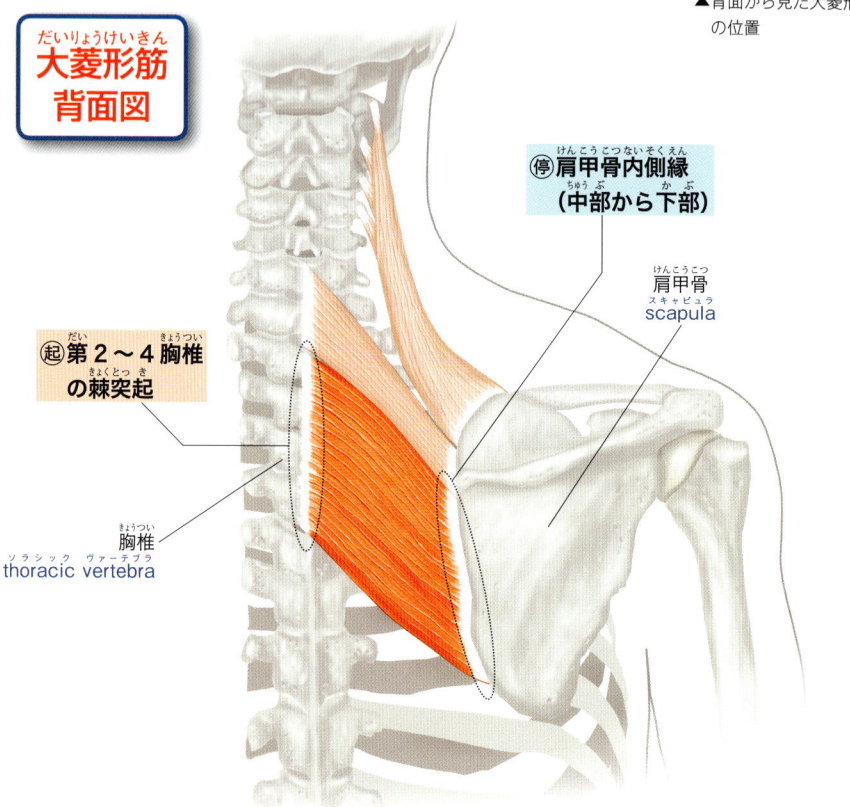

大菱形筋背面図

- （停）肩甲骨内側縁（中部から下部）
- （起）第2～4胸椎の棘突起
- 肩甲骨 scapula
- 胸椎 thoracic vertebra

● 大菱形筋の特徴

僧帽筋（P.97）の下（深層）にあり、小菱形筋（P.99）の下方に位置している。浅背筋群に分類される。小菱形筋とは線維が混じることがあり、両者を合わせて菱形筋と呼ぶことがある。

肩甲挙筋 (けんこうきょきん)

levator scapulae (レヴェイタ スキャピュリー)

背部・腰部の筋肉 / 大菱形筋・肩甲挙筋

主な働き	肩甲骨上角を上内方に引く。このとき肩甲骨下角は内側に回る。その結果、肩甲骨と上腕骨との関節部が下を向く
筋を使う動作	肩をすくめる
支配神経	頸神経(C2～C4)、肩甲背神経(C4、C5)

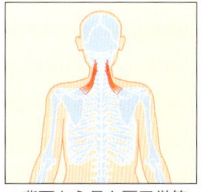

▲背面から見た肩甲挙筋の位置

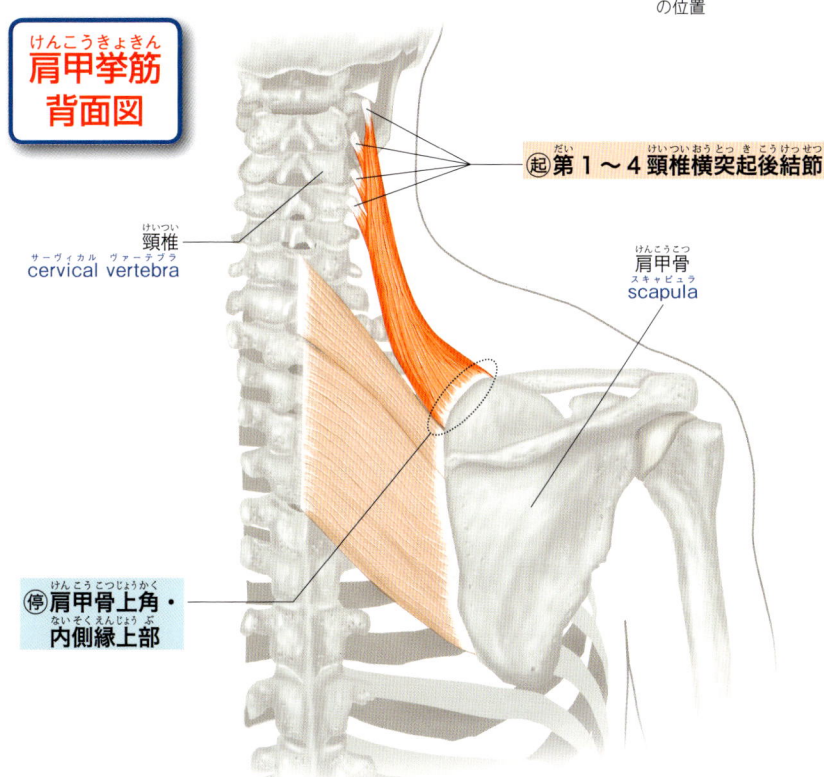

肩甲挙筋 背面図

起：第1～4頸椎横突起後結節

頸椎 cervical vertebra

肩甲骨 scapula

停：肩甲骨上角・内側縁上部

●肩甲挙筋の特徴

浅背筋群に分類される。僧帽筋(P.97)の下(深層)、小菱形筋(P.99)の上方にある。大小の菱形筋とともに肩甲骨を挙上する。線維が走る方向は菱形筋よりも急角度である。

5章 背部・腰部の筋肉

⑥ 上後鋸筋（じょうこうきょきん）
serratus posterior superior（セレイタス ポスティアリア スーピアリア）

主な働き	肋骨（ろっこつ）を引き上げる（吸息（きゅうそく）の補助）（作用は弱い）
筋を使う動作	吸気を助ける
支配神経	肋間神経（ろっかん）（T1～T4）

▲背面から見た上後鋸筋の位置

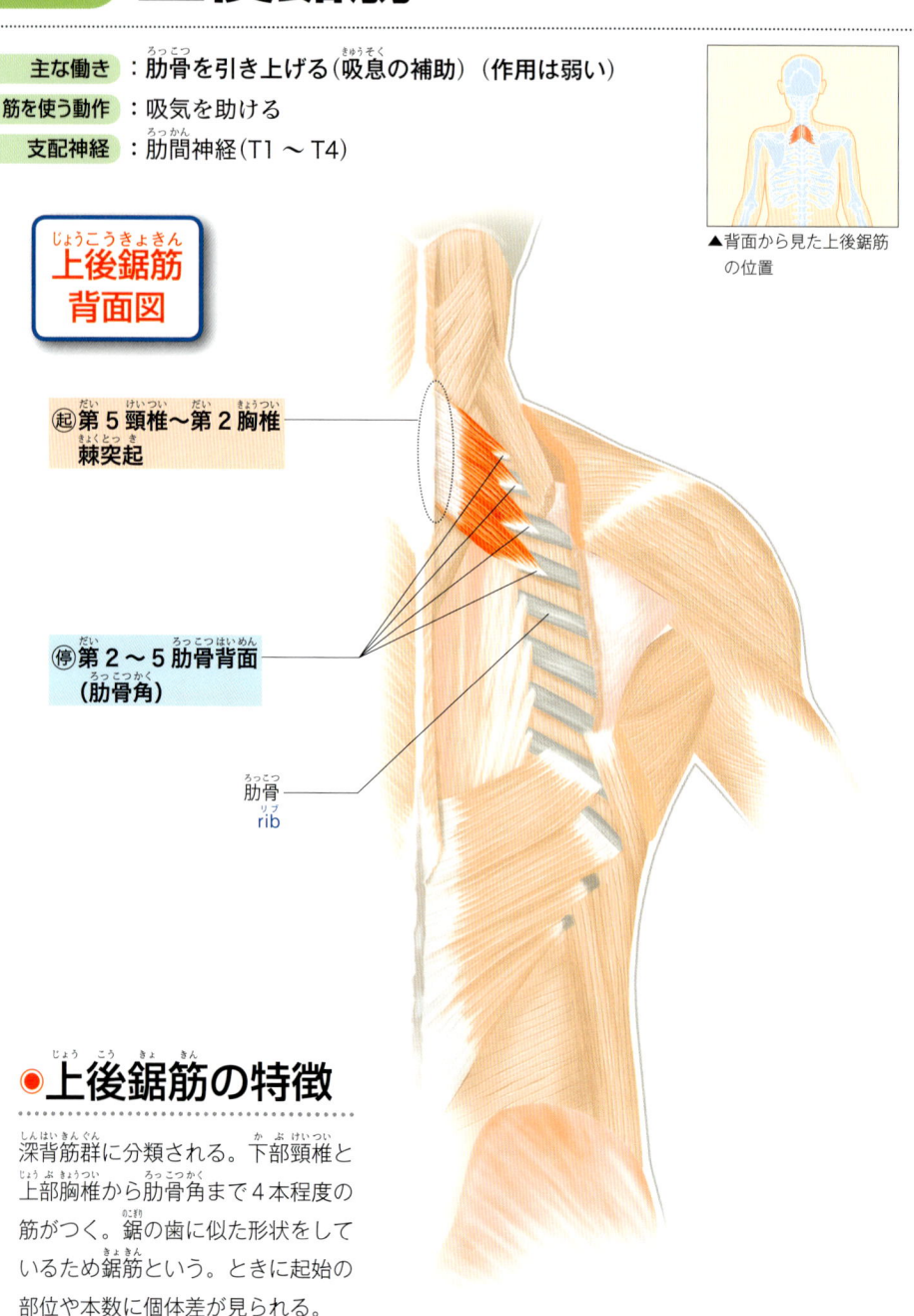

上後鋸筋 背面図

起 第5頚椎（だいけいつい）～第2胸椎（だいきょうつい）棘突起（きょくとっき）

停 第2～5肋骨背面（だいろっこつはいめん）（肋骨角（ろっこつかく））

肋骨（ろっこつ） rib（リブ）

●上後鋸筋の特徴

深背筋群（しんはいきんぐん）に分類される。下部頚椎（かぶけいつい）と上部胸椎から肋骨角（ろっこつかく）まで4本程度の筋がつく。鋸（のこ）の歯に似た形状をしているため鋸筋（きょきん）という。ときに起始の部位や本数に個体差が見られる。

5章 ⑦ 下後鋸筋

背部・腰部の筋肉／上後鋸筋・下後鋸筋

serratus posterior inferior

主な働き	: 肋骨を下に引く（呼息の補助）
筋を使う動作	: 呼気を助ける
支配神経	: 肋間神経（T9〜T12）

▲背面から見た下後鋸筋の位置

下後鋸筋背面図

肋骨 rib

起 第11胸椎〜第2腰椎 棘突起

停 第9〜12肋骨 外側下縁

●下後鋸筋の特徴

深背筋群に分類される。胸郭背側の下部にあり、上後鋸筋（P.102）を上下に鏡に映したような位置と形状である。上後鋸筋同様、数などに個体差がある。力は弱い。

頭部／頸部／胸部／腹部／背部・腰部／上肢／下肢

103

5章 ⑧ 背部・腰部の筋肉

頭板状筋（とうばんじょうきん）

splenius capitis（スプリーニアス キャピティス）

主な働き	：両側が作用：頭頸部を伸展する（頭頸部を後ろに反らせる）。片側が作用：頭頸部を側屈、回旋する
筋を使う動作	：頭をまっすぐな位置に保つ。首をかしげたり、横を向いたりするのを助ける
支配神経	：脊髄神経後枝（C1～C5）

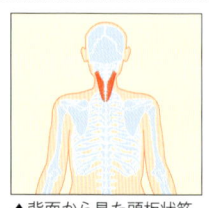

▲背面から見た頭板状筋の位置

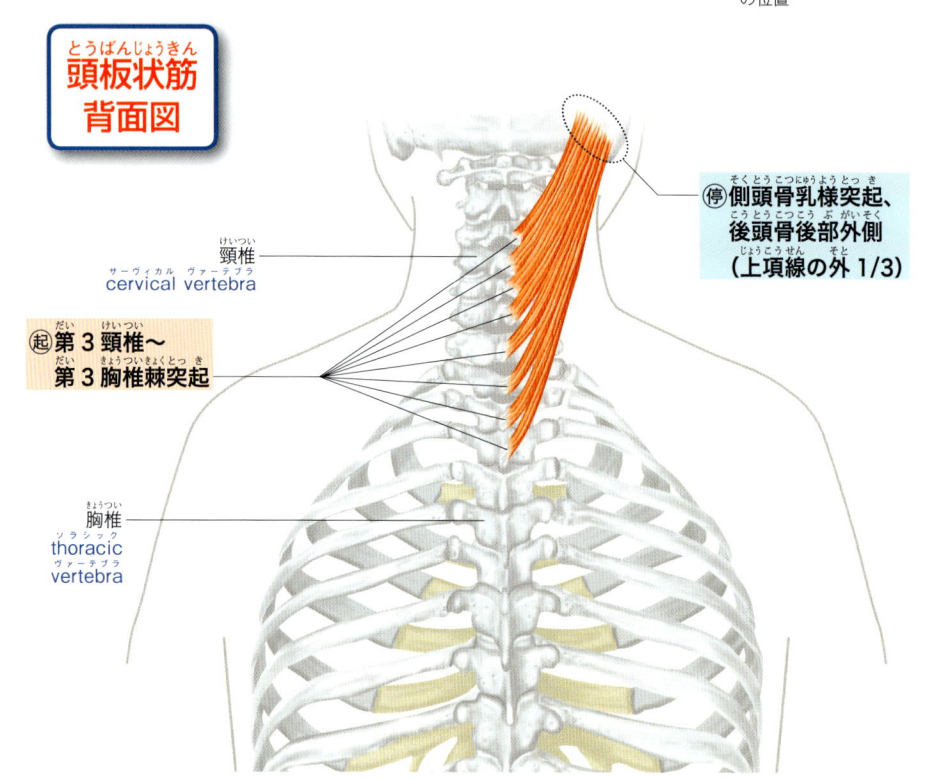

頭板状筋（とうばんじょうきん）背面図

停 側頭骨乳様突起、後頭骨後部外側（上項線の外 1/3）

頸椎 cervical vertebra

起 第3頸椎〜第3胸椎棘突起

胸椎 thoracic vertebra

●頭板状筋の特徴

固有背筋のうち板状筋のグループに分類される。同じグループの頸板状筋（P.105）と融合している場合がある。重い頭が前に倒れないように、首をまっすぐに保つはたらきがある。

5章 ⑨ 頸板状筋

背部・腰部の筋肉 / 頭板状筋・頸板状筋

splenius cervicis

主な働き	両側が作用：頭頸部を伸展する（頭頸部を後ろに反らせる）。片側が作用：頭頸部を側屈、回旋する
筋を使う動作	頭をまっすぐな位置に保つ。首をかしげたり、横を向いたりするのを助ける
支配神経	脊髄神経後枝（C1～C5）

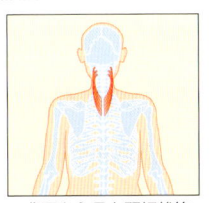

▲背面から見た頸板状筋の位置

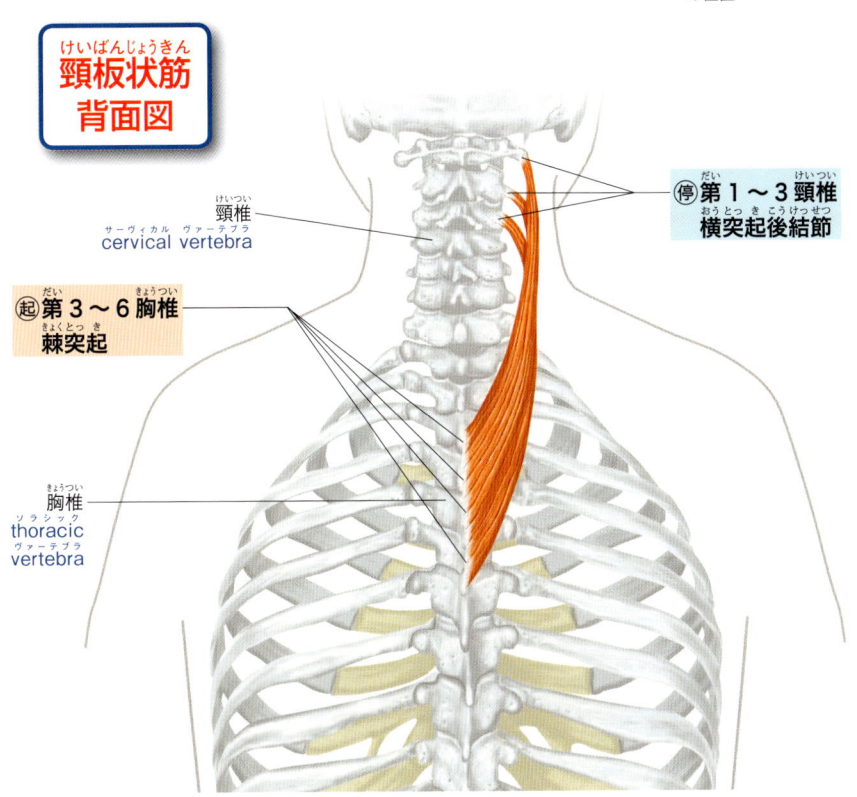

頸板状筋 背面図

- 頸椎 cervical vertebra
- 起 第3～6胸椎 棘突起
- 胸椎 thoracic vertebra
- 停 第1～3頸椎 横突起後結節

●頸板状筋の特徴

固有背筋のうち板状筋のグループに分類される。頭板状筋（P.104）の下方から起始し、頭板状筋を外側から回り込むようにして頸椎につく。板状筋は互いに融合している場合がある。

5章 背部・腰部の筋肉

⑩ 腸肋筋（ちょうろくきん）

iliocostalis（イリオコスタリス）

主な働き	両側が作用：他の脊柱起立筋と協同し、脊柱を伸展位（脊柱を反らせる）に保つ。片側が作用：脊柱を側屈、回旋させる
筋を使う動作	歩行時や立位などで脊柱を立て姿勢を維持する。背中を反らしてのびをする
支配神経	脊髄神経後枝(C8〜L1)

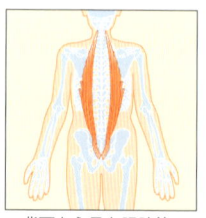

▲背面から見た腸肋筋の位置

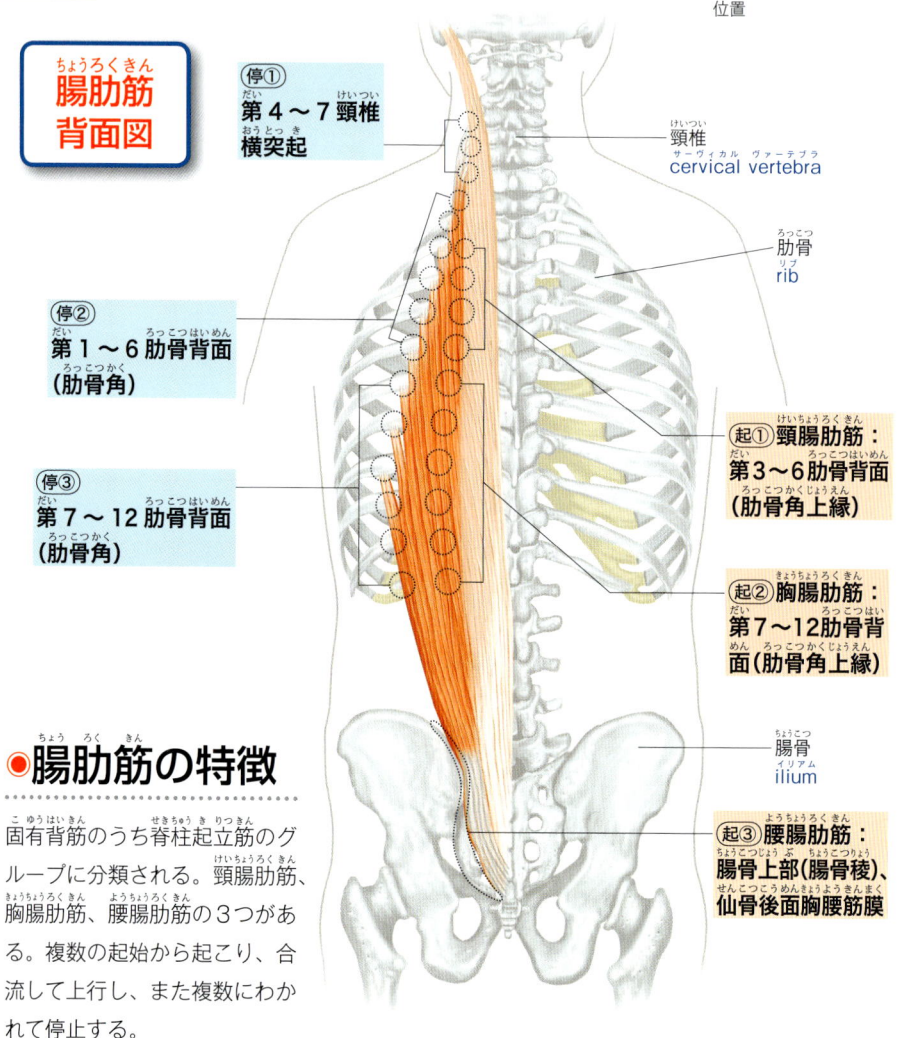

腸肋筋 背面図

- 停① 第4〜7頸椎横突起
- 停② 第1〜6肋骨背面（肋骨角）
- 停③ 第7〜12肋骨背面（肋骨角）

- 頸椎 cervical vertebra
- 肋骨 rib
- 起① 頸腸肋筋：第3〜6肋骨背面（肋骨角上縁）
- 起② 胸腸肋筋：第7〜12肋骨背面（肋骨角上縁）
- 腸骨 ilium
- 起③ 腰腸肋筋：腸骨上部（腸骨稜）、仙骨後面胸腰筋膜

●腸肋筋の特徴

固有背筋のうち脊柱起立筋のグループに分類される。頸腸肋筋、胸腸肋筋、腰腸肋筋の3つがある。複数の起始から起こり、合流して上行し、また複数にわかれて停止する。

5章 ⑪ 最長筋 (さいちょうきん)

背部・腰部の筋肉 / 腸肋筋・最長筋

longissimus (ロンジッシマス)

主な働き	両側が作用：他の脊柱起立筋と協同し、脊柱を伸展位（脊柱を反らせる）に保つ。片側が作用：脊柱を側屈、回旋させる
筋を使う動作	歩行時や立位などで脊柱を立て姿勢を維持する。背中を反らしてのびをする
支配神経	脊髄神経後枝(C1～L5)

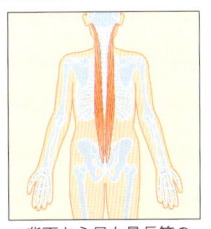

▲背面から見た最長筋の位置

最長筋 背面図

停① 側頭骨乳様突起
側頭骨 temporal bone

起① 頭最長筋：第2～7頸椎の関節突起と第1～3胸椎の横突起

停② 第2～6頸椎の横突起の後結節

頸椎 cervical vertebra (サーヴィカル ヴァーテブラ)

起② 頸最長筋：第1～6胸椎の横突起

肋骨 rib (リブ)

停③ 内側腱列：全胸椎横突起、第1～4腰椎横突起、外側腱列：第2～12肋骨背面（肋骨角）、第2～5腰椎肋骨突起

胸椎 thoracic vertebra (ソラシック ヴァーテブラ)

起③ 胸最長筋：全腰椎副突起棘突起、仙骨、腸骨後縁

腰椎 lumbar vertebra (ランバ ヴァーテブラ)

腸骨 ilium (イリアム)

仙骨 sacrum (セイクラム)

●最長筋の特徴

固有背筋のうち脊柱起立筋のグループに分類される。腸肋筋(P.106)の内側に位置し、頭最長筋、頸最長筋、胸最長筋の3つがある。名前は「胸」までだが腰椎以下にも長く強くつく。

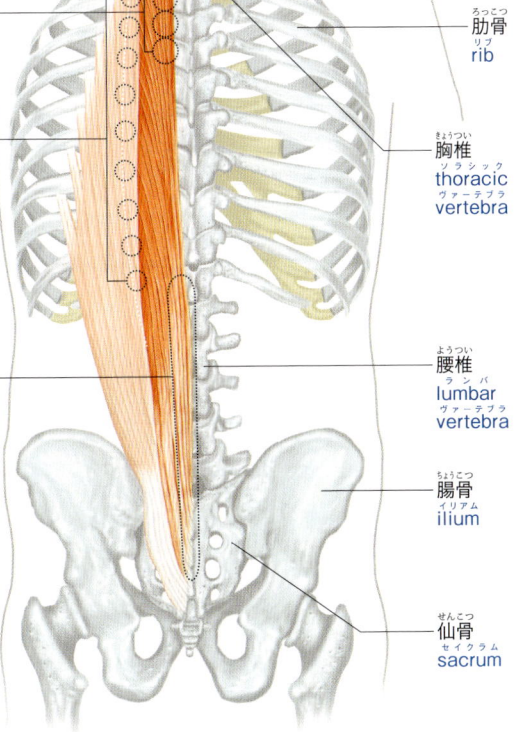

107

5章 背部・腰部の筋肉

⑫ 棘筋 (きょくきん)

spinalis (スパイナリス)

主な働き	両側が作用：他の脊柱起立筋と協同し、脊柱を伸展位（背屈）に保つ。片側が作用：脊柱を側屈、回旋させる
筋を使う動作	歩行時や立位などで脊柱を立て姿勢を維持する。背中を反らしてのびをする
支配神経	脊髄神経後枝

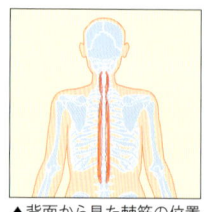

▲背面から見た棘筋の位置

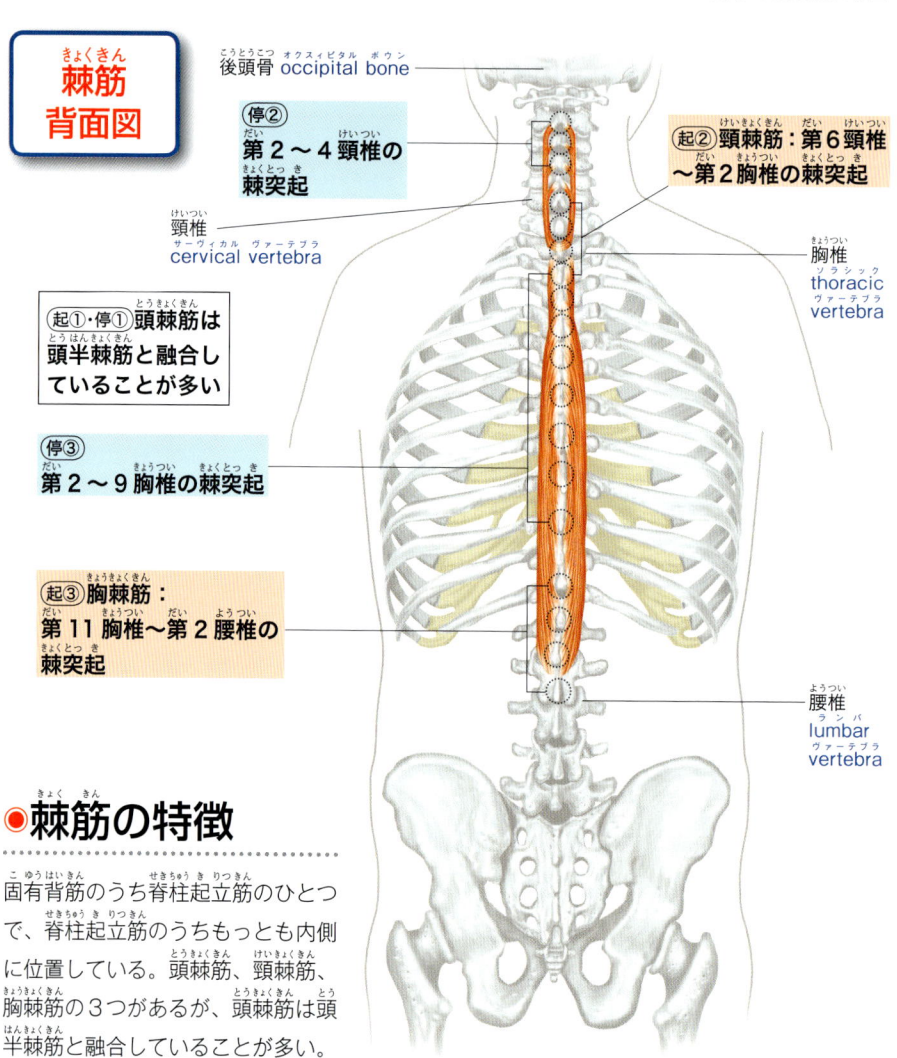

棘筋 背面図

- 後頭骨 occipital bone
- 停②　第2～4頸椎の棘突起
- 起②　頸棘筋：第6頸椎～第2胸椎の棘突起
- 頸椎 cervical vertebra
- 胸椎 thoracic vertebra
- 起①・停①　頭棘筋は頭半棘筋と融合していることが多い
- 停③　第2～9胸椎の棘突起
- 起③　胸棘筋：第11胸椎～第2腰椎の棘突起
- 腰椎 lumbar vertebra

● 棘筋の特徴

固有背筋のうち脊柱起立筋のひとつで、脊柱起立筋のうちもっとも内側に位置している。頭棘筋、頸棘筋、胸棘筋の3つがあるが、頭棘筋は頭半棘筋と融合していることが多い。

半棘筋 (はんきょくきん)

semispinalis

背部・腰部の筋肉 / 棘筋・半棘筋

5章 ⑬

主な働き	両側が作用：頸椎の前弯を保持する。頭頸部を伸展（後ろに反らせる）。片側が作用：側屈、回旋
筋を使う動作	頭部が前傾しないように支える。片側が作用すると、顔が作用した筋と反対側を向く
支配神経	脊髄神経後枝（C1～T7）

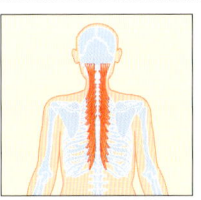

▲背面から見た半棘筋の位置

半棘筋 背面図

- 停② 第2～7頸椎の棘突起
- 頸椎 cervical vertebra
- 胸椎 thoracic vertebra
- 停③ 第6頸椎～第4胸椎の棘突起
- 起② 頸半棘筋：第1～6胸椎の横突起
- 起③ 胸半棘筋：第6～12胸椎の横突起
- 後頭骨 occipital bone
- 停① 後頭骨（上項線の下）
- 起① 頭半棘筋：第3頸椎～第8胸椎の横突起

●半棘筋の特徴

固有背筋のうち横突棘筋に分類される。頭半棘筋、頸半棘筋、胸半棘筋の3つがある。通常、6個以上の椎骨を飛び越えてつく。特に頭半棘筋と頸半棘筋はよく発達している。

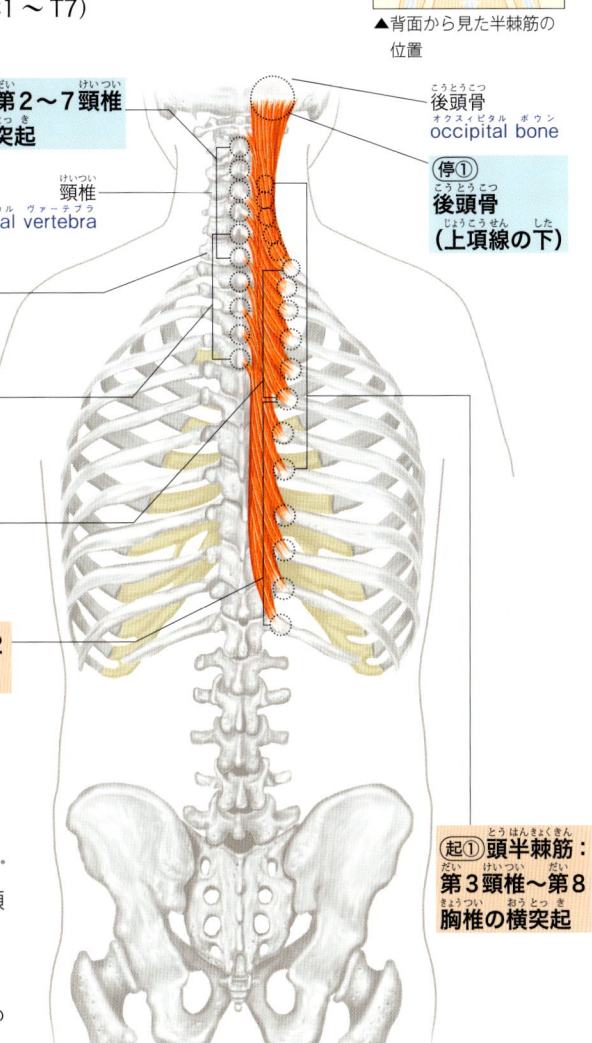

5章 ⑭ 多裂筋

背部・腰部の筋肉

マルティフィダス
multifidus

主な働き	：両側が作用：脊柱の弯曲の維持（脊柱を後ろに反らせる）。片側が作用：脊柱を同側に曲げ、対側に回旋す（回旋）
筋を使う動作	：立位や座位で脊柱を正し、姿勢を維持する
支配神経	：脊髄神経後枝（C3〜S3）

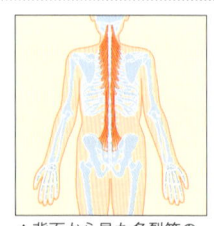

▲背面から見た多裂筋の位置

多裂筋 背面図

㊥ 起始から3〜5個上位の椎骨の棘突起（第2頸椎が上限）

㊠ 仙骨後面から全腰椎の乳頭突起、全胸椎の横突起、第4頸椎までの関節突起

椎骨
ヴァーテブラ
vertebra

頸椎
サーヴィカル ヴァーテブラ
cervical vertebra

仙骨
セイクラム
sacrum

●多裂筋の特徴

固有背筋のうち横突棘筋に分類される。名称は、たくさんの筋束にわかれていることに由来する。通常、3〜5個の椎骨を飛び越えてつく。特に腰部でよく発達している。

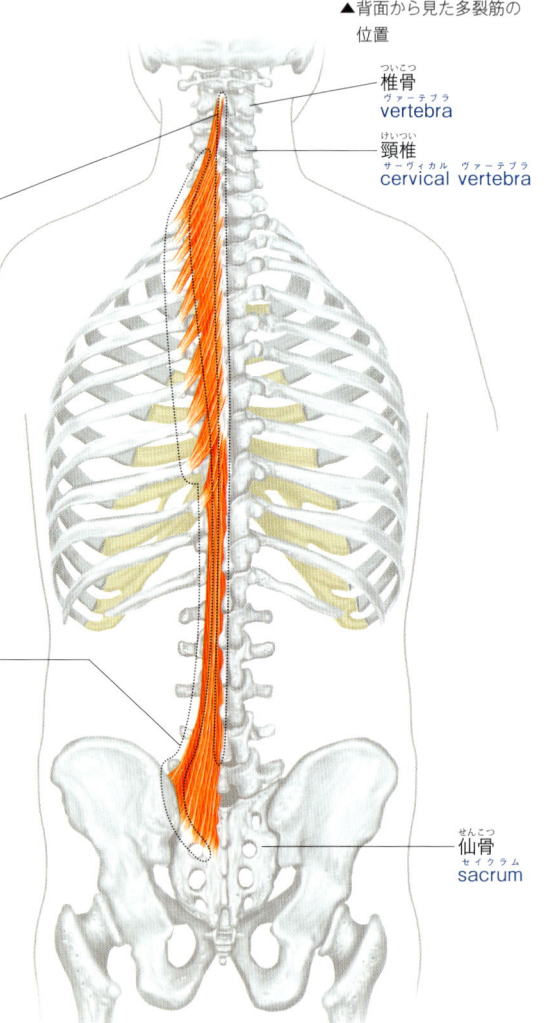

5章 ⑮ 回旋筋 (かいせんきん)

rotator (ロウテイタ)

背部・腰部の筋肉 / 多裂筋・回旋筋

主な働き	脊柱の回旋
筋を使う動作	体幹(特に胸部)をひねる
支配神経	脊髄神経後枝(C3〜S3)

▲背面から見た回旋筋の位置

回旋筋背面図

停① 短回旋筋：1つ上の椎骨の棘突起

停② 長回旋筋：2つ上の椎骨の棘突起

起 全胸椎の横突起上縁、頸椎の関節突起、腰椎の乳頭突起

椎骨 vertebra
椎骨 vertebra
頸椎 cervical vertebra
胸椎 thoracic vertebra

● 回旋筋の特徴

固有背筋のうち横突棘筋に分類される。多裂筋(P.110)の下(深層)にある。椎骨の横突起から、1つ上の椎骨の棘突起につくものを短回旋筋、2つ上につくものを長回旋筋という。

111

現代病と呼ばれる肩こり

　肩こりは、おそらく誰もが少なからず感じたことがある不快症状である。一般には、悪い姿勢や長時間の同じ姿勢での作業などによって、筋が持続的に緊張を強いられるのが原因とされる。それにより、筋内の血管が圧迫されて循環障害が起き、酸素や栄養が欠乏、筋内に疲労物質が蓄積するとの説が有力だが、明確ではない。

　慢性的な筋緊張による肩こりであれば、筋を伸ばすストレッチ運動が有効である。ただし、ストレッチ運動は反動をつけずに行うこと。反動をつけると筋はうまく伸びないばかりか、むしろ収縮させてしまう。筋が急に強く伸ばされると、それを筋内の筋紡錘が感知する。筋肉は伸ばされ過ぎては危険なので、脊髄で反射が起きて筋肉を収縮させる。これを伸張反射という。伸張反射を起こさないためには、じっくりと時間をかけて筋を伸ばす必要がある。

伸張反射防止のためには筋をゆっくり伸ばす

背中の筋肉を鍛えて肩こり防止

　肩こりは背中の筋の衰えによっても起こる。筋繊維（p.13）には、赤筋繊維と白筋繊維があるが、背中の筋は赤筋繊維を多く含む筋が多い。この筋を鍛えることで肩こり防止に役立つ。

　赤筋繊維は、酸素の供給に関わるミオグロビンを多く含む筋で、赤筋といわれる。酸素を多く取り込む有酸素運動が得意な筋である。一方、白筋繊維を多く含み赤みが薄い筋を白筋という。ミオグロビンが少なく、酸素に頼らない無酸素運動が得意である。赤筋は持久力があり、白筋は瞬発力があるため、それぞれ長距離ランナーと短距離ランナーにたとえられる。なお、赤筋と白筋の中間の筋を、中間筋という。

6章 上肢の筋肉

Muscles of upper extremity

6章 上肢の筋肉

上肢（上肢帯・上腕・前腕）

上肢の筋は、上肢帯の筋、上腕の筋、前腕の筋、手の筋に大別される。ここでは、上肢帯の筋の一部と上腕、前腕の筋、および手の筋を解説する。

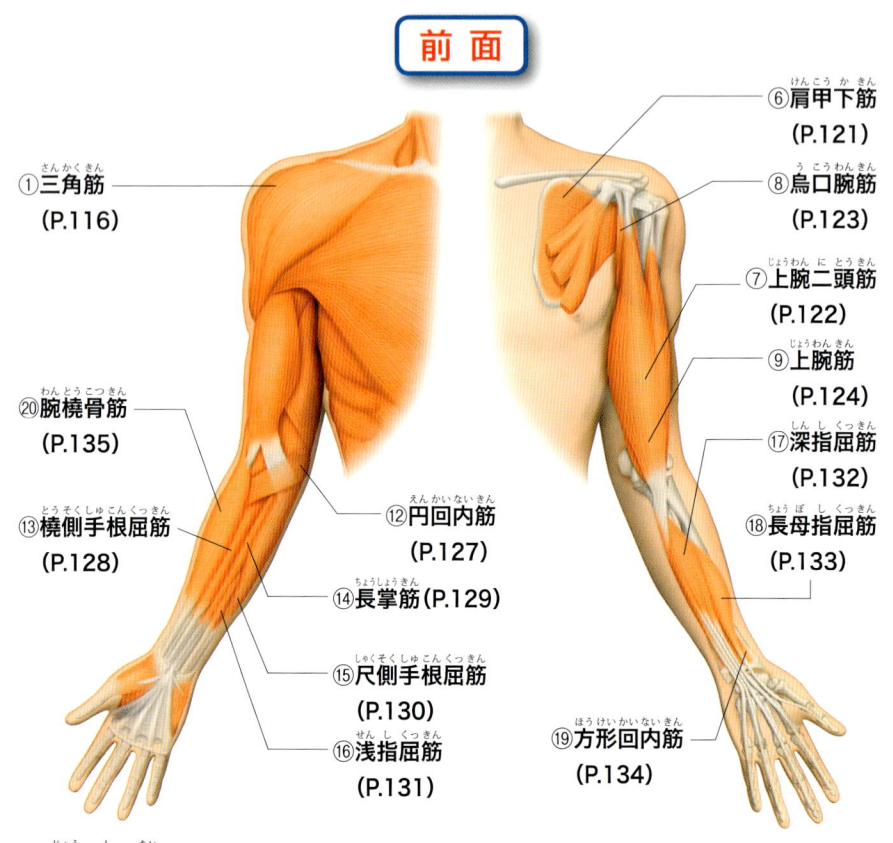

前面

- ①三角筋（P.116）
- ⑳腕橈骨筋（P.135）
- ⑬橈側手根屈筋（P.128）
- ⑫円回内筋（P.127）
- ⑭長掌筋（P.129）
- ⑮尺側手根屈筋（P.130）
- ⑯浅指屈筋（P.131）
- ⑥肩甲下筋（P.121）
- ⑧烏口腕筋（P.123）
- ⑦上腕二頭筋（P.122）
- ⑨上腕筋（P.124）
- ⑰深指屈筋（P.132）
- ⑱長母指屈筋（P.133）
- ⑲方形回内筋（P.134）

●上肢帯・上腕・前腕の筋の特徴と構成

●上肢帯

　上肢帯の筋とは、肩甲骨や鎖骨に起始または停止がある筋のことである。そのうち起始が体幹の脊椎や肋骨にあり、肩甲骨または鎖骨に停止する筋については、本書では胸部の筋（小胸筋、前鋸筋、鎖骨下筋）や背部・腰部の筋（僧帽筋、大・小菱形筋、肩甲挙筋）として解説している。また脊椎や胸骨に起始し、肩関節を超えて上腕につく大胸筋と広背筋も、胸部および背部・腰部の筋の章で解説している。

　したがってこの章では、上肢帯に起始して上腕に停止する筋、三角筋（①）、小円筋（②）、棘上筋（③）などを解説する。

上肢の筋肉 / 上肢（上肢帯・上腕・前腕）

●上腕

上腕部の筋は、おもに肘関節の運動に関わる。全体は上腕筋膜で包まれ、内側と外側の筋間中隔によって、前面に位置する筋と後面に位置する筋にわけられる。

上腕前面の筋は前腕の屈筋である。上腕二頭筋（⑦）と上腕筋（⑨）があり、上腕二頭筋は肩関節の運動にも弱く関与している。

上腕後面の筋は前腕の伸筋で、上腕三頭筋（⑩）と肘筋（⑪）がある。

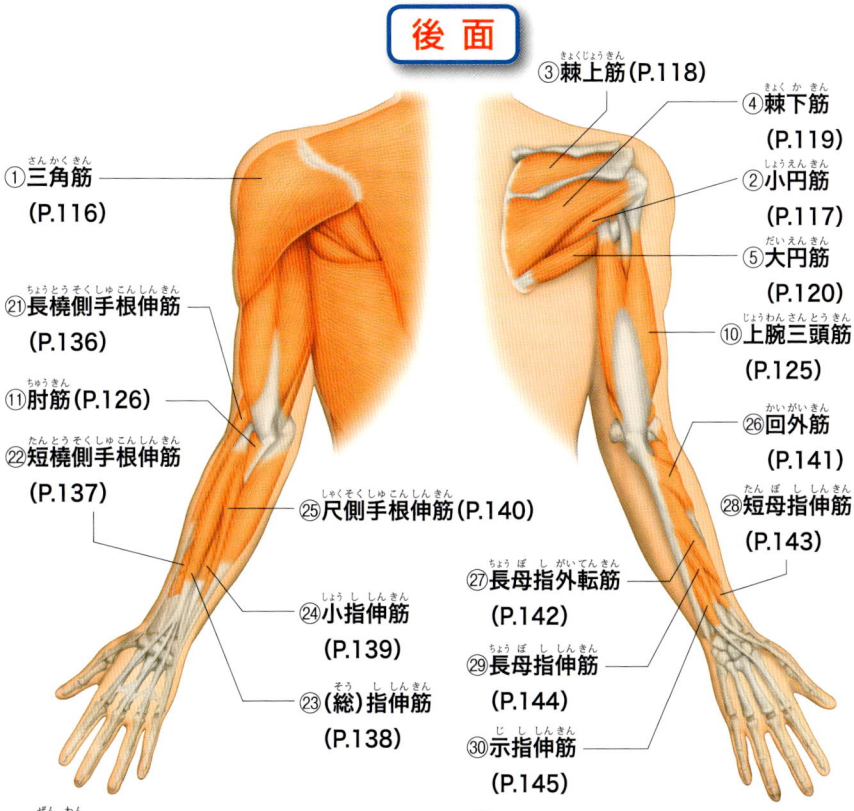

後面

- ①三角筋（P.116）
- ㉑長橈側手根伸筋（P.136）
- ⑪肘筋（P.126）
- ㉒短橈側手根伸筋（P.137）
- ㉕尺側手根伸筋（P.140）
- ㉔小指伸筋（P.139）
- ㉓（総）指伸筋（P.138）
- ③棘上筋（P.118）
- ④棘下筋（P.119）
- ②小円筋（P.117）
- ⑤大円筋（P.120）
- ⑩上腕三頭筋（P.125）
- ㉖回外筋（P.141）
- ㉘短母指伸筋（P.143）
- ㉗長母指外転筋（P.142）
- ㉙長母指伸筋（P.144）
- ㉚示指伸筋（P.145）

●前腕

前腕には、前腕の回内・回外に関わる筋と、手関節の運動に関わる筋、手指の運動に関わる筋がある。

前腕前面の筋は、基本的には手関節や手指の屈筋である。前腕後面の筋は、基本的には手関節や手指の伸筋である。

前腕の筋は前腕筋膜でおおわれている。前腕筋膜は手関節のところで厚くなり、前面では屈筋支帯、後面では伸筋支帯と呼ばれる靱帯となる。これらは、前腕から手部に伸びる腱や血管などを手関節の部分で束ねている。手掌側では手根骨と屈筋支帯によってトンネルが形成されており、これを手根管という。

前腕の回内は、前腕の前面にある円回内筋（⑫）と方形回内筋（⑲）が行う。対して回外は、おもに前腕の後面にある回外筋（㉖）が行う。

115

6章 上肢の筋肉

① 三角筋 (さんかくきん)

deltoid (デルトイド)

主な働き	上腕の外転（90度まで）。鎖骨部：上腕の屈曲・内旋。肩甲棘部：上腕の伸展。前部：肩関節の屈曲（前方挙上）。中部：肩関節の外転（側方挙上）。後部：肩関節の伸展（後方挙上）
筋を使う動作	両腕を広げる（"通せんぼ"の形）。両腕をしっかり振ってウォーキングをする
支配神経	腋窩神経(C5、C6)

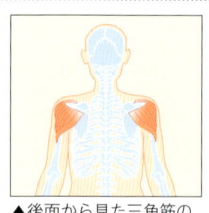

▲後面から見た三角筋の位置

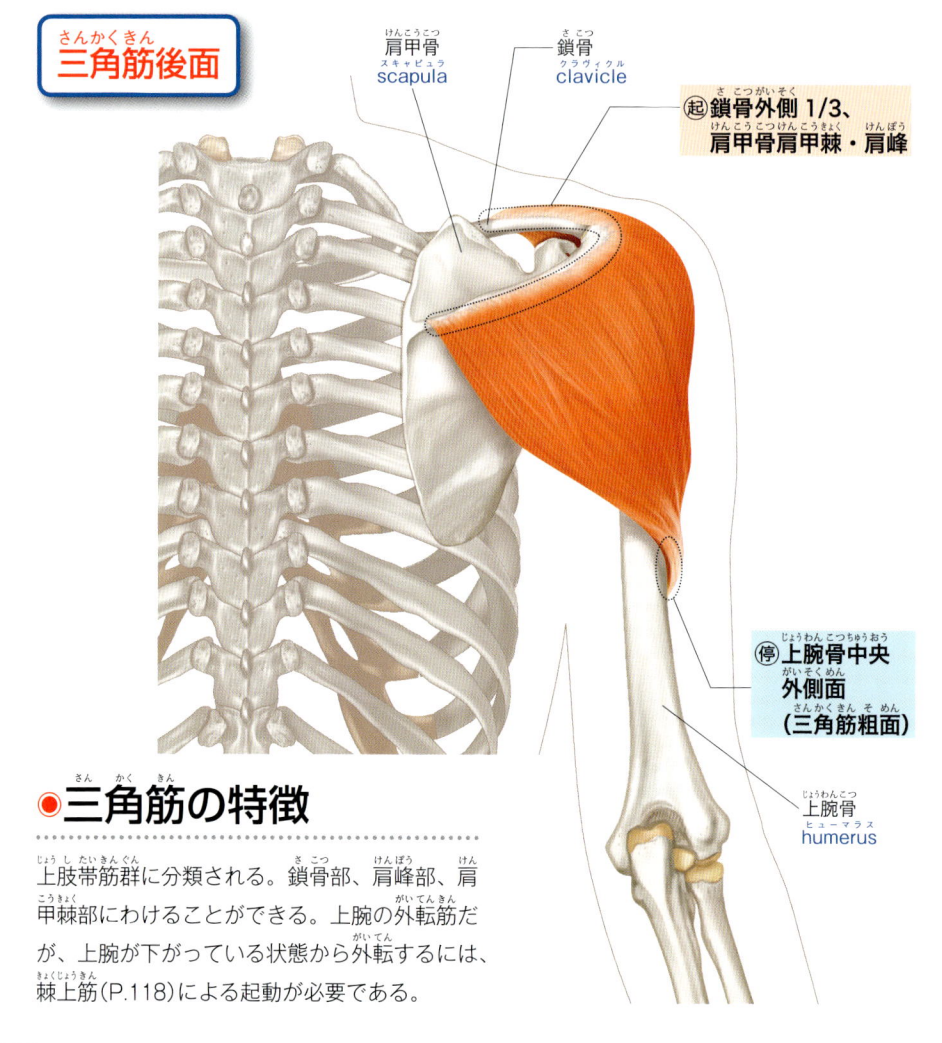

三角筋後面

- 肩甲骨 scapula
- 鎖骨 clavicle
- 起 鎖骨外側1/3、肩甲骨肩甲棘・肩峰
- 停 上腕骨中央外側面（三角筋粗面）
- 上腕骨 humerus

●三角筋の特徴

上肢帯筋群に分類される。鎖骨部、肩峰部、肩甲棘部にわけることができる。上腕の外転筋だが、上腕が下がっている状態から外転するには、棘上筋(P.118)による起動が必要である。

116

6章 ② 小円筋

上肢の筋肉／三角筋・小円筋

teres minor

主な働き	：上腕（肩関節）を外旋し、かつ内転。上腕骨を肩甲関節窩に引き、肩関節を強化する
筋を使う動作	：目の前のものを払いのける。相方にツッコミを入れる
支配神経	：腋窩神経（C5、C6）

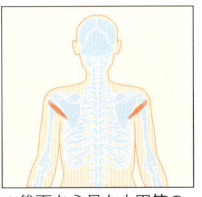

▲後面から見た小円筋の位置

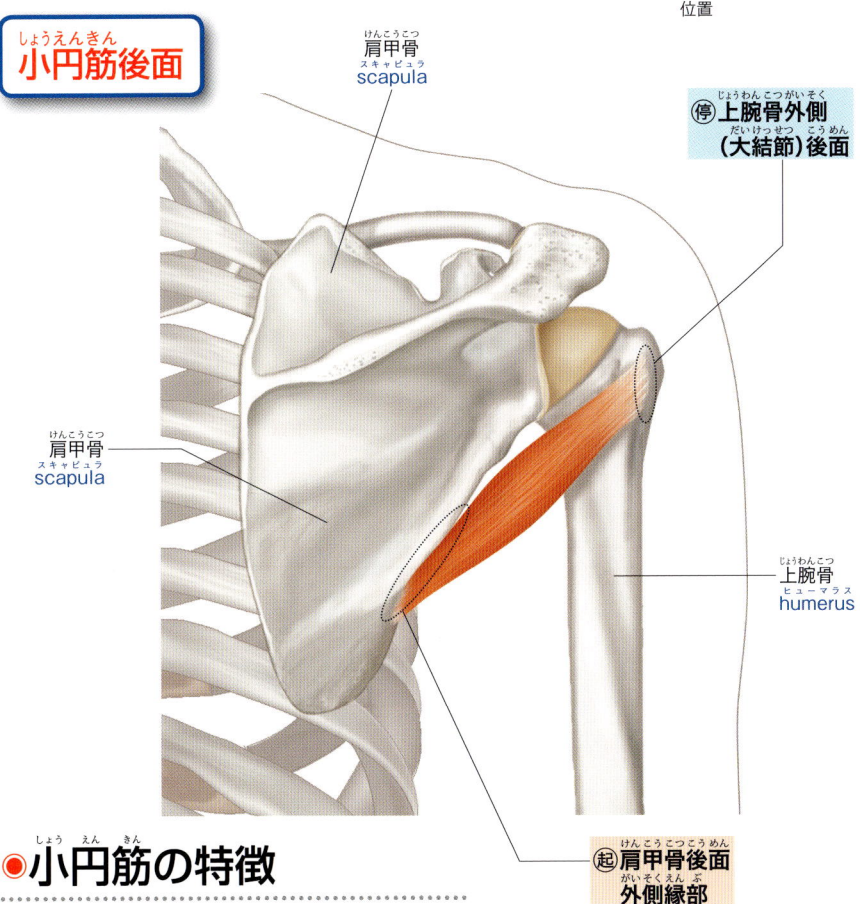

小円筋後面

肩甲骨 scapula

㊥上腕骨外側（大結節）後面

肩甲骨 scapula

上腕骨 humerus

㊧肩甲骨後面 外側縁部

● 小円筋の特徴

上肢帯筋群に分類される。上腕の回旋に関わる肩甲下筋（P.121）、棘上筋（P.118）、棘下筋（P.119）とこの筋の停止腱は、肩関節周囲を袖のようにおおい、回旋筋腱板（ローテーターカフ）と呼ばれる。

6章 ③ 棘上筋 (きょくじょうきん)

上肢の筋肉

スープラスパイネイタス
supraspinatus

主な働き	上腕(肩関節)の外転を開始する。上腕骨を肩甲関節窩に引き、肩関節を強化する
筋を使う動作	両腕を広げるときの動作の最初の部分
支配神経	肩甲上神経(C4～C6)

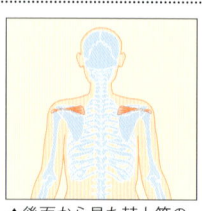

▲後面から見た棘上筋の位置

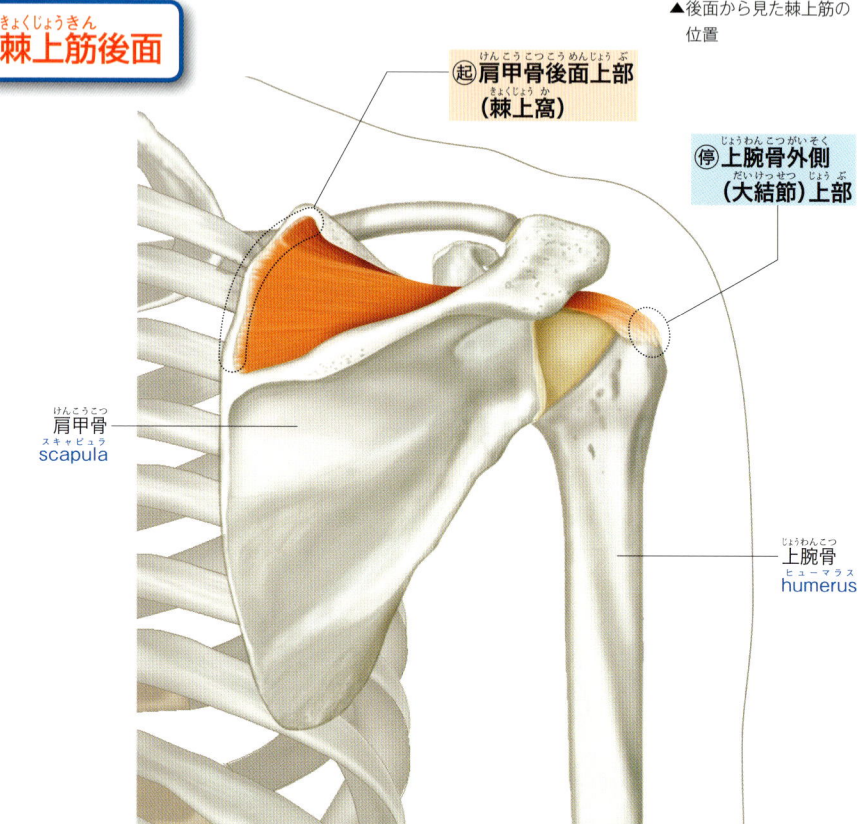

棘上筋後面

起 肩甲骨後面上部 (けんこうこつこうめんじょうぶ)
（棘上窩）(きょくじょうか)

停 上腕骨外側 (じょうわんこつがいそく)
（大結節）上部 (だいけっせつ じょうぶ)

肩甲骨 (けんこうこつ)
scapula スキャピュラ

上腕骨 (じょうわんこつ)
humerus ヒューマラス

●棘上筋の特徴

上肢帯筋群に分類される。停止腱は回旋筋腱板を形成する。上腕が下がった状態から外転を始めるのにはたらく。肩関節の上を通るため、骨などとの摩擦を防ぐ滑液包がつく。

6章 ④ 棘下筋 (きょくかきん)

上肢の筋肉 / 棘上筋・棘下筋

infraspinatus (インフラスパイネイタス)

主な働き	：上腕（肩関節）の外旋。上部は外転、下部は内転。上腕骨を肩甲関節窩に向けて引き、肩関節を強化する
筋を使う動作	：目の前のものを払いのける。相方にツッコミを入れる
支配神経	：肩甲上神経（C4～C6）

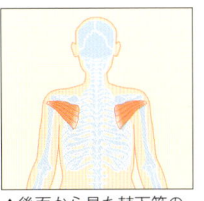

▲後面から見た棘下筋の位置

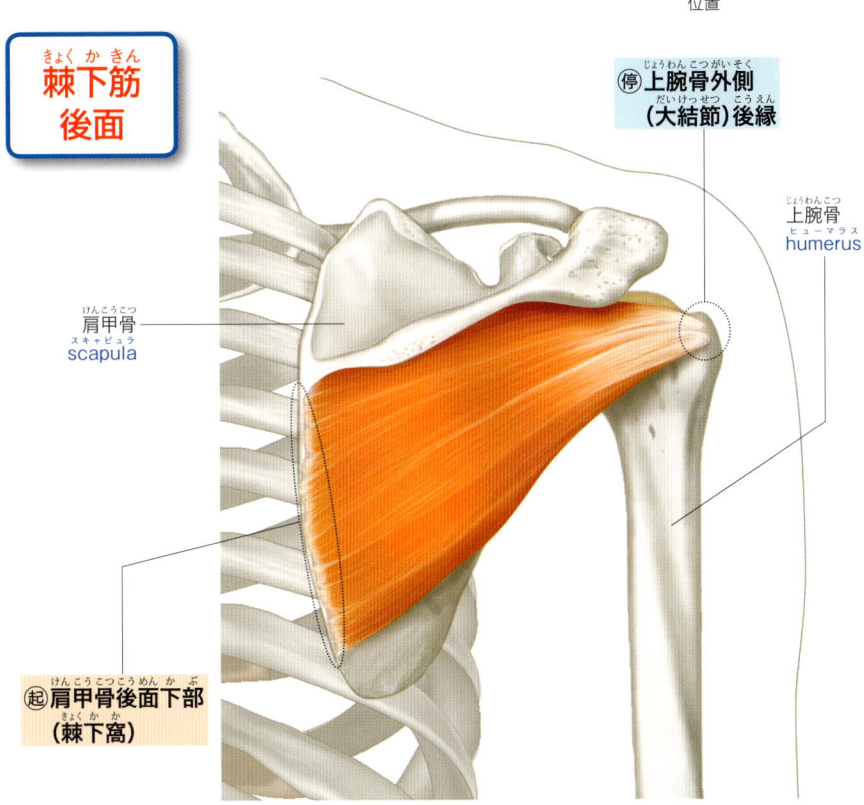

棘下筋 後面

⑩上腕骨外側（大結節）後縁

上腕骨 humerus

肩甲骨 scapula

㉂肩甲骨後面下部（棘下窩）

●棘下筋の特徴

上肢帯筋群に分類される。肩甲骨の肩甲棘の下の部分を埋め、上腕骨へ向かう。停止腱は回旋筋腱板を形成する。小円筋（P.117）とともに上腕を外旋する。

6章 上肢の筋肉

⑤ 大円筋
teres major

- **主な働き**：上腕（肩関節）の内転、内旋。上腕の屈曲位からの伸展
- **筋を使う動作**：脇を締める。両腕をかかえて寒さに震える
- **支配神経**：肩甲下神経（C5～C7）

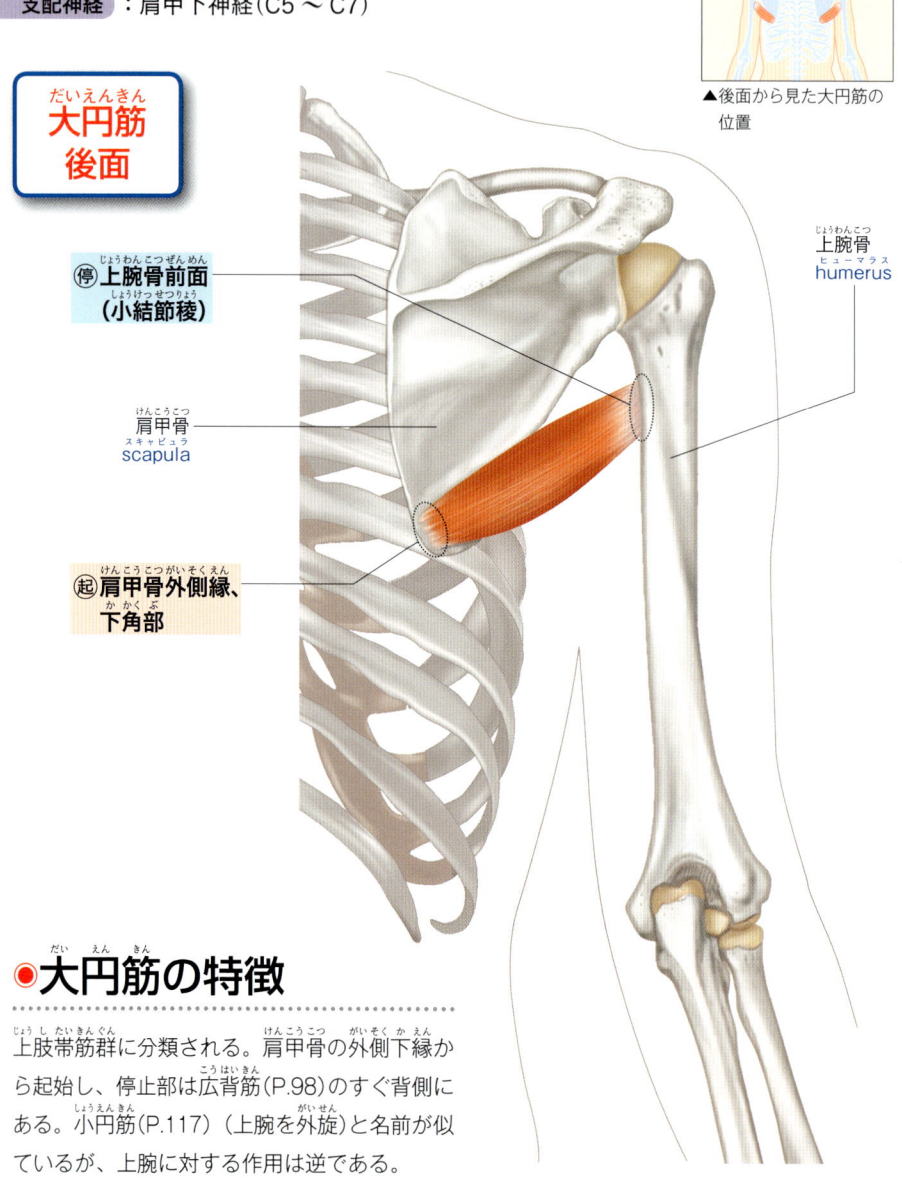

▲後面から見た大円筋の位置

大円筋 後面

- (停) **上腕骨前面（小結節稜）**
- 上腕骨 humerus
- 肩甲骨 scapula
- (起) **肩甲骨外側縁、下角部**

●大円筋の特徴

上肢帯筋群に分類される。肩甲骨の外側下縁から起始し、停止部は広背筋（P.98）のすぐ背側にある。小円筋（P.117）（上腕を外旋）と名前が似ているが、上腕に対する作用は逆である。

⑥ 肩甲下筋 subscapularis

上肢の筋肉 / 大円筋・肩甲下筋

主な働き	上腕（肩関節）の内旋。肩関節を固定し上腕骨の前方変位を防ぐ
筋を使う動作	腕相撲をする。引き戸を開閉する（順手で内側方向へ）
支配神経	肩甲下神経（C5、C6）

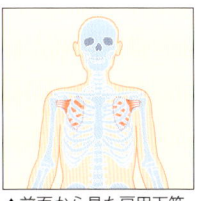

▲前面から見た肩甲下筋の位置

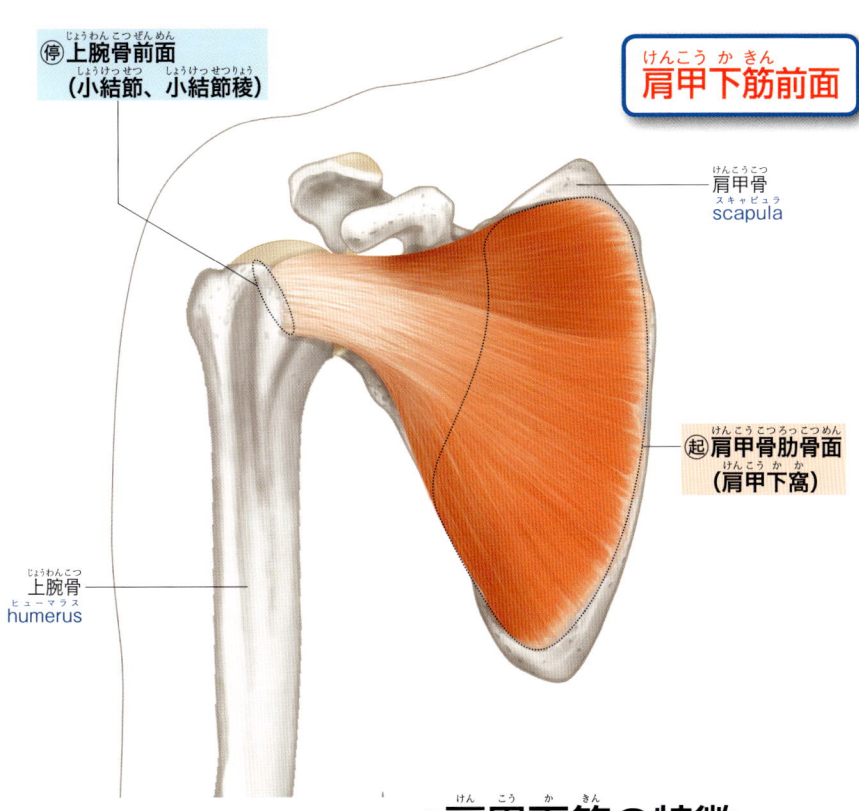

肩甲下筋前面

停 上腕骨前面（小結節、小結節稜）

肩甲骨 scapula

起 肩甲骨肋骨面（肩甲下窩）

上腕骨 humerus

●肩甲下筋の特徴

上肢帯筋群に分類される。停止腱は回旋筋腱板を形成する。肩甲骨の前面、すなわち肋骨に接する面から広く起始する。肩関節の前を通る部分に、摩擦を軽減する滑液包がつく。

6章 上肢の筋肉

⑦ 上腕二頭筋 (じょうわんにとうきん)

biceps brachii (バイセプス ブラキアイ)

- **主な働き**：前腕（肘関節）の屈曲、回外。肩関節で弱く上腕を屈曲させる
- **筋を使う動作**：力こぶをつくる。重い荷物を持ち上げる。柔道で相手と組み、引き寄せる
- **支配神経**：筋皮神経（C5、C6）

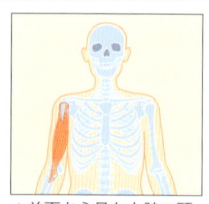

▲前面から見た上腕二頭筋の位置

上腕二頭筋 前面

- 起② 短頭：肩甲骨烏口突起
- 起① 長頭：肩甲骨上部（関節上結節）
- 肩甲骨 scapula
- 停 橈骨粗面、一部は腱膜となり前腕筋膜に放散（上腕二頭筋腱膜）
- 橈骨 radius

● 上腕二頭筋の特徴

上腕屈筋群（上腕に位置する屈筋群という意味）に分類される。上腕に"力こぶ"をつくる筋で、前腕の回外位で強くはたらく。長頭には、弱く上腕を屈曲するはたらきもある。2つの関節をまたぐ筋なので、二関節筋と呼ばれる。

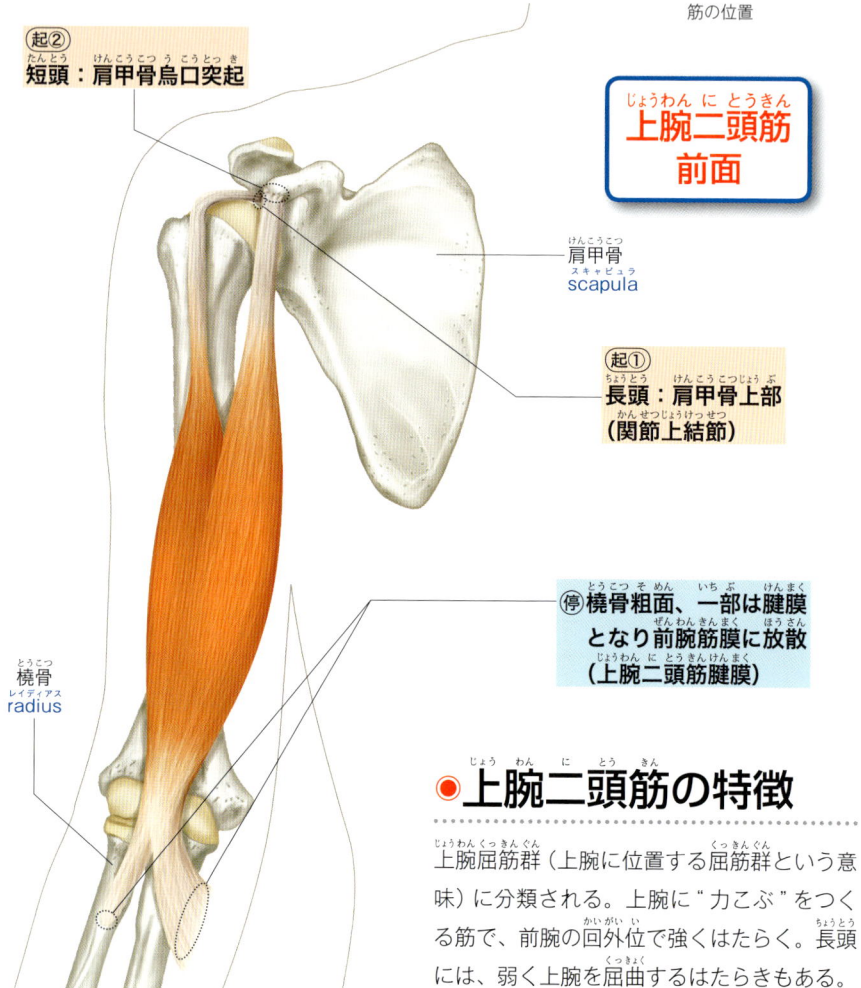

6章 ⑧ 烏口腕筋

上肢の筋肉 / 上腕二頭筋・烏口腕筋

coracobrachialis
コラコブラキアリス

- 主な働き ：上腕（肩関節）の屈曲、内転（作用は弱い）
- 筋を使う動作：ベンチプレス。腕立て伏せをする
- 支配神経 ：筋皮神経（C5～C7）

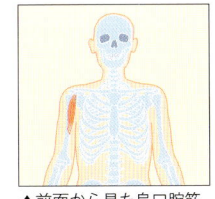

▲前面から見た烏口腕筋の位置

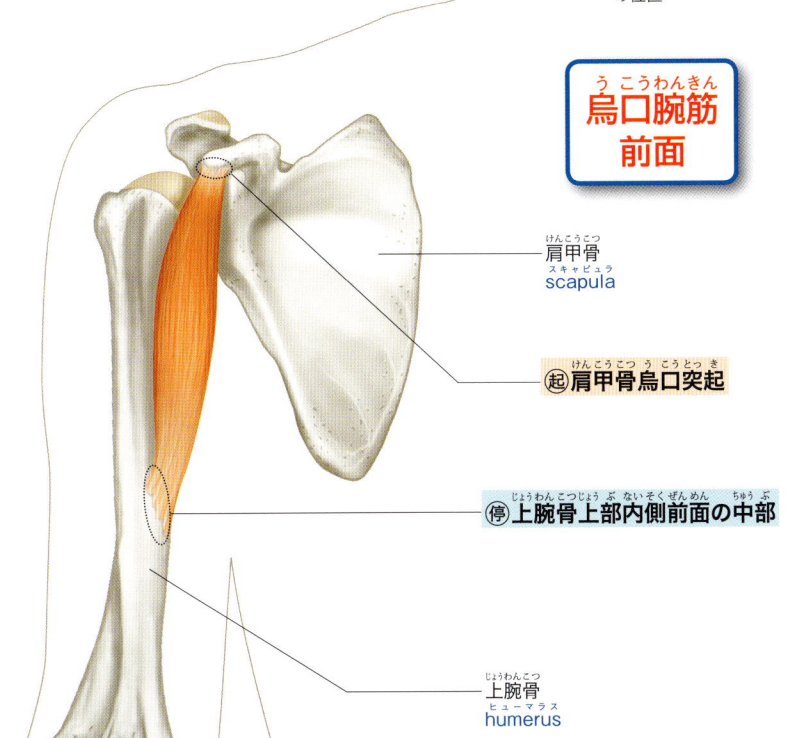

烏口腕筋 前面

- 肩甲骨 scapula
- 起 肩甲骨烏口突起
- 停 上腕骨上部内側前面の中部
- 上腕骨 humerus

●烏口腕筋の特徴

上腕屈筋群（上腕に位置する屈筋群という意味）に分類される。肩関節で上腕を屈曲、内転させるが、上腕の内転筋である大胸筋（P.72）や広背筋（P.98）に比べて力は弱い。

6章 上肢の筋肉
⑨ 上腕筋
brachialis

- 主な働き：前腕(肘関節)の屈曲
- 筋を使う動作：重い荷物を持ち上げる。子どもが親にしがみつく
- 支配神経：筋皮神経(C5、C6)、外側部は橈骨神経(C6、C7)

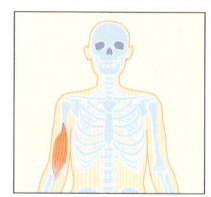

▲前面から見た上腕筋の位置

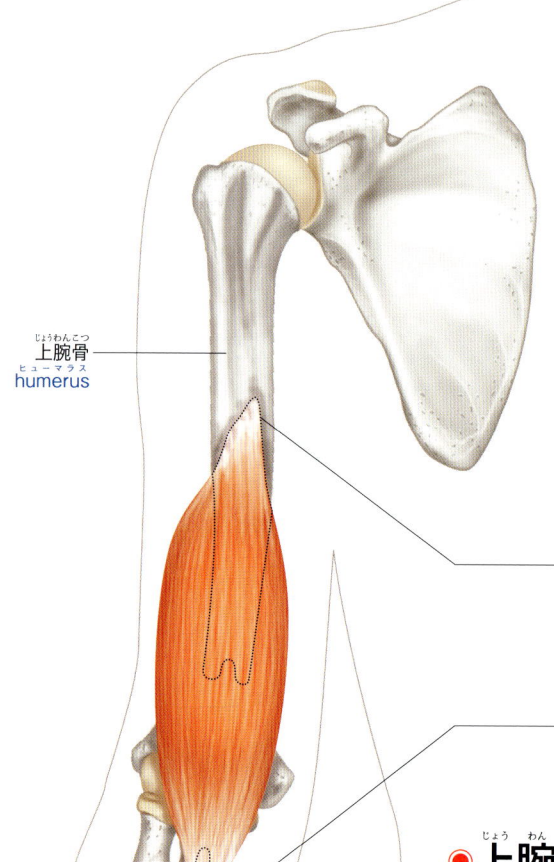

上腕筋 前面

上腕骨 humerus

起 上腕骨の内側および外側前面遠位（三角筋の停止部を挟む）

停 尺骨上部前面(鈎状突起)と尺骨粗面

尺骨 ulna

● 上腕筋の特徴

上腕屈筋群に分類される。前腕の屈曲を担う主要な筋のひとつ。上腕骨に接しているため上腕骨骨折によって傷つきやすく、治癒して瘢痕化すると短縮し、肘の伸展が困難になる。

6章 ⑩ 上腕三頭筋

上肢の筋肉 / 上腕筋・上腕三頭筋

triceps brachii

- 主な働き：前腕(肘関節)の伸展。長頭は上腕の伸展も行う
- 筋を使う動作：荷物を高いところに持ち上げる。腕立て伏せをする
- 支配神経：橈骨神経(C6～C8)

▲後面から見た上腕三頭筋の位置

上腕三頭筋 後面

- 起③ 長頭：肩甲骨外側縁（関節下結節）
- 起② 外側頭：上腕骨後面上部
- 起① 内側頭：上腕骨後面下部（深層）
- ⑰ 尺骨肘頭

肩甲骨 スキャピュラ scapula
上腕骨 ヒューマラス humerus
尺骨 アルナ ulna

● 上腕三頭筋の特徴

上腕伸筋群（上腕に位置する伸筋群という意味）に分類される。上腕の後面にあり、前腕の伸展を担う主要な筋で、上腕二頭筋(P.122)と上腕筋(P.124)の拮抗筋である。

6章 ⑪ 上肢の筋肉

肘筋
ちゅうきん

アンコウニーアス
anconeus

主な働き	：前腕（肘関節）の伸展
筋を使う動作	：荷物を高いところに持ち上げる。腕立て伏せをする
支配神経	：橈骨神経（C6～C8）

▲後面から見た肘筋の位置

肘筋後面

起 上腕骨外側上顆後面、肘関節包

停 尺骨の後縁、後面の上部

上腕骨 humerus

尺骨 ulna

●肘筋の特徴

上腕伸筋群に分類される。肘の後面にある三角形の小さい筋である。肘関節包につき、関節包を緊張させ、肘の伸展にともなって関節包が関節に巻き込まれるのを防ぐ役割がある。

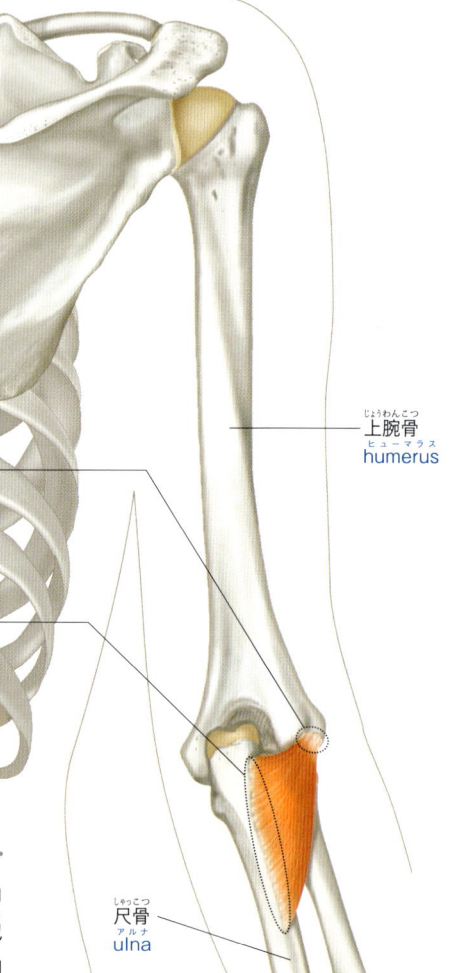

円回内筋 (えんかいないきん)

上肢の筋肉 / 肘筋・円回内筋

pronator teres (プロウネイタ ティーリーズ)

- **主な働き**：前腕(肘関節)の回内(尺骨上で橈骨を回内させる)。前腕の屈曲を助ける
- **筋を使う動作**：雑巾を絞る。ドライバーやドアノブを右手で反時計回りに回す(左手で時計回りに回す)
- **支配神経**：正中神経(C6、C7)

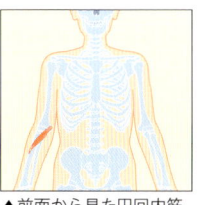

▲前面から見た円回内筋の位置

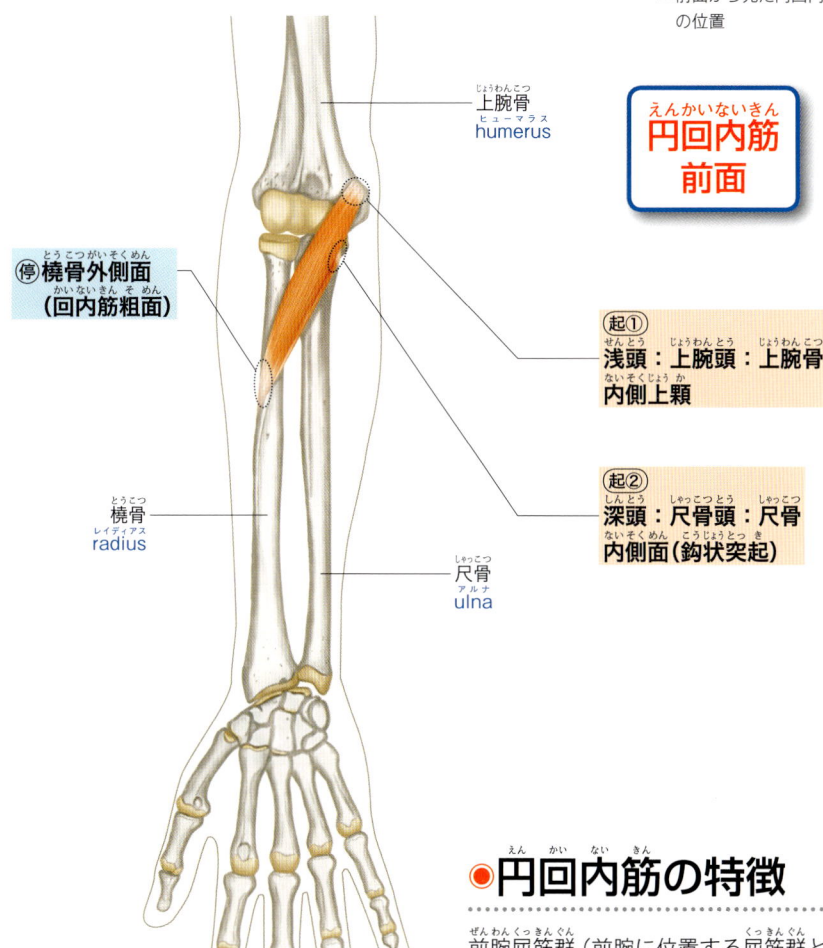

円回内筋 前面

- 上腕骨 humerus
- ⓢ 橈骨外側面 (回内筋粗面)
- 起① 浅頭：上腕頭：上腕骨 内側上顆
- 起② 深頭：尺骨頭：尺骨 内側面(鈎状突起)
- 橈骨 radius
- 尺骨 ulna

●円回内筋の特徴

前腕屈筋群(前腕に位置する屈筋群という意味)のひとつで、前腕の屈筋群のうちもっとも浅い層にある。前腕の前面を内側から外側へ斜めに走っている。

6章 上肢の筋肉

⑬ 橈側手根屈筋

フレクサ カーパイ レイディアリス
flexor carpi radialis

主な働き	：手関節の屈曲（掌屈）、外転（橈屈）
筋を使う動作	：手招きをする。手のひらで肩をポンポンとたたく
支配神経	：正中神経（C6、C7）

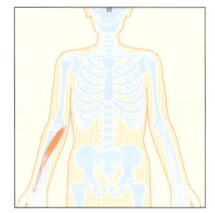

▲前面から見た橈側手根屈筋の位置

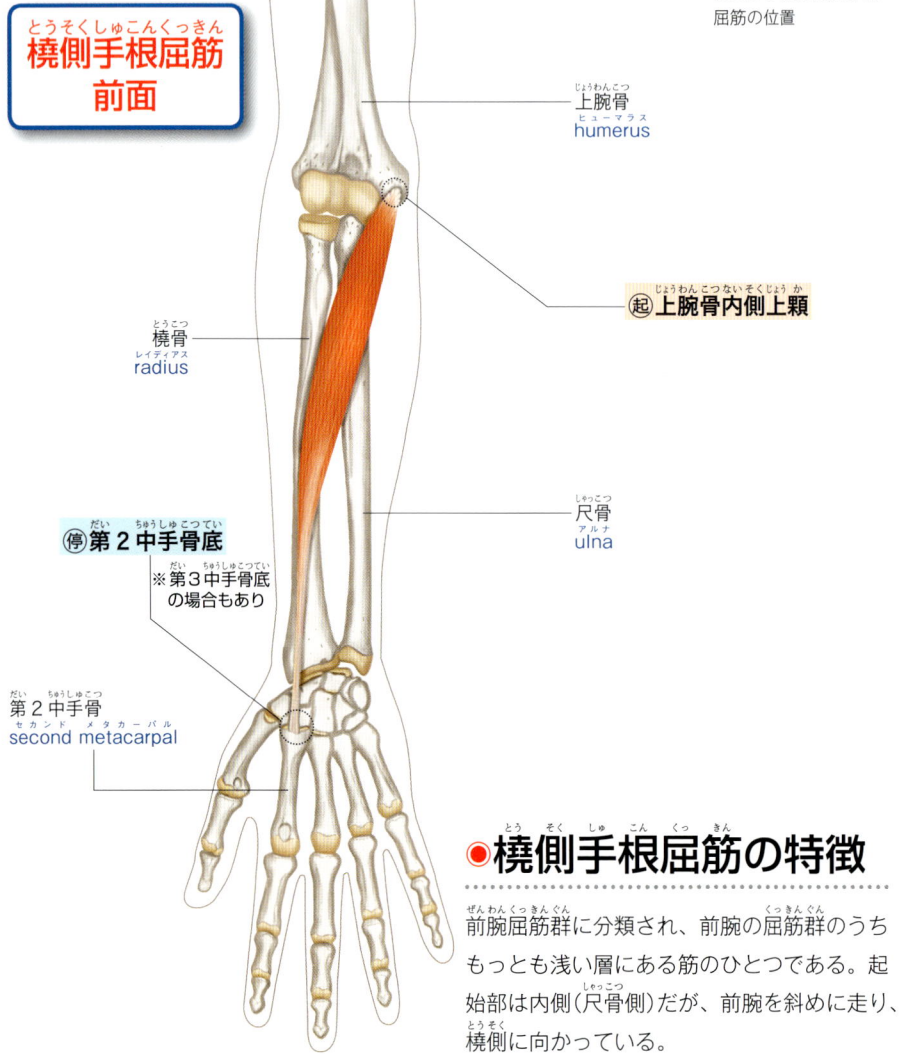

橈側手根屈筋 前面

- 上腕骨 ヒューマラス humerus
- 橈骨 レイディアス radius
- 尺骨 アルナ ulna
- 起：上腕骨内側上顆
- 停：第2中手骨底
- ※第3中手骨底の場合もあり
- 第2中手骨 セカンド メタカーバル second metacarpal

●橈側手根屈筋の特徴

前腕屈筋群に分類され、前腕の屈筋群のうちもっとも浅い層にある筋のひとつである。起始部は内側（尺骨側）だが、前腕を斜めに走り、橈側に向かっている。

6章 ⑭ 長掌筋

上肢の筋肉 / 橈側手根屈筋・長掌筋

palmaris longus

主な働き	：手関節の屈曲（掌屈）
筋を使う動作	：手招きをする。手のひらで肩をポンポンとたたく
支配神経	：正中神経（C7、C8）

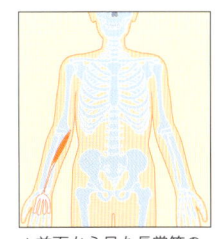

▲前面から見た長掌筋の位置

長掌筋 前面

上腕骨 humerus

起 上腕骨内側上顆と前腕筋膜の内面

停 手掌腱膜

● **長掌筋の特徴**

前腕屈筋群に分類される。筋腹は比較的短く、すぐに腱となって前腕を下行し、停止部は扇形に広がって手掌腱膜となる。手掌腱膜は手掌の皮膚と強く結びついている。

6章 ⑮ 尺側手根屈筋

flexor carpi ulnaris

上肢の筋肉

主な働き	：手関節の屈曲（掌屈）、内転（尺屈）
筋を使う動作	：手招きをする。手刀を切る（手を振り下ろす動作）
支配神経	：尺骨神経（C7、C8、T1）

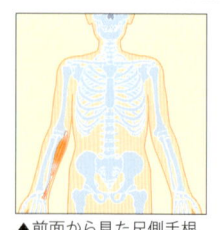

▲前面から見た尺側手根屈筋の位置

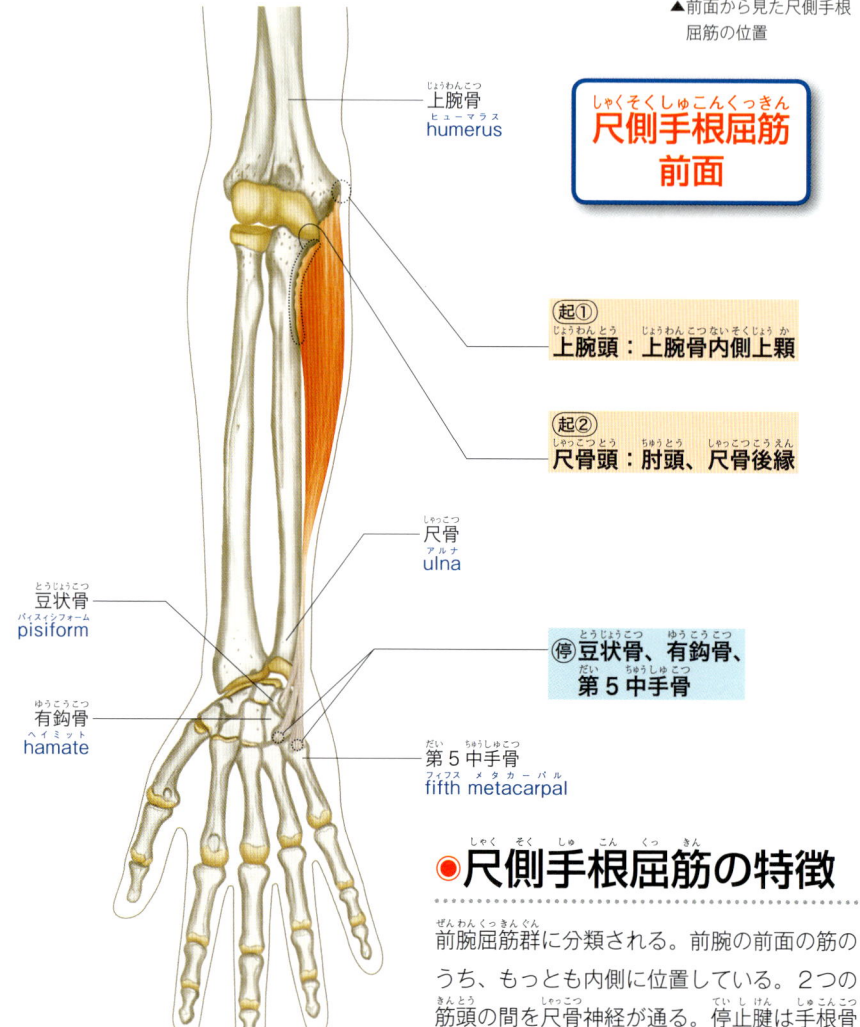

尺側手根屈筋 前面

- 上腕骨 humerus
- 起① 上腕頭：上腕骨内側上顆
- 起② 尺骨頭：肘頭、尺骨後縁
- 尺骨 ulna
- 豆状骨 pisiform
- 有鈎骨 hamate
- 停 豆状骨、有鈎骨、第5中手骨
- 第5中手骨 fifth metacarpal

●尺側手根屈筋の特徴

前腕屈筋群に分類される。前腕の前面の筋のうち、もっとも内側に位置している。2つの筋頭の間を尺骨神経が通る。停止腱は手根骨の豆状骨を包み込んでいる。

6章 ⑯ 浅指屈筋

flexor digitorum superficialis

上肢の筋肉 / 尺側手根屈筋・浅指屈筋

- **主な働き**：近位指節間関節（PIP）の屈曲。肘、手関節、中手指節関節（MP）の屈曲にも関与する
- **筋を使う動作**：かゆいところをかく。フリークライミングでホールドに指をかける
- **支配神経**：正中神経（C7、C8、T1）

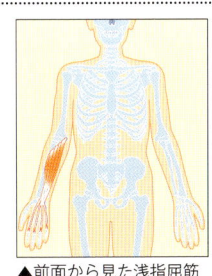

▲前面から見た浅指屈筋の位置

浅指屈筋 前面

上腕骨 humerus

起① 上腕尺骨頭：上腕骨内側上顆、尺骨前面上部（尺骨粗面）

起② 橈骨頭：橈骨前面上部

橈骨 radius

尺骨 ulna

停 人差し指〜小指（第2〜5指）中節骨底の掌面

第5中節骨 fifth middle phalanx

第2中節骨 second middle phalanx

第3中節骨 third middle phalanx

第4中節骨 fourth middle phalanx

● 浅指屈筋の特徴

前腕屈筋群に分類される。前腕の中層に位置する筋である。先は4本の腱にわかれ、第2〜5中節骨につく。停止腱の先は二股にわかれており、その間を深指屈筋（P.132）の腱が通っている。

6章 上肢の筋肉
⑰ 深指屈筋
flexor digitorum profundus

- **主な働き**：遠位指節間関節（DIP）の屈曲。近位指節間関節（PIP）、中手指節関節（MP）、手関節の屈曲にも関与する
- **筋を使う動作**：フリークライミングでホールドに指をかける。鞄の把っ手を握る
- **支配神経**：尺側部：尺骨神経(C8、T1)、
  橈側部：正中神経(C7、C8、T1)

▲前面から見た深指屈筋の位置

深指屈筋 前面

㋺ 尺骨上部1/3 前面内側、骨間膜

㋜ 人差し指～小指(第2～5指) 末節骨

尺骨 ulna

第2末節骨 second distal phalanx
第5末節骨 fifth distal phalanx
第4末節骨 fourth distal phalanx
第3末節骨 third distal phalanx

●深指屈筋の特徴

前腕屈筋群に分類される。前腕の深層に位置している。先は4本の腱にわかれており、浅指屈筋(P.131)の腱の先が二股にわかれた間を抜けて末節骨に停止している。

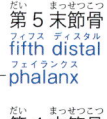

長母指屈筋

上肢の筋肉 / 深指屈筋・長母指屈筋

flexor pollicis longus

主な働き	母指末節の屈曲。基節の屈曲も行う
筋を使う動作	指相撲をする。ライターに火をつける
支配神経	正中神経（C6〜C8）

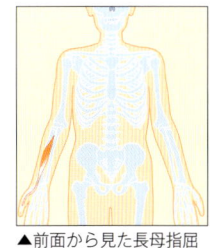

▲前面から見た長母指屈筋の位置

長母指屈筋 前面

橈骨 radius

起 橈骨前面、前腕骨間膜

停 母指の末節骨底

第1末節骨 first distal phalanx

●長母指屈筋の特徴

前腕屈筋群に分類される。前腕にあるが、浅指屈筋（P.131）、深指屈筋（P.132）とともにそのはたらきは指の屈曲である。腱は手根部掌側のくぼみに屈筋支帯で蓋をして形成される手根管を通る。

6章 上肢の筋肉

⑲ 方形回内筋 (ほうけいかいないきん)

pronator quadratus (プロウネイタ クワドラタス)

主な働き	手（前腕）の回内（円回内筋(P.127)はこれを補助する）
筋を使う動作	雑巾を絞る。ドライバーやドアノブを右手で反時計回りに回す（左手で時計回りに回す）
支配神経	正中神経(C7、C8、T1)

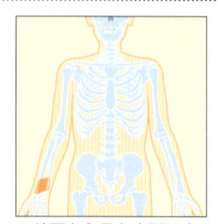

▲前面から見た方形回内筋の位置

方形回内筋 前面

橈骨 radius (レイディアス)
尺骨 ulna (アルナ)

(停)橈骨下部 1/4 前面
(起)尺骨下部 1/4 前面

●方形回内筋の特徴

前腕屈筋群に分類され、前腕の深層に位置している。手首近くにつく四角形の筋で、円回内筋(P.127)とともに前腕の回内を行う。力は円回内筋よりも強く、主導的な役割を果たす。

6章 ⑳ 腕橈骨筋

上肢の筋肉 / 方形回内筋・腕橈骨筋

brachioradialis
ブラキオレイディアリス

- 主な働き ： 前腕の屈曲（半回内位で作用）
- 筋を使う動作 ： 重い荷物を手で提げる
- 支配神経 ： 橈骨神経（C5、C6）

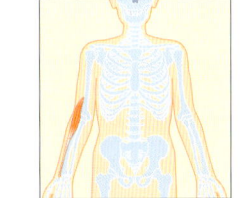

▲前面から見た腕橈骨筋の位置

腕橈骨筋 前面

上腕骨 humerus

起 上腕骨外側下縁部と外側上腕筋間中隔

橈骨 radius

停 橈骨の下端外側（茎状突起基底部）

●腕橈骨筋の特徴

前腕伸筋群（前腕に位置する伸筋群という意味）に分類される。機能は前腕の伸展ではなく屈曲だが、前腕後面の他の伸筋群と同じ区画にあるため、伸筋群にくくられている。

6章 ㉑ 上肢の筋肉

長橈側手根伸筋
ちょう とう そく しゅ こん しん きん

extensor carpi radialis longus
イクステンサ カーパイ レイディアリス ロンガス

- 主な働き ： 手関節の伸展（背屈）・外転（橈屈）
- 筋を使う動作 ： 釣り竿を握り強く引く。重いフライパンをあおる
- 支配神経 ： 橈骨神経（C6～C8）

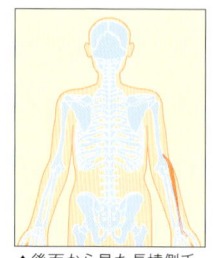

▲後面から見た長橈側手根伸筋の位置

長橈側手根伸筋 後面

上腕骨 humerus

起 上腕骨外側縁と外側上顆

停 第2中手骨底（背面）

第2中手骨 second metacarpal
セカンド メタカーパル

●長橈側手根伸筋の特徴

前腕伸筋群に分類される。前腕の外側にある筋腹は、手を握り強く橈屈するとよく触れることができる。短橈側手根伸筋（P.137）とともに手を強く握りしめるためには不可欠な筋である。

短橈側手根伸筋

上肢の筋肉 / 長橈側手根伸筋・短橈側手根伸筋

extensor carpi radialis brevis
(イクステンサ カーパイ レイディアリス ブレヴィス)

主な働き	手関節の伸展（背屈）・外転（橈屈）
筋を使う動作	釣り竿を握り強く引く。重いフライパンをあおる
支配神経	橈骨神経（C6〜C8）

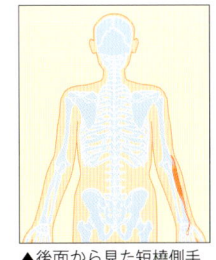

▲後面から見た短橈側手根伸筋の位置

短橈側手根伸筋 後面

- 上腕骨 / humerus
- 起：上腕骨外側上顆と橈骨輪状靭帯
- 停：第3中手骨底（背面）
- 第3中手骨 / third metacarpal

●短橈側手根伸筋の特徴

前腕伸筋群に分類される。長橈側手根伸筋（P.136）より下方から起始している。筋腹が長橈側手根伸筋の筋腹とひとつになり、先が2つの腱にわかれていることがある。

6章 上肢の筋肉

㉓ (総)指伸筋

extensor digitorum (イクステンサ ディジトーラム)

主な働き	: 主に中手指節関節（MP）の伸展。指節間関節（IP）の伸展も行う。指を広げたとき、手関節の伸展にも関わる
筋を使う動作	: 手についた水を前に飛ばす（人差し指から小指までの指をはじく）。手の指を大きく開く
支配神経	: 橈骨神経(C6〜C8)

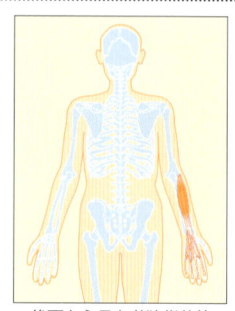

▲後面から見た(総)指伸筋の位置

(総)指伸筋 後面

上腕骨 humerus

起 上腕骨外側上顆と前腕筋膜

停 人差し指〜小指(第2〜5指)の背側(中節骨底・末節骨底)

第5中節骨 fifth middle phalanx
第5末節骨 fifth distal phalanx
第4中節骨 fourth middle phalanx
第4末節骨 fourth distal phalanx
第3中節骨 third middle phalanx
第3末節骨 third distal phalanx
第2中節骨 second middle phalanx
第2末節骨 second distal phalanx

●(総)指伸筋の特徴

前腕伸筋群に分類される。浅層にある。先は4本の腱となり、手関節の伸筋支帯の下を通り、膜状に広がって指背腱膜となり、その末端は3分して、中央は中節骨底、両側は末節骨底に伸びている。

6章 ㉔ 小指伸筋（しょうししんきん）

上肢の筋肉 /（総）指伸筋・小指伸筋

extensor digiti minimi

- 主な働き：小指の中手指節関節（MP）、指節間関節（IP）の伸展。指を広げたとき、手関節の伸展にも関わる
- 筋を使う動作：手の指を大きく開く
- 支配神経：橈骨神経（C6～C8）

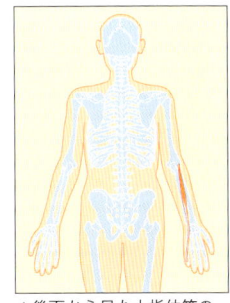

▲後面から見た小指伸筋の位置

小指伸筋 後面

上腕骨 humerus

起 上腕骨外側上顆
（（総）指伸筋からわかれる）

停 小指（第5指）の背側
（中節骨底、末節骨底）、
（指背腱膜）

第5中節骨 fifth middle phalanx

第5末節骨 fifth distal phalanx

● 小指伸筋の特徴

前腕伸筋群に分類される。浅層にある。（総）指伸筋（P.138）からわかれた筋で、個別に小指に腱を伸ばす。力は弱い。停止腱は（総）指伸筋と同じ指背腱膜となり、小指の中節骨と末節骨につく。

6章 ㉕ 尺側手根伸筋

extensor carpi ulnaris

- **主な働き**：手関節の伸展（背屈）、内転（尺屈）。ものを握るとき、手関節を保持する
- **筋を使う動作**：テニスのバックハンドストローク
- **支配神経**：橈骨神経（C6～C8）

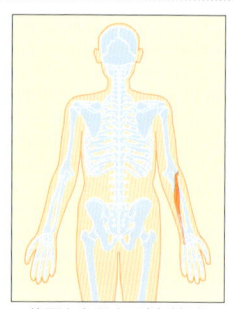

▲後面から見た尺側手根伸筋の位置

尺側手根伸筋 後面

- 上腕骨 humerus
- 尺骨 ulna
- 起①　上腕頭：上腕骨外側上顆
- 起②　尺骨頭：尺骨後縁上部
- 停　第5中手骨底
- 第5中手骨 fifth metacarpal

●尺側手根伸筋の特徴

前腕伸筋群に分類される。浅層にあり、前腕の伸筋群のうちもっとも内側（尺側）を走る。上腕頭の起始部は（総）指伸筋（P.138）や短橈側手根伸筋（P.137）、回外筋（P.141）などと共通の腱（共通腱）である。

6章 ㉖ 回外筋(かいがいきん)

supinator (スーピネイタ)

上肢の筋肉 / 尺側手根伸筋・回外筋

- 主な働き ：橈骨を回転させ、前腕を回外する
- 筋を使う動作 ：ドライバーやドアノブを右手で時計回りに回す（左手で反時計回りに回す）。本のページをめくる（外側に向かって）
- 支配神経 ：橈骨神経(C5〜C7)

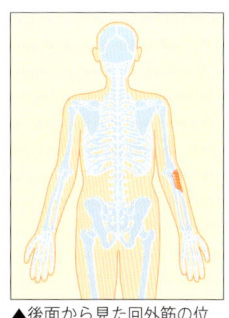

▲後面から見た回外筋の位置

回外筋 後面

- 上腕骨 humerus
- 尺骨 ulna
- 橈骨 radius

起 上腕骨外側上顆、橈骨輪状靱帯、肘関節包、尺骨後面（回外筋稜）

停 橈骨上部1/3の外側面

●回外筋の特徴

前腕伸筋群に分類される。前腕の回内を行う円回内筋(P.127)や方形回内筋(P.134)の拮抗筋である。同様に前腕を回外する上腕二頭筋(P.122)と異なり、回外筋は肘の屈曲の有無に関わらず作用する。

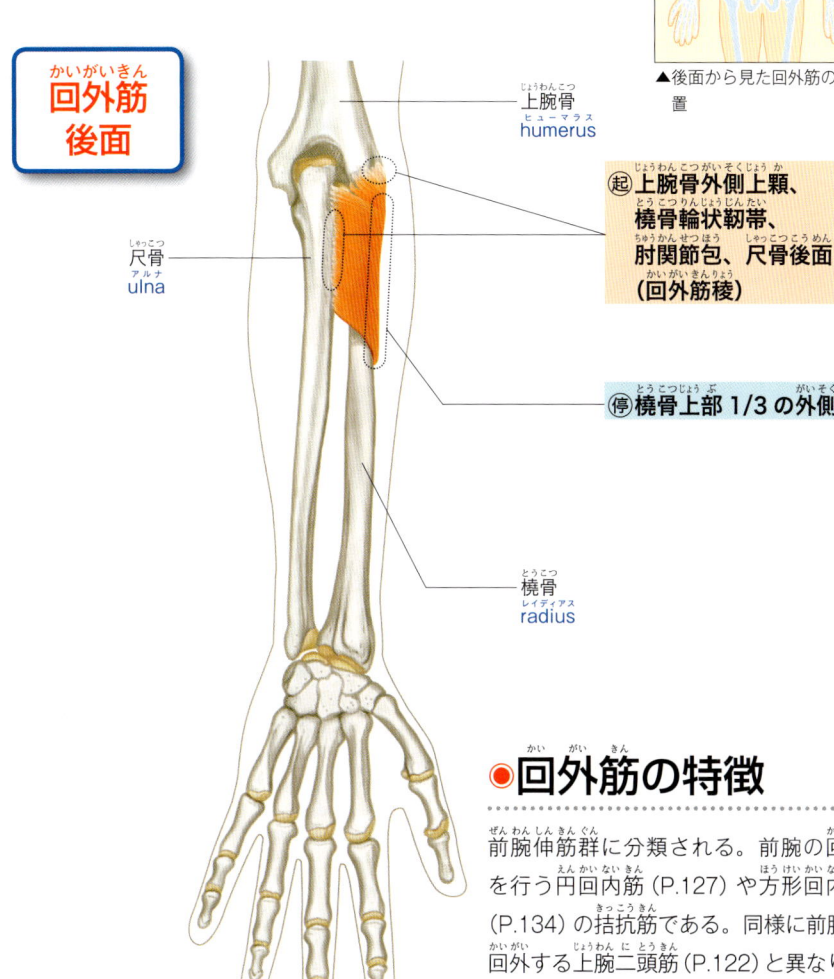

6章 上肢の筋肉

㉗ 長母指外転筋

abductor pollicis longus

- 主な働き ：母指の外転。手関節の外転(橈屈)にも関与する
- 筋を使う動作：親指を立てる(Goodのサイン)。指相撲をする(相手から逃げるとき)
- 支配神経 ：橈骨神経(C6 〜 C8)

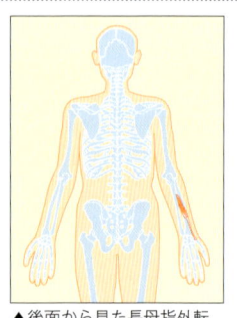

▲後面から見た長母指外転筋の位置

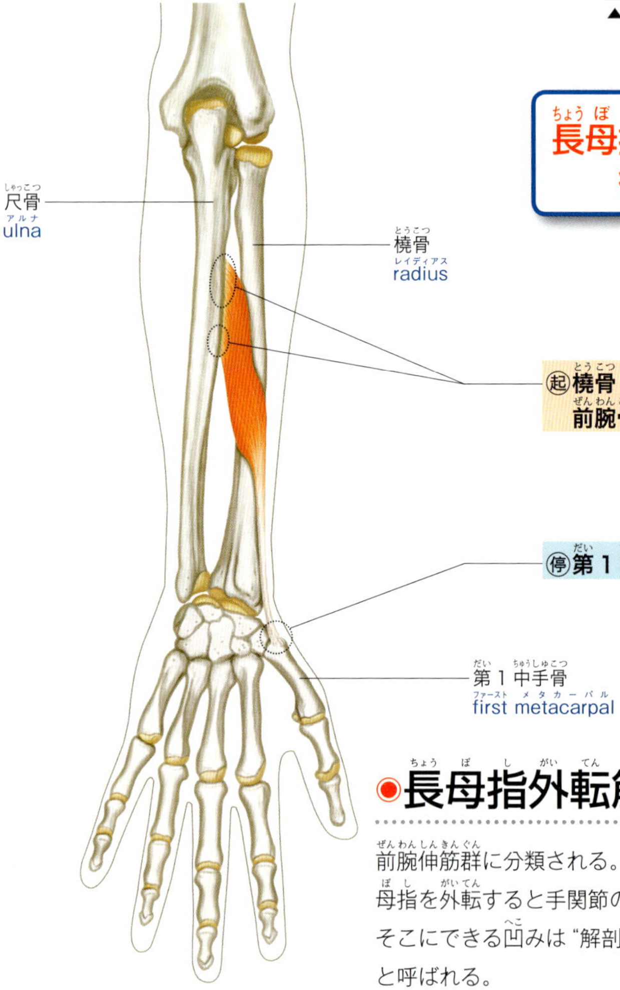

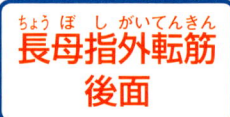

長母指外転筋 後面

尺骨 ulna

橈骨 radius

起 橈骨・尺骨の中部・前腕骨間膜の背側面

停 第1中手骨底

第1中手骨 first metacarpal

● 長母指外転筋の特徴

前腕伸筋群に分類される。深層に位置している。母指を外転すると手関節の橈側に腱が浮き出る。そこにできる凹みは"解剖学的かぎタバコ入れ"と呼ばれる。

6章
㉘ 短母指伸筋
たんぼししんきん

上肢の筋肉 / 長母指外転筋・短母指伸筋

イクステンサ ポリスィス ブレヴィス
extensor pollicis brevis

- **主な働き**：母指の基節を伸展、外転。第1中手骨の外転（橈屈）にも関与する
- **筋を使う動作**：親指を立てる（Goodのサイン）。指相撲をする（相手から逃げるとき）
- **支配神経**：橈骨神経（C6～C8）

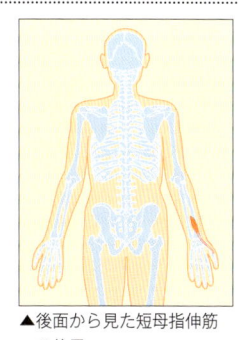

▲後面から見た短母指伸筋の位置

短母指伸筋 後面

橈骨 radius

起 橈骨中部背側面、前腕骨間膜の背面

停 母指（第1指）基節骨底

第1基節骨
ファースト プロウィスィマル フェイランクス
first proximal phalanx

● 短母指伸筋の特徴

前腕伸筋群に分類される。深層に位置している。腱は、母指を外転、伸展すると手関節の橈側にできる"解剖学的かぎタバコ入れ"と呼ばれる凹みの外縁をつくる。

6章 上肢の筋肉

㉙ 長母指伸筋

extensor pollicis longus

主な働き	母指の伸展、内転。
筋を使う動作	親指を立てる（Goodのサイン）。指相撲をする（相手から逃げるとき）
支配神経	橈骨神経（C6～C8）

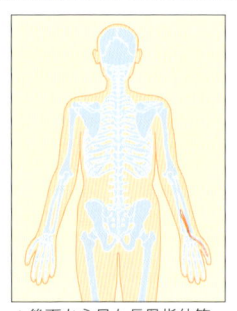

▲後面から見た長母指伸筋の位置

長母指伸筋 後面

尺骨 ulna

起 尺骨体中央・前腕骨間膜の背面

停 母指（第1指）末節骨底

第1末節骨 first distal phalanx

●長母指伸筋の特徴

前腕伸筋群に分類される。深層に位置している。短母指伸筋より内側を走る。腱は、手関節の橈側にできる"解剖学的かぎタバコ入れ"と呼ばれる凹みの内縁をつくる。

示指伸筋

extensor indicis

上肢の筋肉 / 長母指伸筋・示指伸筋

6章 ㉚

- 主な働き：人差し指のすべての関節を伸展する
- 筋を使う動作：人差し指を立てて「1」を示す。人やものを指差す。人差し指でものをつつく
- 支配神経：橈骨神経（C6〜C8）

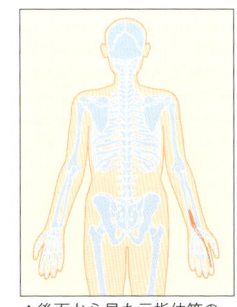

▲後面から見た示指伸筋の位置

示指伸筋 後面

尺骨 ulna

起 尺骨後面下部・前腕骨間膜の背面

停 人差し指（第2指）指背腱膜（伸筋腱膜）

●示指伸筋の特徴

前腕伸筋群に分類される。深層にあり、長母指伸筋（P.144）の内側を斜めに走り、人差し指の指背につく。人差し指が単独で伸展できるのはこの筋があるからである。

6章 上肢の筋肉

上肢（手部）

手の繊細な動きをつくる小さい筋は、すべて手部の手掌側にある。それらは母指側の筋、小指側の筋、中手骨の部分にある筋にわけられる。

● 手部の筋の特徴と構成

● 母指側

人の手の母指は可動域が大きく、他の4本の指と対立運動ができるのが特徴である。この母指の多彩な動きは、手掌の母指側に盛り上がる母指球をつくる筋群がつかさどる。

母指を外転させるのは、前腕にある長母指外転筋と、手部にある短母指外転筋(31)である。母指の内転は母指内転筋(34)が行う。

母指を屈曲するのは、前腕の長母指屈筋と手部の短母指屈筋(32)である。

また母指の対立運動は母指対立筋(33)が行う。

● 小指側

手掌の小指側に盛り上がる小指球には、小指だけを動かす筋がある。

小指外転筋(36)は小指を外転させる。

短小指屈筋(37)は、前腕にある浅指屈筋と深指屈筋とともに小指を屈曲させる。

人の小指は母指のような対立運動はできないが小指対立筋(38)がある。この筋がはたらくと手掌にくぼみができる。また皮膚につく皮筋である短掌筋(35)がはたらくと、小指球がさらに盛り上がり、手に持ったものをしっかりと把持するのに役立つ。

● 中手骨

中手骨の掌側に並ぶ虫様筋(39)は、母指以外の指の屈曲や伸展に関与する。

中手骨の骨間には、3つの掌側骨間筋(40)と4つの背側骨間筋(41)がある。これらの骨間筋は指を閉じたり開いたりするほか、指の屈曲や伸展に関わる。

● 指背筋膜

上腕骨から起始する(総)指伸筋の腱は、4本にわかれて母指以外の指の背側に伸び、膜状に広がって指背をおおっている。これを指背筋膜という。

指背筋膜には、示指伸筋（P.145）、小指伸筋、虫様筋、掌側・背側骨間筋の腱が合流する。

上肢の筋肉 / 上肢（手部）

手部の筋（掌側）

- ㊵ 掌側骨間筋（P.157）
- ㊶ 背側骨間筋（P.158）
- ㊴ 虫様筋（P.156）
- ㉞ 母指内転筋（P.151）
- ㊳ 小指対立筋（P.155）
- ㊱ 小指外転筋（P.153）
- ㉜ 短母指屈筋（P.149）
- ㊲ 短小指屈筋（P.154）
- ㉛ 短母指外転筋（P.148）
- ㉟ 短掌筋（点線部）（P.152）
- ㉝ 母指対立筋（P.150）

147

6章 上肢の筋肉

㉛ 短母指外転筋
abductor pollicis brevis

- **主な働き**：手根中手関節と中手指節関節(MP)で母指を外転し、掌側にまげる
- **筋を使う動作**：親指を立てる（Goodのサイン）。指相撲をする（相手から逃げるとき）
- **支配神経**：正中神経(C8、T1)

短母指外転筋 掌側面

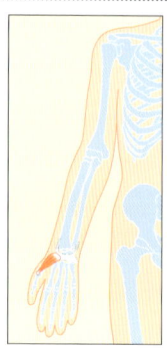

▲前面から見た短母指外転筋の位置

第1基節骨
first proximal phalanx

(停)母指(第1指)基節骨底外側

(起)屈筋支帯の橈側端前部、舟状骨(結節)

● 短母指外転筋の特徴

母指球筋群に分類される。手掌の母指の付け根にある高まりを母指球という。この筋は母指球をつくる筋のひとつで、もっとも浅層に位置している。

6章
㉜ 短母指屈筋
flexor pollicis brevis

上肢の筋肉 / 短母指外転筋・短母指屈筋

主な働き	：母指の基節を屈曲する
筋を使う動作	：指折り数えるときの母指の動き
支配神経	：正中神経（C6、C7）、尺骨神経（C8、T1）

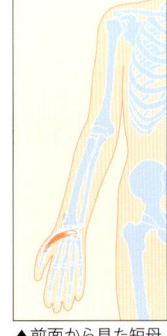

短母指屈筋
掌側面

▲前面から見た短母指屈筋の位置

第1基節骨
first proximal phalanx

(停)母指（第1指）基節骨底

起① 浅頭：屈筋支帯の橈側部

起② 深頭：有頭骨、大・小菱形骨、第2中手骨底

●短母指屈筋の特徴

母指球のふくらみをつくる筋のひとつで、母指球筋群に分類される。浅頭と深頭があり、その間を長母指屈筋（P.133）の腱が通る。停止腱は短母指外転筋（P.148）の腱と融合している。

6章 上肢の筋肉

㉝ 母指対立筋（ぼしたいりつきん）

opponens pollicis（オポウネンス ポリスィス）

主な働き	：母指を他の指と対立する位置に向ける
筋を使う動作	：親指と人差し指でものをつまむ。指で"OK"のサインをする。肩をもむ
支配神経	：正中神経（C8、T1）

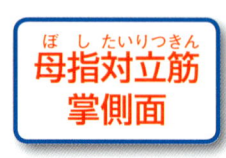

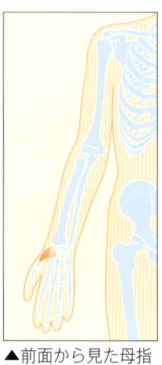

母指対立筋
掌側面

▲前面から見た母指対立筋の位置

第1中手骨
first metacarpal（ファースト メタカーパル）

（停）第1中手骨橈側縁

（起）屈筋支帯、大菱形骨結節

●母指対立筋の特徴

母指球のふくらみをつくる筋のひとつで、母指球筋群に分類される。短母指外転筋（P.148）の下（深層）に位置している。母指を他の指と対立させる（向き合わせる）筋である。

34 母指内転筋

上肢の筋肉 / 母指対立筋・母指内転筋

adductor pollicis

- 主な働き：母指の基節を人差し指に向けて内転する
- 筋を使う動作：指をそろえて"気をつけ"の姿勢をする。ものを強く握る
- 支配神経：尺骨神経（C8、T1）

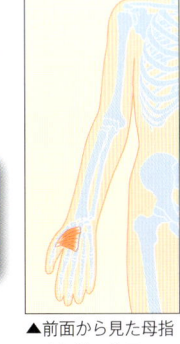

母指内転筋 掌側面

▲前面から見た母指内転筋の位置

第1基節骨
first proximal phalanx

停 母指（第1指）基節骨底

第3中手骨
third metacarpal

起② 横頭：第3中手骨掌側面

有頭骨
capitate

起① 斜頭：有頭骨と周辺の第2～3中手骨底掌側面

●母指内転筋の特徴

母指球のふくらみをつくる筋のひとつで、母指球筋群に分類される。手掌の中央付近から二頭をもって起始し、集まって母指につく。母指球筋群のうち唯一尺骨神経支配である。

6章 上肢の筋肉

㉟ 短掌筋
palmaris brevis

主な働き	小指球の皮膚を引き、小指球を盛り上げる
筋を使う動作	手に握ったものが、小指球側から滑り落ちないようにする
支配神経	尺骨神経(C8、T1)

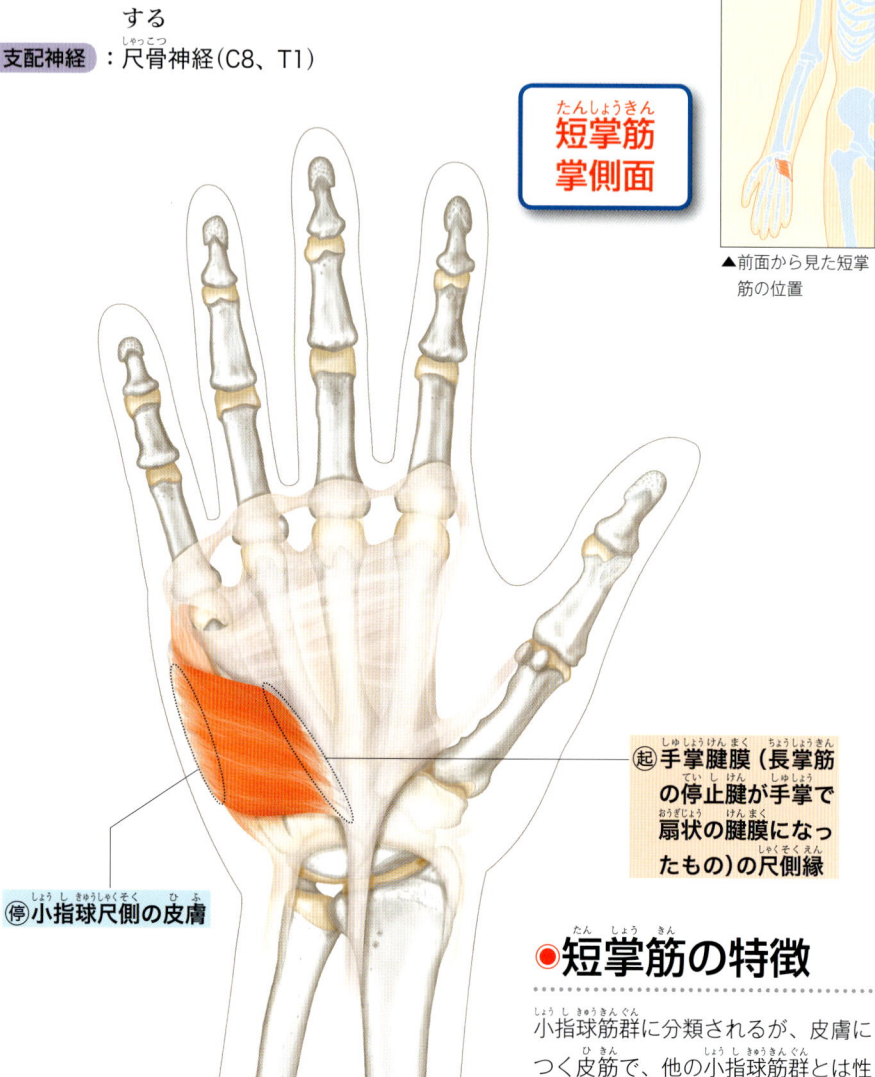

短掌筋 掌側面

▲前面から見た短掌筋の位置

起 手掌腱膜（長掌筋の停止腱が手掌で扇状の腱膜になったもの）の尺側縁

停 小指球尺側の皮膚

● 短掌筋の特徴

小指球筋群に分類されるが、皮膚につく皮筋で、他の小指球筋群とは性質が異なる。指などを動かすのではなく、小指球の皮膚を盛り上げて、ものを握って保持するのを助ける。

6章 ㊱ 小指外転筋
abductor digiti minimi

上肢の筋肉 / 短掌筋・小指外転筋

主な働き	小指の外転
筋を使う動作	手の指を大きく広げる。手で犬の影絵をつくったときの口の動き
支配神経	尺骨神経（C8、T1）

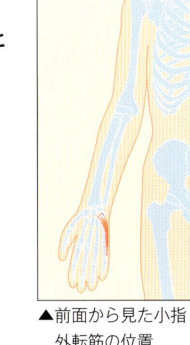

小指外転筋 掌側面

▲前面から見た小指外転筋の位置

(停) 小指（第5指）基節骨底尺側

(起) 豆状骨、屈筋支帯

第5基節骨
fifth proximal phalanx

● 小指外転筋の特徴

小指球筋群に分類される。小指球のふくらみをつくる筋のひとつである。小指球をつくる筋群は母指球をつくる筋群と構成が似ているが、母指球筋群に比べて発達は悪い。

6章 上肢の筋肉

㊲ # 短小指屈筋
フレクサ ディジタイ ミニマイ ブレヴィス
flexor digiti minimi brevis

- 主な働き：小指の中手指節関節（MP）の屈曲
- 筋を使う動作：ゴルフのクラブや剣道の竹刀を小指と小指球でしっかり保持する
- 支配神経：尺骨神経（C8、T1）

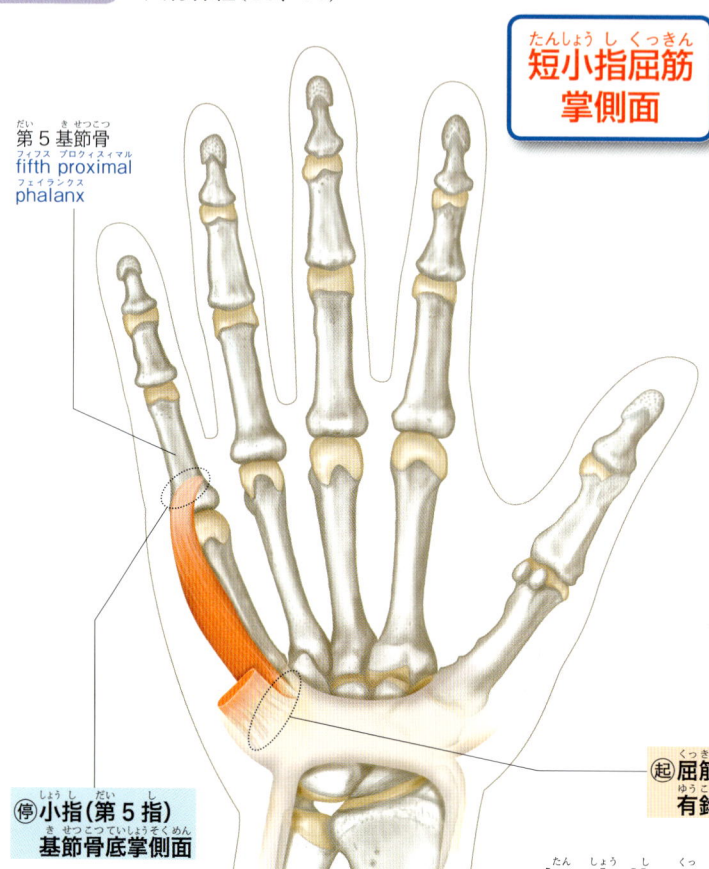

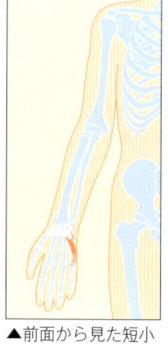

短小指屈筋 掌側面

▲前面から見た短小指屈筋の位置

第5基節骨
fifth proximal phalanx

⊕屈筋支帯、有鈎骨

㊀小指（第5指）基節骨底掌側面

●短小指屈筋の特徴

小指球のふくらみをつくる筋のひとつで、小指球筋群に分類される。小指外転筋（P.153）より橈側（手掌の中心に近い方）に位置している。停止腱は小指外転筋のものと融合している。

6章 ㊳ 小指対立筋
しょうしたいりつきん

上肢の筋肉 / 短小指屈筋・小指対立筋

オポウネンス ディジタイ ミニマイ
opponens digiti minimi

- 主な働き：第5中手骨を外転、屈曲、外旋し、掌を杯の形にする。握力を増加させる
- 筋を使う動作：ブランデーグラスを持つ。手で水をすくう
- 支配神経：尺骨神経（C8、T1）

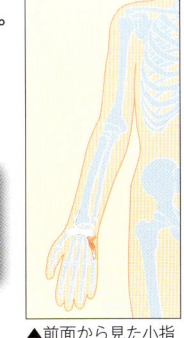

【小指対立筋 掌側面】

▲前面から見た小指対立筋の位置

第5中手骨
fifth metacarpal

起 屈筋支帯、有鈎骨鈎

停 第5中手骨尺側縁

● 小指対立筋の特徴

小指球のふくらみをつくる小指球筋群に分類される。小指は、母指のように他の指と対立することはできない。この筋は、第5中手骨を少し外旋させ手掌を凹ませる作用をもつ。

6章 上肢の筋肉

㊴ 虫様筋

lumbrical

主な働き	: 中手指節関節（MP）を屈曲、指節間関節（IP）を伸展
筋を使う動作	: 指の関節を伸ばしたまま、指先でものをつまむ。毛筆の筆を持つ
支配神経	: 第1・2：正中神経（C8, T1）、第3：正中神経（C8, T1）、尺骨神経（C8, T1）、第4：尺骨神経（C8, T1）

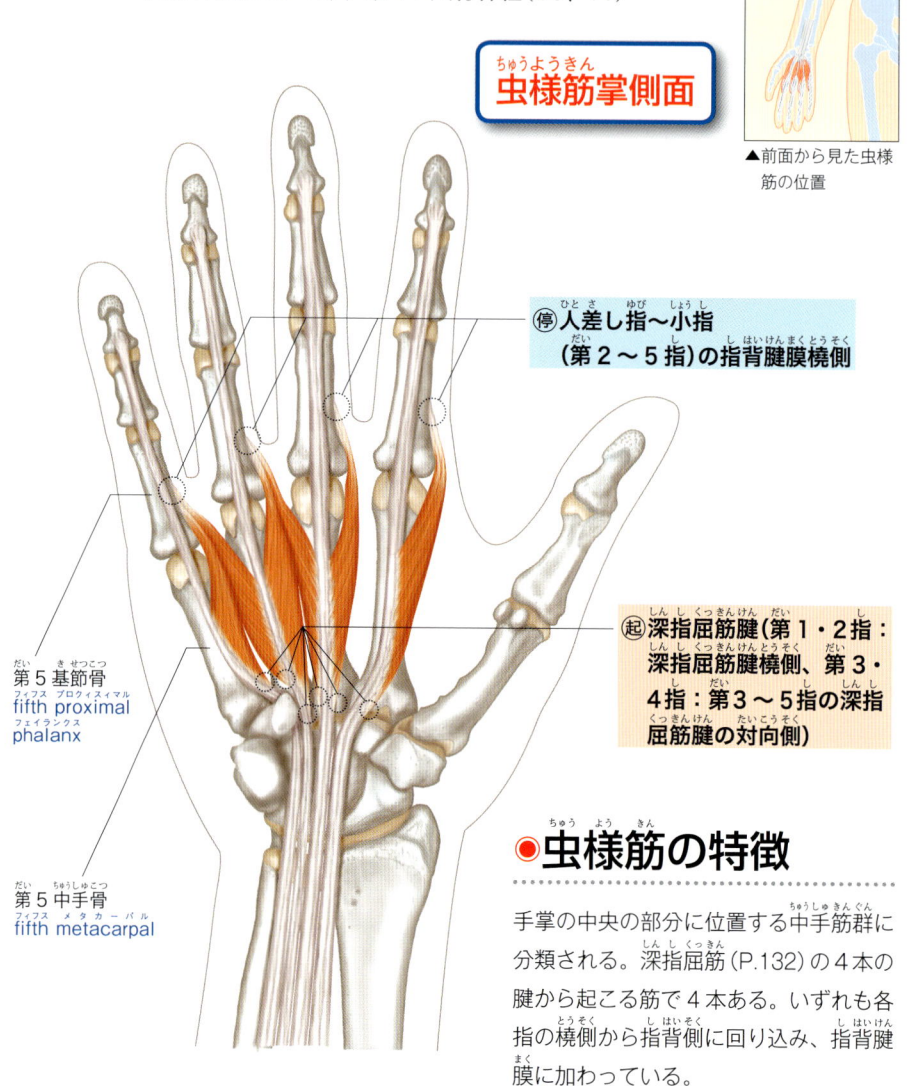

虫様筋掌側面

▲前面から見た虫様筋の位置

停 人差し指～小指（第2～5指）の指背腱膜橈側

起 深指屈筋腱（第1・2指：深指屈筋腱橈側、第3・4指：第3～5指の深指屈筋腱の対向側）

第5基節骨
fifth proximal phalanx

第5中手骨
fifth metacarpal

●虫様筋の特徴

手掌の中央の部分に位置する中手筋群に分類される。深指屈筋（P.132）の4本の腱から起こる筋で4本ある。いずれも各指の橈側から指背側に回り込み、指背腱膜に加わっている。

掌側骨間筋

palmar interossei

上肢の筋肉 / 虫様筋・掌側骨間筋

- **主な働き**：人差し指・薬指・小指を中指に近づける。人差し指・薬指・小指の中手指節関節（MP）を屈曲、指節間関節（IP）を伸展と内転
- **筋を使う動作**：人差し指から小指までの指を閉じてぴったりとつける
- **支配神経**：尺骨神経（C8、T1）

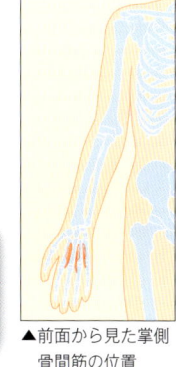

掌側骨間筋 掌側面

▲前面から見た掌側骨間筋の位置

停 その指の指背腱膜、基節骨底（背側に回り込む）

第2中手骨 second metacarpal

起 第2中手骨の尺側、第4・5中手骨の橈側

第5基節骨 fifth proximal phalanx

第4中手骨 fourth metacarpal

第5中手骨 fifth metacarpal

●掌側骨間筋の特徴

中手筋群に分類される。中手骨の間、つまり手掌の深部に位置する筋である。3本あり、人差し指・薬指・小指についており、母指と中指にはない。

6章 上肢の筋肉

㊹ 背側骨間筋

dorsal interossei

主な働き	人差し指と薬指を中指から離す（外転）。中指を左右に動かす。人差し指・中指・薬指・小指の中手指節間関節（MP）の伸展、指節間関節（ID）の伸展と外転
筋を使う動作	手の指を大きく広げる。パソコンのキーボードを打つ
支配神経	尺骨神経（C8、T1）

背側骨間筋 掌側面

▲前面から見た背側骨間筋の位置

第4基節骨 fourth proximal phalanx

第2基節骨 second proximal phalanx

㊡ 人差し指・中指・薬指（第2～4指）の基節骨底、指背腱膜

第3中手骨 third metacarpal

第3基節骨 third proximal phalanx

第4中手骨 fourth metacarpal

第2中手骨 second metacarpal

第1中手骨 first metacarpal

第5中手骨 fifth metacarpal

㊣ 各中手骨（第1～第5指）の相対する面（二頭）

●背側骨間筋の特徴

中手筋群に分類される。中手骨の間、手掌の深部の背側にある。羽状筋で、5本の中手骨の間の相対する面から起こり、人差し指の橈側、中指の両側、薬指の尺側の基節骨につく。

7章 下肢の筋肉

Muscles of leg

7章 下肢の筋肉

下肢（寛骨部）

骨盤を構成する寛骨は下肢帯に属し、ここにある筋を寛骨筋という。寛骨筋は寛骨の中につく筋と外につく筋にわけられる。

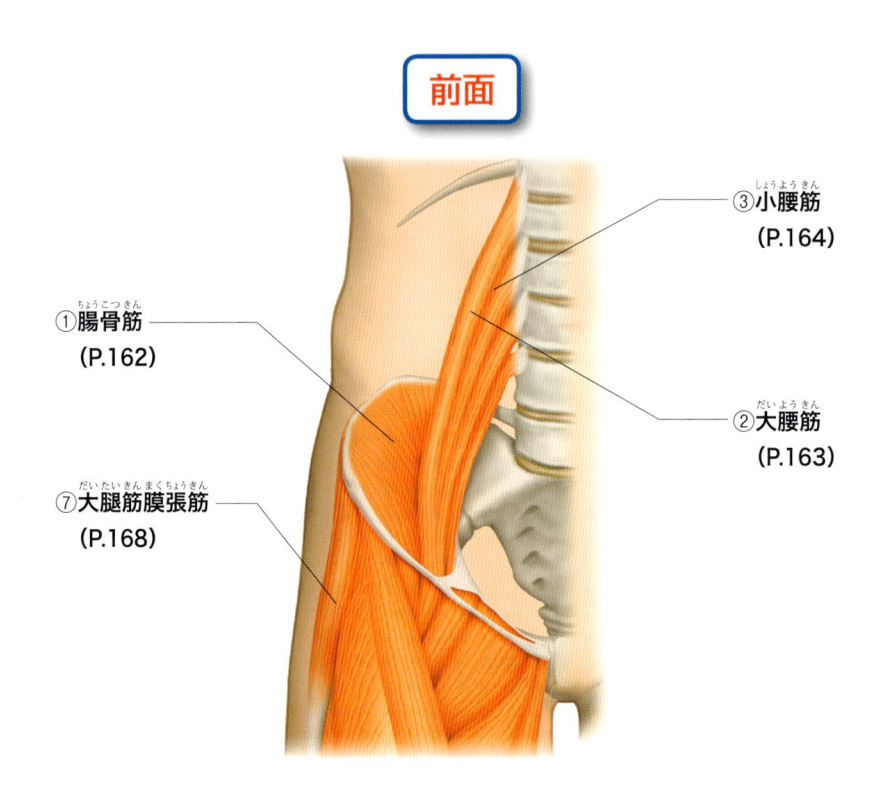

前面

- ①腸骨筋（P.162）
- ②大腰筋（P.163）
- ③小腰筋（P.164）
- ⑦大腿筋膜張筋（P.168）

●寛骨部の筋の特徴と構成

●寛骨の中につく寛骨内筋

内寛骨筋ともいう。寛骨の内側または脊椎に起始し、大腿骨または恥骨に停止する。

大腰筋（②）と腸骨筋（①）からなる腸腰筋は、歩行の際に大腿を持ち上げるための強大かつ重要な筋である。特に近年、高齢者の筋力低下による歩行障害の予防という点で注目されている。大腰筋と腸骨筋の筋尾は合流し、外腹斜筋下縁の腱膜が肥厚してできる鼠径靱帯の下をくぐって大腿骨につく。

大腰筋の前を走る小腰筋（③）も寛骨内筋のひとつだが、この筋がない人も少なくない。

下肢の筋肉 / 下肢(寛骨部)

●寛骨の外につく寛骨外筋

外寛骨筋ともいう。寛骨の外側にある筋で、浅層の殿筋群と深層の回旋筋群にわけられる。

殿筋群の筋には大殿筋(④)、中殿筋(⑤)、小殿筋(⑥)、大腿筋膜張筋(⑦)がある。腸骨または仙骨から起始し、大腿外側の靱帯や大転子に停止する。もっとも表層にありお尻の丸みをつくる大殿筋は、人体の中でもより大きく強大な筋のひとつである。

殿筋群は、歩行の際の大腿の動きに関わり、かつ着地している側の股関節を固定し安定させる。

後面

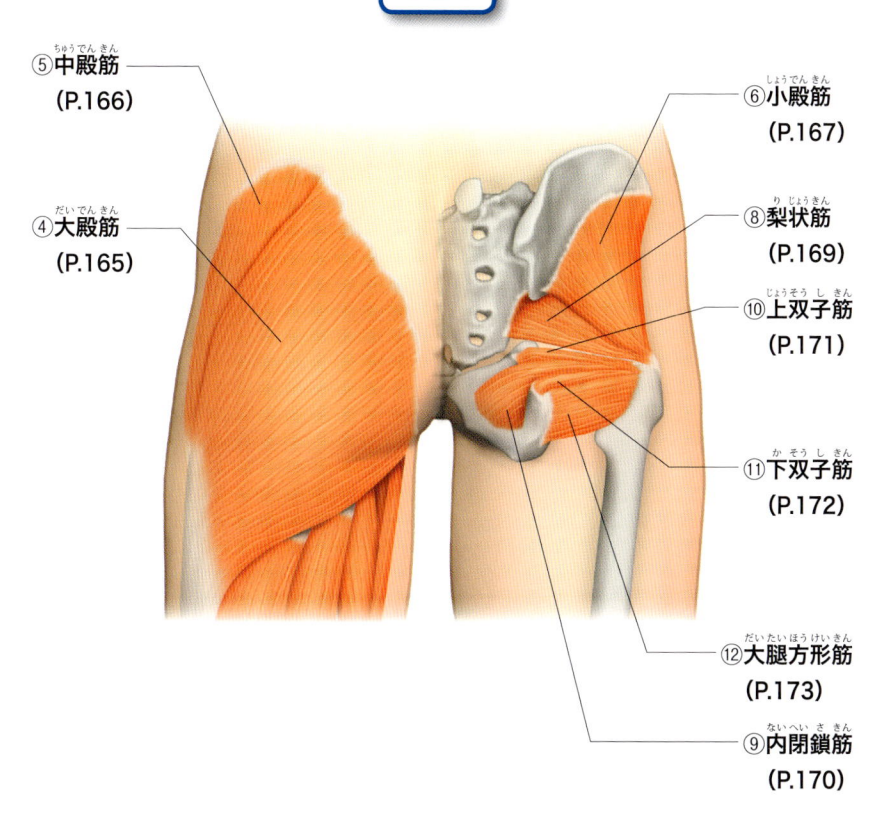

⑤ 中殿筋 (P.166)
④ 大殿筋 (P.165)
⑥ 小殿筋 (P.167)
⑧ 梨状筋 (P.169)
⑩ 上双子筋 (P.171)
⑪ 下双子筋 (P.172)
⑫ 大腿方形筋 (P.173)
⑨ 内閉鎖筋 (P.170)

●寛骨の外につく回旋筋群

回旋筋群は寛骨外筋のうち深層にあり、おもに大腿の外旋を行う筋である。これらの筋には股関節を安定させるはたらきもある。いずれも骨盤の内面に起始し、外側に向かい大腿骨大転子の内側につく。

回旋筋群には、梨状筋(⑧)、内閉鎖筋(⑨)、上双子筋(⑩)、下双子筋(⑪)、大腿方形筋(⑫)がある。寛骨の閉鎖孔の外面から転子窩につく外閉鎖筋も回旋筋群の仲間であるが、本書では大腿内転筋のグループとして解説している。

7章 下肢の筋肉

① 腸骨筋

iliacus muscle

- **主な働き**：大腿骨（股関節）の屈曲（挙上）、股関節の固定。大腿骨（股関節）固定時は体幹の屈曲（前屈）
- **筋を使う動作**：足を踏み出すとき大腿を持ち上げる。歩く、走る、階段をのぼる
- **支配神経**：大腿神経（L2～L4）

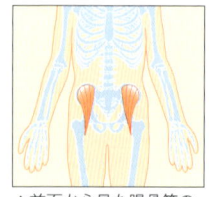

▲前面から見た腸骨筋の位置

腸骨筋前面

- 起 腸骨内面（腸骨窩）、下前腸骨棘
- 寛骨（腸骨） hip bone (ilium)
- 上前腸骨棘 anterior superior iliac spine
- 下前腸骨棘 anterior inferior iliac spine
- 停 大腿骨小転子（大腰筋と合流）
- 大腿骨 femur
- 小転子 lesser trochanter
- 恥骨結合 pubic symphysis
- T12, L1, L2, L3, L4, L5
- 腸骨窩 iliac fossa
- 上前腸骨棘 anterior superior iliac spine
- 下前腸骨棘 anterior inferior iliac spine
- 尾骨 coccyx

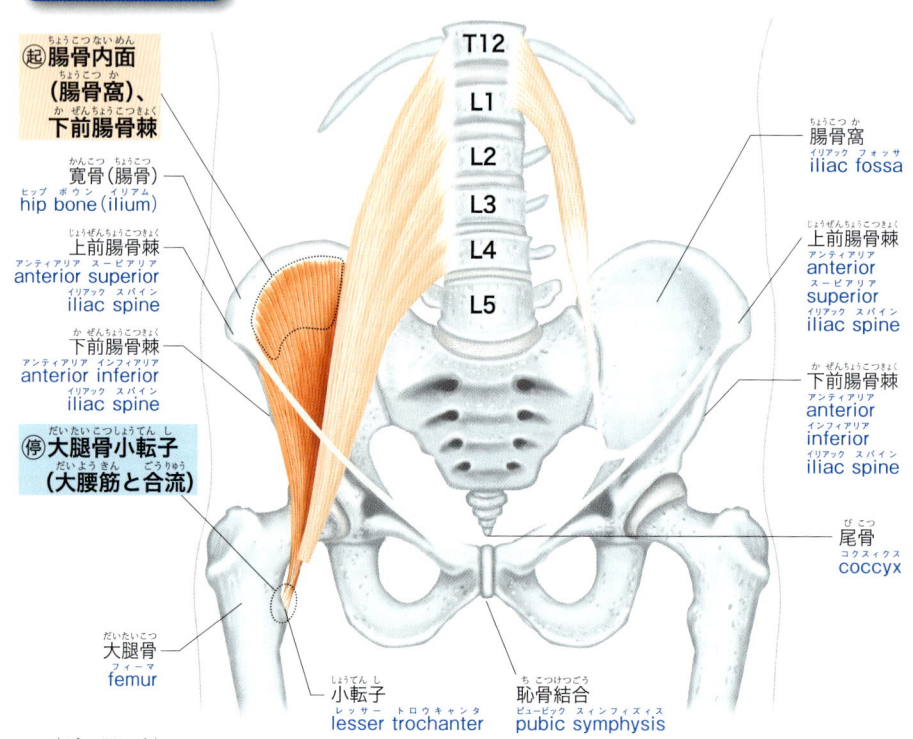

●腸骨筋の特徴

寛骨の中につく寛骨内筋（または内寛骨筋）で、大腰筋と合わせて腸腰筋と呼ぶ。歩行時に大腿を持ち上げ、かつ着地している側の股関節を安定させるための強大な筋である。

7章 ② 大腰筋（だいようきん）

psoas major (ソウアス メイジャ)

下肢の筋肉 / 腸骨筋・大腰筋

主な働き	: 大腿骨（股関節）の屈曲（挙上）、股関節の固定。大腿骨固定時は体幹の屈曲（前屈）
筋を使う動作	: 足を踏み出すとき大腿を持ち上げる。歩く、走る、階段をのぼる
支配神経	: 腰神経叢の枝（T12、L1～L4）、大腿神経（L2～L4）

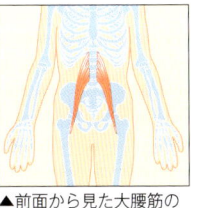

▲前面から見た大腰筋の位置

大腰筋前面

起① 浅頭：第12胸椎・第1～4腰椎の椎体と椎間円板

起② 深頭：第12肋骨と第1～4腰椎の肋骨突起

停 大腿骨小転子（腸骨筋と合流）

- 第12肋骨 twelfth rib
- 腰椎 lumbar vertebra
- T12, L1, L2, L3, L4, L5
- 肋骨突起 costal process
- 寛骨（腸骨）hip bone (ilium)
- 大腿骨 femur
- 小転子 lesser trochanter
- 仙骨 sacrum
- 尾骨 coccyx

● 大腰筋の特徴

寛骨の中につく寛骨内筋（または内寛骨筋）で、腸骨筋と合わせて腸腰筋と呼ぶ。浅頭と深頭から起こり、大腿骨につく。腸骨筋とともに歩行のために重要かつ強大な筋である。

7章 ③ 小腰筋

下肢の筋肉

psoas minor

主な働き	大腿骨（股関節）の屈曲を助ける。腰椎の側屈
筋を使う動作	足を踏み出すとき大腿を持ち上げるのを助ける
支配神経	腰神経叢の枝（T12、L1、L2）、大腿神経（L1～L4）

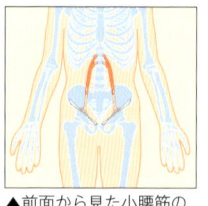

▲前面から見た小腰筋の位置

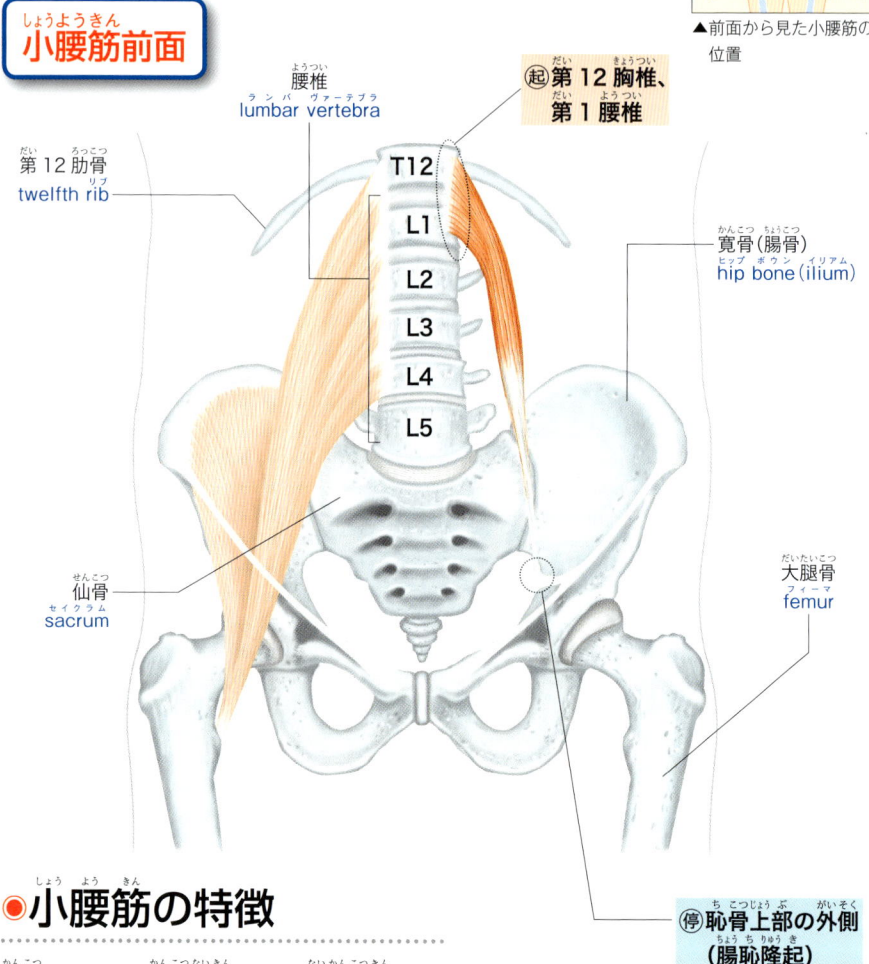

小腰筋前面

- 腰椎 lumbar vertebra
- 第12肋骨 twelfth rib
- 起 第12胸椎、第1腰椎
- 寛骨（腸骨）hip bone (ilium)
- 仙骨 sacrum
- 大腿骨 femur
- 停 恥骨上部の外側（腸恥隆起）

●小腰筋の特徴

寛骨の中につく寛骨内筋（または内寛骨筋）である。大腰筋の前を走る筋で、半数の人にしかない。腸腰筋の仲間だが、股関節をまたがないので、大腿への作用は補助的である。

7章 ④ 大殿筋
gluteus maximus

下肢の筋肉 / 小腰筋・大殿筋

主な働き	大腿骨（股関節）の伸展、外旋。上部線維は外転、下部線維は内転。腸脛靱帯を緊張させ、膝関節を伸展し固定する。下肢を固定すると、骨盤を後に引く（下制）
筋を使う動作	階段をのぼる、ジャンプする、自転車のペダルを踏み込む
支配神経	下殿神経（L5、S1、S2）

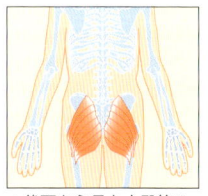

▲後面から見た大殿筋の位置

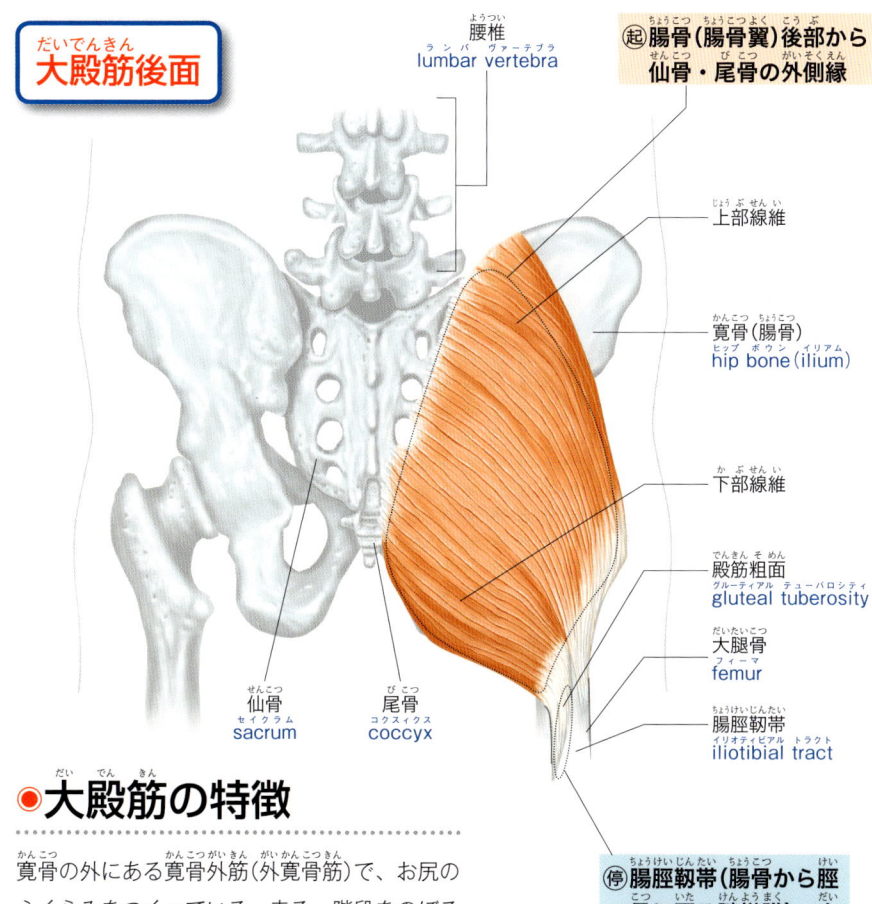

大殿筋後面

- 腰椎 lumbar vertebra
- 起 腸骨（腸骨翼）後部から仙骨・尾骨の外側縁
- 上部線維
- 寛骨（腸骨） hip bone（ilium）
- 下部線維
- 殿筋粗面 gluteal tuberosity
- 大腿骨 femur
- 腸脛靱帯 iliotibial tract
- 仙骨 sacrum
- 尾骨 coccyx
- 停 腸脛靱帯（腸骨から脛骨に至る腱様膜）、大腿骨後面（殿筋粗面）

● 大殿筋の特徴

寛骨の外にある寛骨外筋（外寛骨筋）で、お尻のふくらみをつくっている。走る、階段をのぼる、跳躍するなど、より強く大腿を伸展する際にはたらく強大な筋である。

7章 下肢の筋肉

⑤ 中殿筋（ちゅうでんきん）

gluteus medius（グルーティアス ミーディアス）

主な働き	大腿骨（股関節）の外転。前部線維は内旋。後部線維は外旋。片脚立ちで骨盤を安定させる
筋を使う動作	歩行時、着地している足と反対側の骨盤を上げる。スケートで横方向に足を蹴り出す
支配神経	上殿神経（L4、L5、S1）

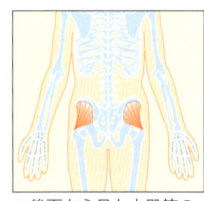

▲後面から見た中殿筋の位置

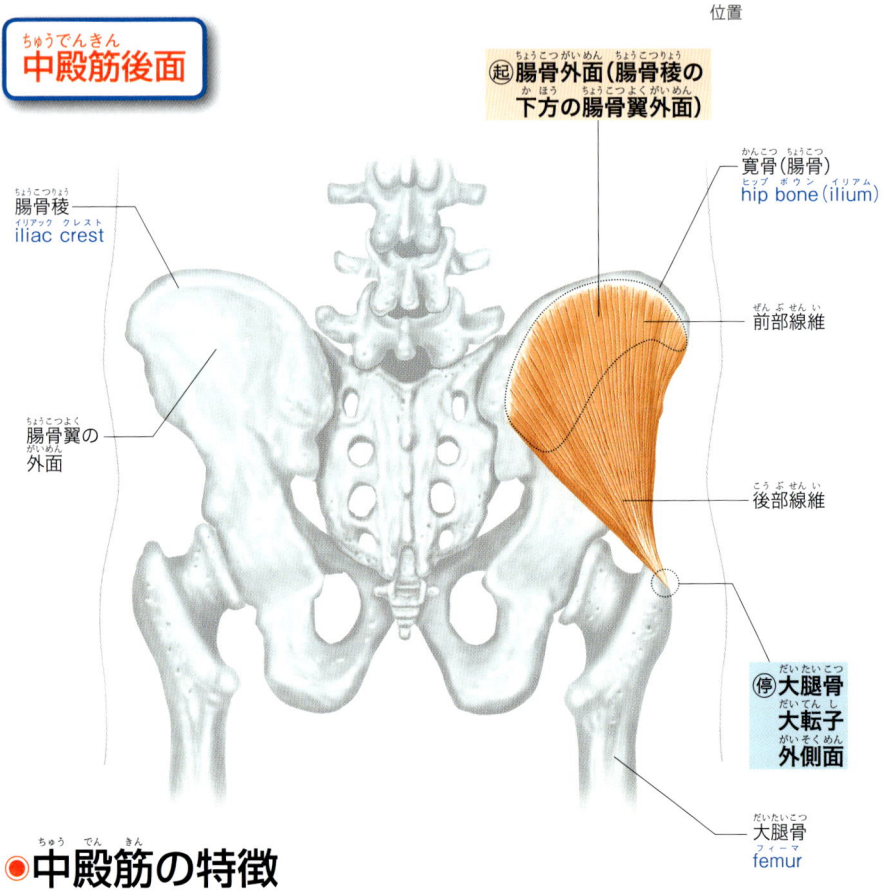

中殿筋後面

起 腸骨外面（腸骨稜の下方の腸骨翼外面）

- 腸骨稜 iliac crest
- 寛骨（腸骨）hip bone (ilium)
- 前部線維
- 腸骨翼の外面
- 後部線維
- 停 大腿骨 大転子 外側面
- 大腿骨 femur

●中殿筋の特徴

寛骨の外にある寛骨外筋（外寛骨筋）で、大殿筋の外側に位置し、深層にあるため一部は大殿筋におおわれる。三角形の筋で、小殿筋とともに大腿の外転と内旋を行う。

7章 ⑥ 小殿筋

下肢の筋肉／中殿筋・小殿筋

gluteus minimus

主な働き	大腿骨（股関節）の外転。前部線維は内旋。後部線維は外旋。片脚立ちで骨盤を安定させる
筋を使う動作	歩行時、着地している足と反対側の骨盤を上げる。スケートで横方向に足を蹴り出す
支配神経	上殿神経（L4、L5、S1）

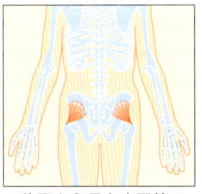

▲後面から見た小殿筋の位置

小殿筋後面

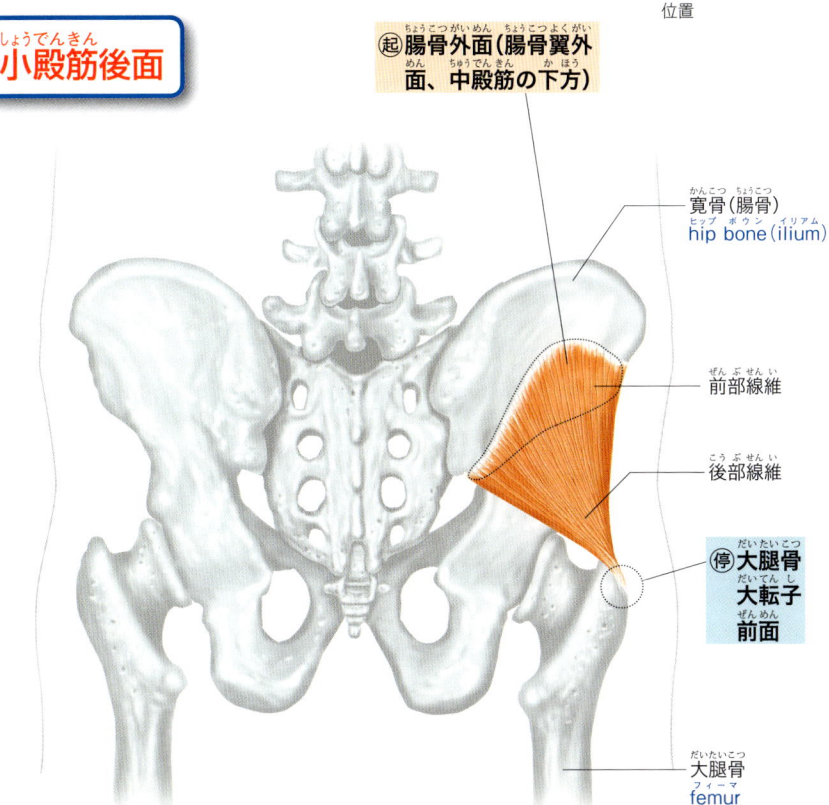

起 腸骨外面（腸骨翼外面、中殿筋の下方）

寛骨（腸骨） hip bone (ilium)

前部線維

後部線維

停 大腿骨 大転子 前面

大腿骨 femur

●小殿筋の特徴

寛骨の外にある寛骨外筋（外寛骨筋）で、中殿筋の下（深層）にある。大腿の外転を行うこの筋と中殿筋が麻痺すると歩行障害を生じる（上げた足のほうの骨盤が下がる）。

7章 下肢の筋肉

⑦ 大腿筋膜張筋 tensor fasciae latae

- **主な働き**：大腿骨（股関節）の屈曲、内旋、外転。立位で膝関節を、片脚立ちで骨盤を安定させる（膝関節の伸展）
- **筋を使う動作**："気をつけ"の姿勢でまっすぐ立つ。まっすぐ歩く（大腿が外旋するのを防ぐ）
- **支配神経**：上殿神経（L4、L5、S1）

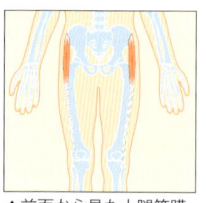

▲前面から見た大腿筋膜張筋の位置

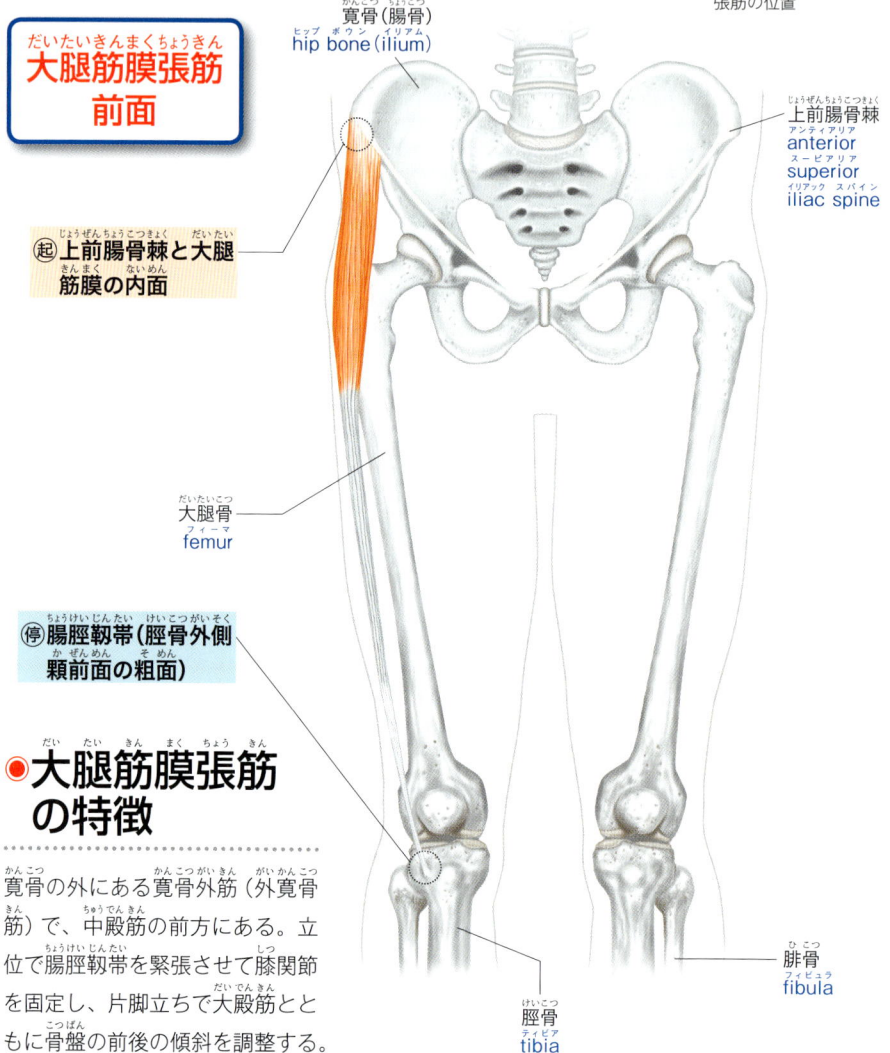

大腿筋膜張筋 前面

寛骨（腸骨） hip bone (ilium)

上前腸骨棘 anterior superior iliac spine

起　上前腸骨棘と大腿筋膜の内面

大腿骨 femur

停　腸脛靭帯（脛骨外側顆前面の粗面）

●大腿筋膜張筋の特徴

寛骨の外にある寛骨外筋（外寛骨筋）で、中殿筋の前方にある。立位で腸脛靭帯を緊張させて膝関節を固定し、片脚立ちで大殿筋とともに骨盤の前後の傾斜を調整する。

脛骨 tibia

腓骨 fibula

7章 ⑧ 梨状筋

下肢の筋肉 / 大腿筋膜張筋・梨状筋

piriformis muscle

主な働き	大腿骨(股関節)の外旋、外転。股関節を安定させる
筋を使う動作	まっすぐ立つ(足先はやや外向き)。つま先を外に向けていく
支配神経	仙骨神経叢(L5～S2)

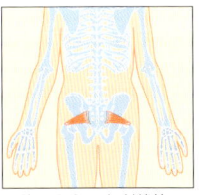

▲後面から見た梨状筋の位置

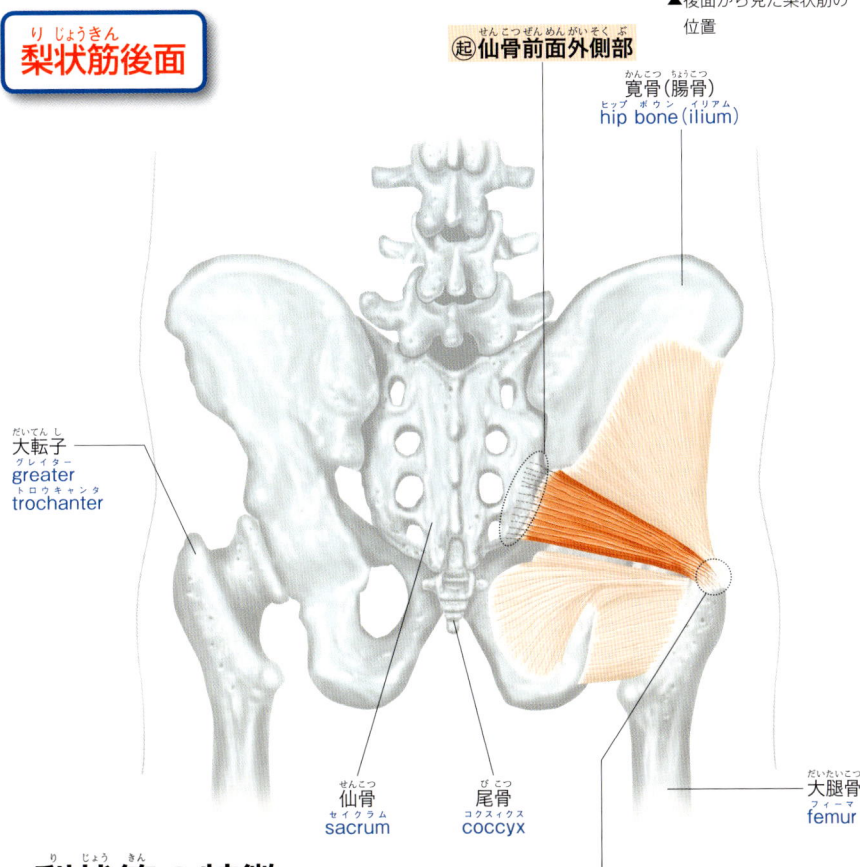

梨状筋後面

起 仙骨前面外側部

寛骨(腸骨) hip bone (ilium)

大転子 greater trochanter

仙骨 sacrum

尾骨 coccyx

大腿骨 femur

停 大腿骨大転子(先端後縁)

●梨状筋の特徴

寛骨外筋(外寛骨筋)で、大腿を回旋させる回旋筋群に分類される。起始部は骨盤内部だが、大坐骨孔を通って骨盤の外に出て、股関節の背側大腿骨に停止している。

7章 下肢の筋肉
⑨ 内閉鎖筋
obturator internus

- 主な働き：大腿骨（股関節）の外旋、外転。股関節を安定させる
- 筋を使う動作：まっすぐ立つ（足先はやや外向き）。つま先を外に向けていく
- 支配神経：仙骨神経叢（L4～S2）

▲後面から見た内閉鎖筋の位置

内閉鎖筋後面

停：大腿骨大転子の先端後縁（転子窩）

大転子 greater trochanter
寛骨（坐骨） hip bone (ischium)
大腿骨 femur
寛骨（恥骨） hip bone (pubis)
閉鎖孔 obturator foramen

起：寛骨閉鎖孔内面に張る閉鎖膜、坐骨・恥骨の閉鎖孔周辺

●内閉鎖筋の特徴

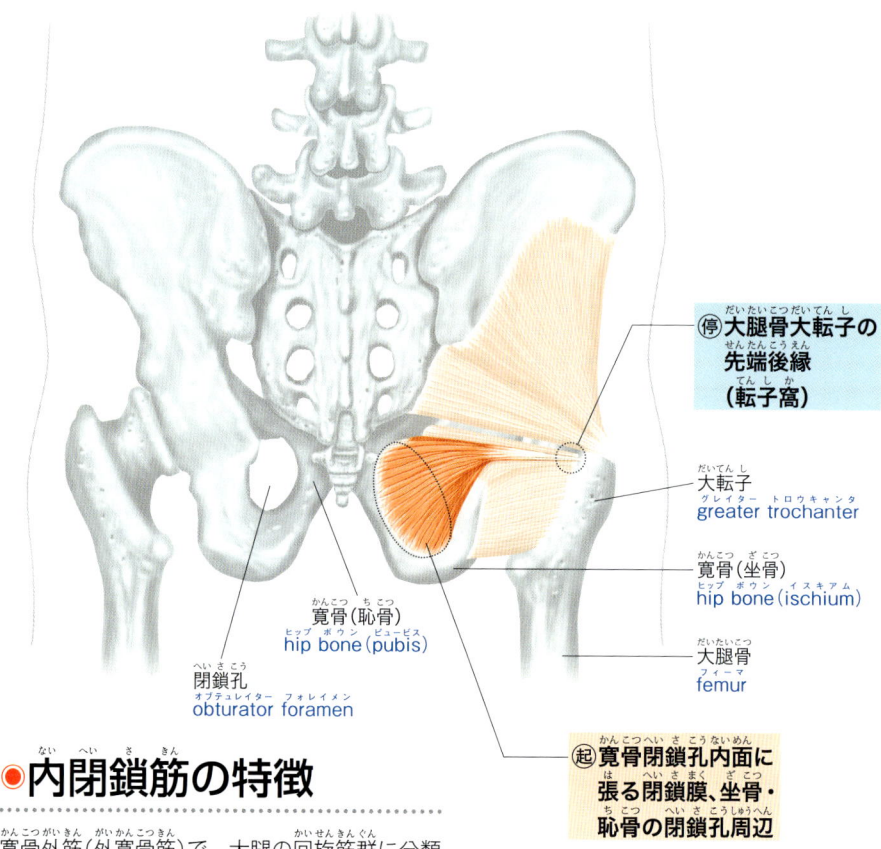

寛骨外筋（外寛骨筋）で、大腿の回旋筋群に分類される。寛骨の閉鎖孔に張る閉鎖膜から起始し、坐骨の縁（小坐骨切痕）で直角に前方に向きを変える。上下双子筋の間に位置する。

上双子筋 (じょうそうしきん)

下肢の筋肉 / 内閉鎖筋・上双子筋

gemellus superior (ジェメラス スーピアリア)

- 主な働き：大腿骨(股関節)の外旋。股関節を安定させる
- 筋を使う動作：まっすぐ立つ(足先はやや外向き)。つま先を外に向けていく
- 支配神経：仙骨神経叢(L4～S2)

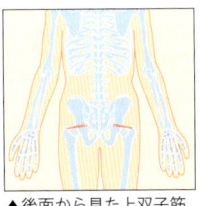

▲後面から見た上双子筋の位置

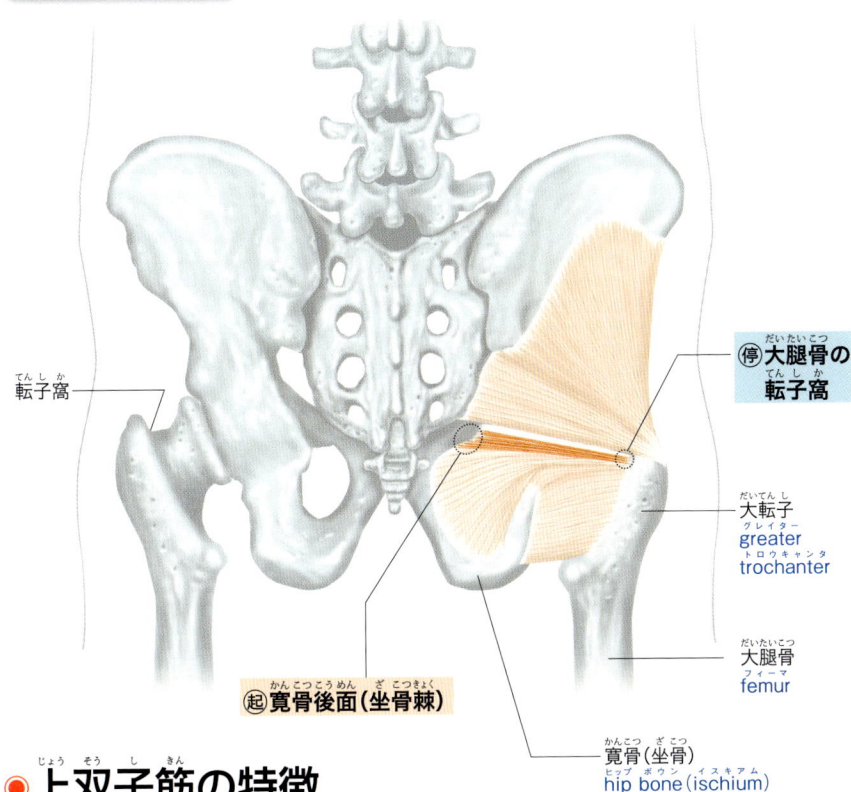

上双子筋後面

- 転子窩
- ⑰大腿骨の転子窩
- 大転子 greater trochanter (グレイター トロウキャンタ)
- 大腿骨 femur (フィーマ)
- 寛骨(坐骨) hip bone (ischium) (ヒップ ボウン イスキアム)
- ㉄寛骨後面(坐骨棘)

● 上双子筋の特徴

寛骨外筋(外寛骨筋)で、大腿の回旋筋群に分類される。内閉鎖筋の上下を挟む双子筋の上側の筋で、下双子筋よりやや小さい。停止腱は下双子筋、内閉鎖筋の腱と混じる。

7章 ⑪ 下双子筋

下肢の筋肉

gemellus inferior（ジェメラス インフィアリア）

- 主な働き：大腿骨（股関節）の外旋。股関節を安定させる
- 筋を使う動作：まっすぐ立つ（足先はやや外向き）。つま先を外に向けていく
- 支配神経：仙骨神経叢（L4〜S2）

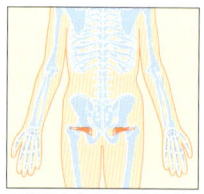

▲後面から見た下双子筋の位置

下双子筋後面

- 転子窩
- 停 大腿骨転子窩
- 大転子 greater trochanter
- 起 寛骨下部（坐骨結節）
- 大腿骨 femur
- 寛骨（坐骨） hip bone (ischium)

●下双子筋の特徴

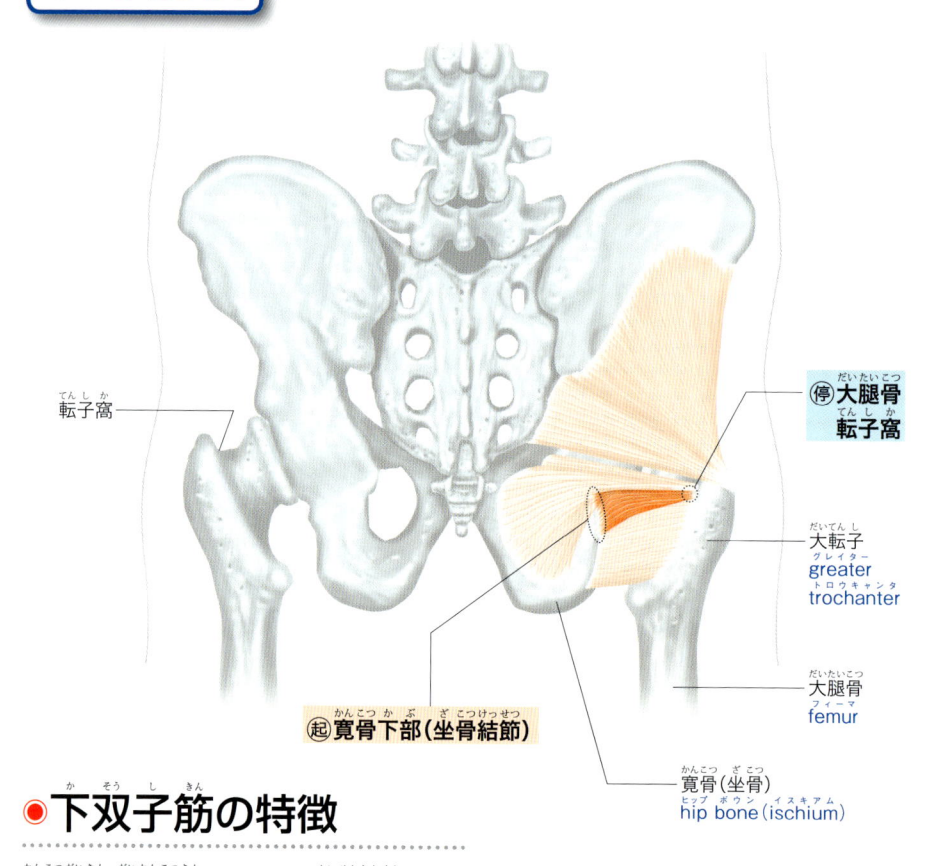

寛骨外筋（外寛骨筋）で、大腿の回旋筋群に分類される。内閉鎖筋の上下を挟む双子筋の下側で、通常は上双子筋より大きい。停止腱は上双子筋、内閉鎖筋の腱と混じる。

大腿方形筋

quadratus femoris

下肢の筋肉 / 下双子筋・大腿方形筋

主な働き	：大腿骨（股関節）の外旋、内転。股関節を安定させる
筋を使う動作	：両足のかかとをしっかりつけてまっすぐ立つ（足先はやや外向き）。つま先を外に向けていく
支配神経	：仙骨神経叢（L4 〜 S2）

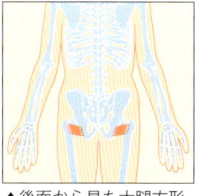

▲後面から見た大腿方形筋の位置

大腿方形筋後面

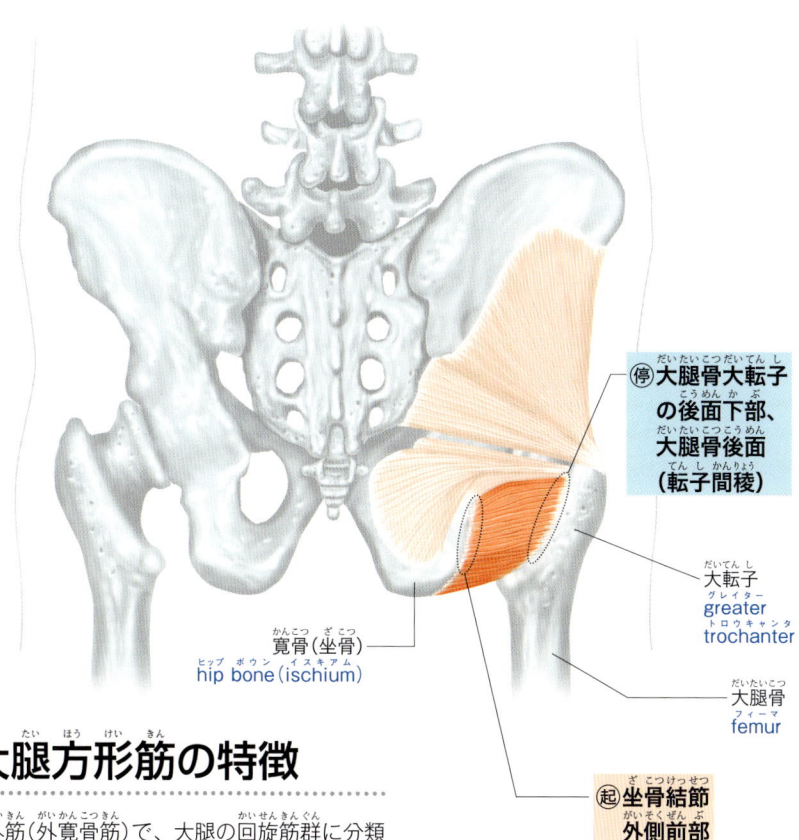

停：大腿骨大転子の後面下部、大腿骨後面（転子間稜）

大転子 greater trochanter

寛骨（坐骨） hip bone (ischium)

大腿骨 femur

起：坐骨結節外側前部

●大腿方形筋の特徴

寛骨外筋（外寛骨筋）で、大腿の回旋筋群に分類される。四辺形をしており、坐骨結節からほぼ水平に大腿骨へつく。大きな筋ではないが、そのわりに強力な外旋筋である。

7章 下肢の筋肉
下肢（大腿部）

大腿部にある筋は、大腿前面の筋、内側の筋、後面の筋にわけられる。多くは股関節と膝関節の両方の動きに関わっている。

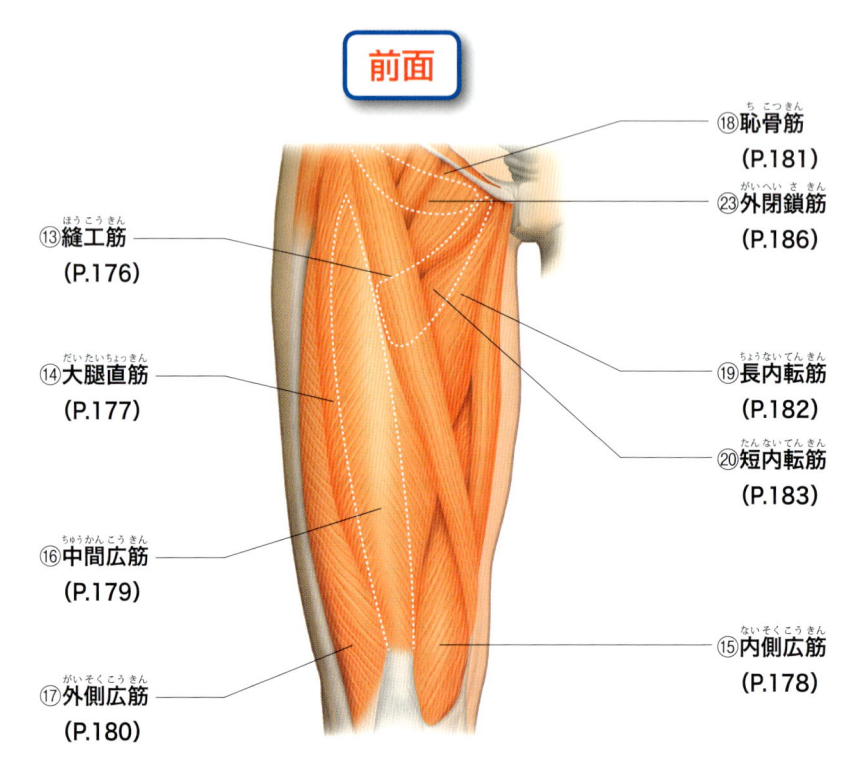

前面

- ⑬ 縫工筋（P.176）
- ⑭ 大腿直筋（P.177）
- ⑯ 中間広筋（P.179）
- ⑰ 外側広筋（P.180）
- ⑱ 恥骨筋（P.181）
- ㉓ 外閉鎖筋（P.186）
- ⑲ 長内転筋（P.182）
- ⑳ 短内転筋（P.183）
- ⑮ 内側広筋（P.178）

●大腿部の筋の特徴と構成

●大腿筋膜

大腿部の筋は、全体が大腿筋膜に包まれている。大腿筋膜外側の特に厚くなっている部分を腸脛靭帯といい、大殿筋や大腿筋膜張筋の停止となっている。さらに外側と内側から大腿骨に向けて外側・内側大腿筋間中隔という結合組織が入り込み、大腿部の筋を前後にわけている。

●大腿前面

大腿前面には大腿四頭筋（大腿直筋⑭、内側広筋⑮、中間広筋⑯、外側広筋⑰）と縫工筋（⑬）がある。

大腿四頭筋は強大な膝の伸筋である。膝蓋骨を包んで脛骨に伸びる膝蓋靭帯を器具でたたくと、脊髄反射によって大腿四頭筋が収縮し、膝が伸びる。これが膝蓋腱反射

下肢の筋肉 / 下肢（大腿部）

の検査である。大腿四頭筋は膝を伸展させるが、直立して静止しているときは作用しない。直立するには、腸脛靱帯を大腿筋膜張筋で緊張させるだけでよい。しかし加齢などによる膝関節症で膝が曲がると、立位でさえ大腿四頭筋に負担がかかることになる。

また、縫工筋は人体でもっとも長い筋である。

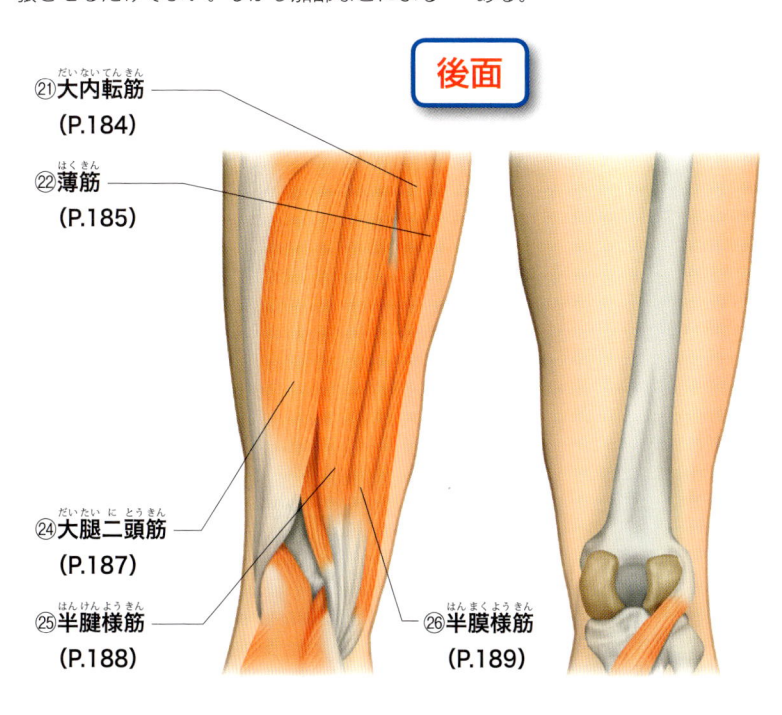

後面

㉑ 大内転筋 (P.184)
㉒ 薄筋 (P.185)
㉔ 大腿二頭筋 (P.187)
㉕ 半腱様筋 (P.188)
㉖ 半膜様筋 (P.189)

●大腿内側

大腿筋間中隔の後ろ側にある筋のうち内側に位置する筋は、大腿を内転する筋で内転筋群とも呼ばれる。恥骨や坐骨から起始し、おもに大腿骨内側や後面に停止する。内転筋群は直立するために両方の大腿を引きつけるはたらきを持ち、特に人でよく発達している。

内転筋群には、薄筋（㉒）、恥骨筋（⑱）、長内転筋（⑲）、短内転筋（⑳）、大内転筋（㉑）がある。

●大腿後面

大腿筋間中隔の後ろの外側から中央にある筋はハムストリングスとも呼ばれる。ハムはもも肉、ストリングは紐という意味で、その語源は、ハムを吊るす紐として使ったからとか、ももにある紐状に見える筋だからなどの説がある。

大腿二頭筋（㉔）、半腱様筋（㉕）、半膜様筋（㉖）があり、いずれも膝を屈曲させるはたらきを持つ。これらの筋は膝の後ろで左右にわかれて脛骨と腓骨についており、その間に菱形のくぼみができている。これを膝窩という。

7章 下肢の筋肉

⑬ 縫工筋

sartorius

主な働き	: 大腿骨（股関節）と下腿（膝関節）の屈曲。大腿骨（股関節）については外転、外旋も。骨盤と膝関節を安定させる
筋を使う動作	: 足を"あぐら"の形にする。膝を曲げ、"がに股"に開く
支配神経	: 大腿神経（L2～L3）

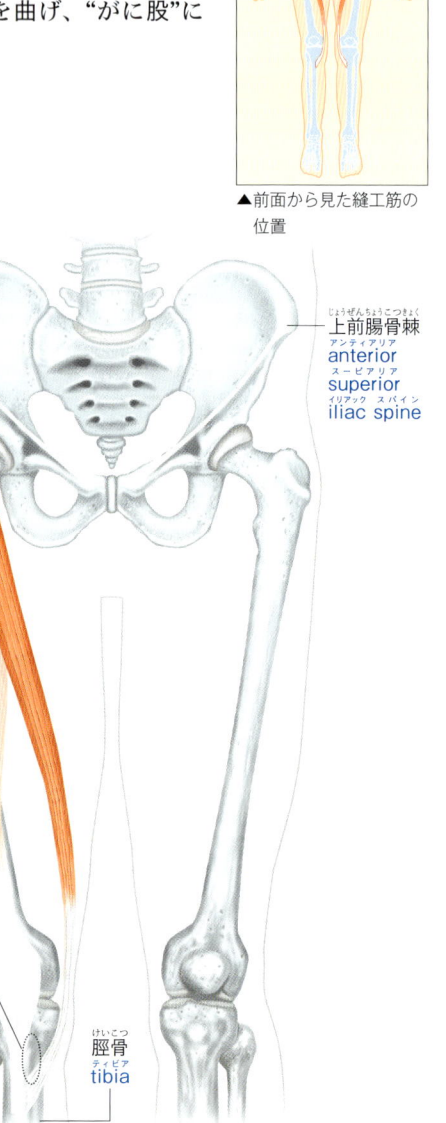

▲前面から見た縫工筋の位置

縫工筋 前面

寛骨（腸骨）
hip bone（ilium）

上前腸骨棘
anterior superior iliac spine

起 上前腸骨棘

停 脛骨内側面
（鵞足を形成）

脛骨
tibia

●縫工筋の特徴

人体でもっとも長い筋である。大腿前面を外から内へ斜めに下行する。大腿前面の筋は一般に下腿の伸筋だが、この筋は股関節にもまたがり、大腿と下腿の屈筋としてはたらく。

7章 ⑭ 大腿直筋

下肢の筋肉 / 縫工筋・大腿直筋

rectus femoris

- 主な働き：下腿（膝関節）の伸展。大腿骨（股関節）の屈曲（腸腰筋を助ける）
- 筋を使う動作：歩く際、足を前に振り出す。ボールを蹴る。水泳のクロールや平泳ぎで水を蹴る
- 支配神経：大腿神経（L2～L4）

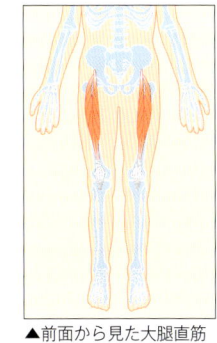

▲前面から見た大腿直筋の位置

大腿直筋 前面

- 寛骨（腸骨） hip bone（ilium）
- 下前腸骨棘 anterior inferior iliac spine
- 起 下前腸骨棘、寛骨臼上縁
- 大腿骨 femur
- 停 四頭筋腱となり膝蓋骨を包み、膝蓋靱帯となって脛骨前面（脛骨粗面）
- 脛骨 tibia

●大腿直筋の特徴

大腿前面に位置する大きな筋、大腿四頭筋の一部で、大腿伸筋群に分類される。大腿四頭筋のうちこの筋だけが股関節をまたぐため、大腿の屈曲にも関わっている。

7章 下肢の筋肉

⑮ 内側広筋

vastus medialis

- 主な働き：下腿（膝関節）の伸展
- 筋を使う動作：歩く際、足を前に振り出す。ボールを蹴る。水泳のクロールや平泳ぎで水を蹴る
- 支配神経：大腿神経(L2、L3)

▲前面から見た内側広筋の位置

内側広筋前面

起：大腿骨転子間線の下部、粗線内側唇

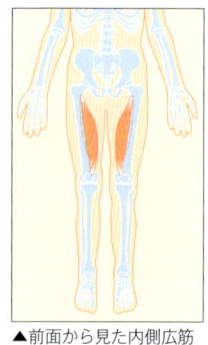

停：四頭筋腱となり膝蓋骨を包み、膝蓋靭帯となって脛骨前面（脛骨粗面）、一部は膝蓋骨内側縁や内側膝蓋支帯

大腿骨 femur

脛骨 tibia

膝蓋骨 patella

●内側広筋の特徴

大腿四頭筋の一部で、大腿の内側に位置している。大腿伸筋群に分類される。停止腱の一部は四頭筋腱に合流するが、一部は膝の内側の膝蓋骨内側縁や内側膝蓋支帯につく。

7章 ⑯ 中間広筋

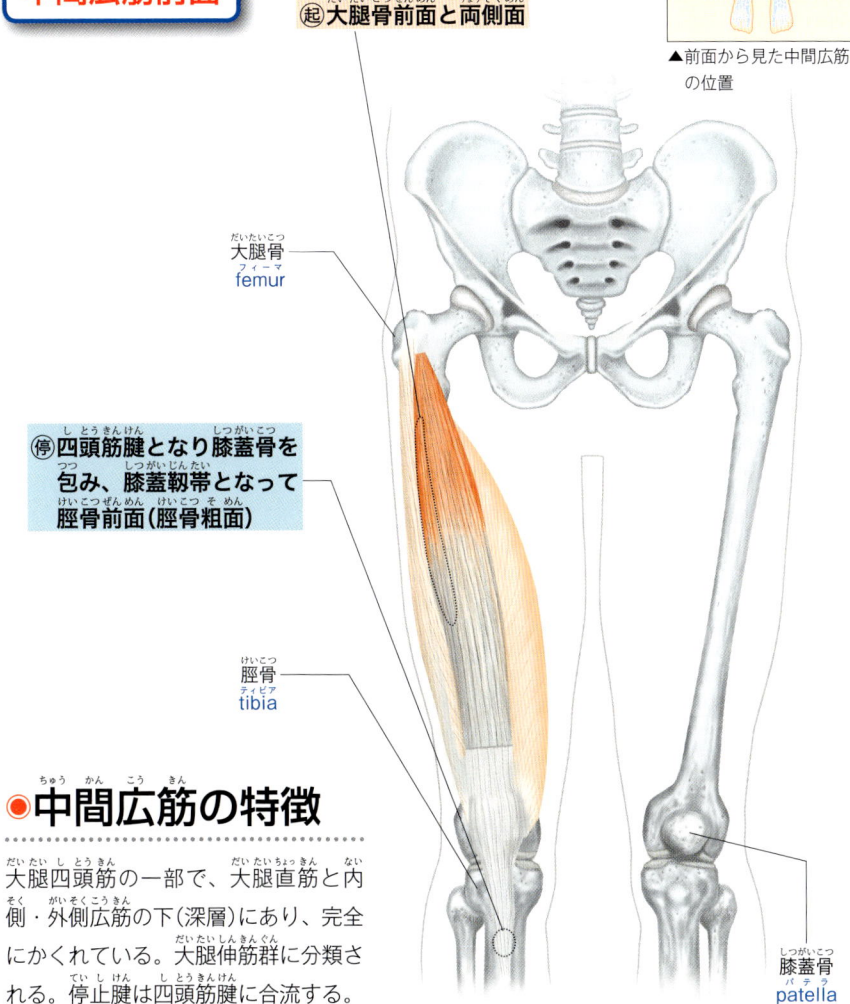

下肢の筋肉 / 内側広筋・中間広筋

vastus intermedius

- 主な働き　：下腿（膝関節）の伸展
- 筋を使う動作：歩く際、足を前に振り出す。ボールを蹴る。水泳のクロールや平泳ぎで水を蹴る
- 支配神経　：大腿神経（L2〜L4）

▲前面から見た中間広筋の位置

中間広筋前面

起 大腿骨前面と両側面

停 四頭筋腱となり膝蓋骨を包み、膝蓋靭帯となって脛骨前面（脛骨粗面）

大腿骨 femur
脛骨 tibia
膝蓋骨 patella

●中間広筋の特徴

大腿四頭筋の一部で、大腿直筋と内側・外側広筋の下（深層）にあり、完全にかくれている。大腿伸筋群に分類される。停止腱は四頭筋腱に合流する。

7章 下肢の筋肉

⑰ 外側広筋
vastus lateralis

主な働き	：下腿（膝関節）の伸展
筋を使う動作	：歩く際、足を前に振り出す。ボールを蹴る。水泳のクロールや平泳ぎで水を蹴る
支配神経	：大腿神経（L2～L4）

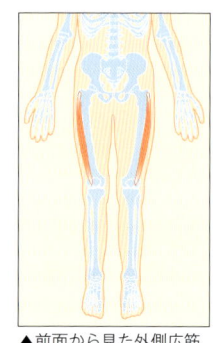

▲前面から見た外側広筋の位置

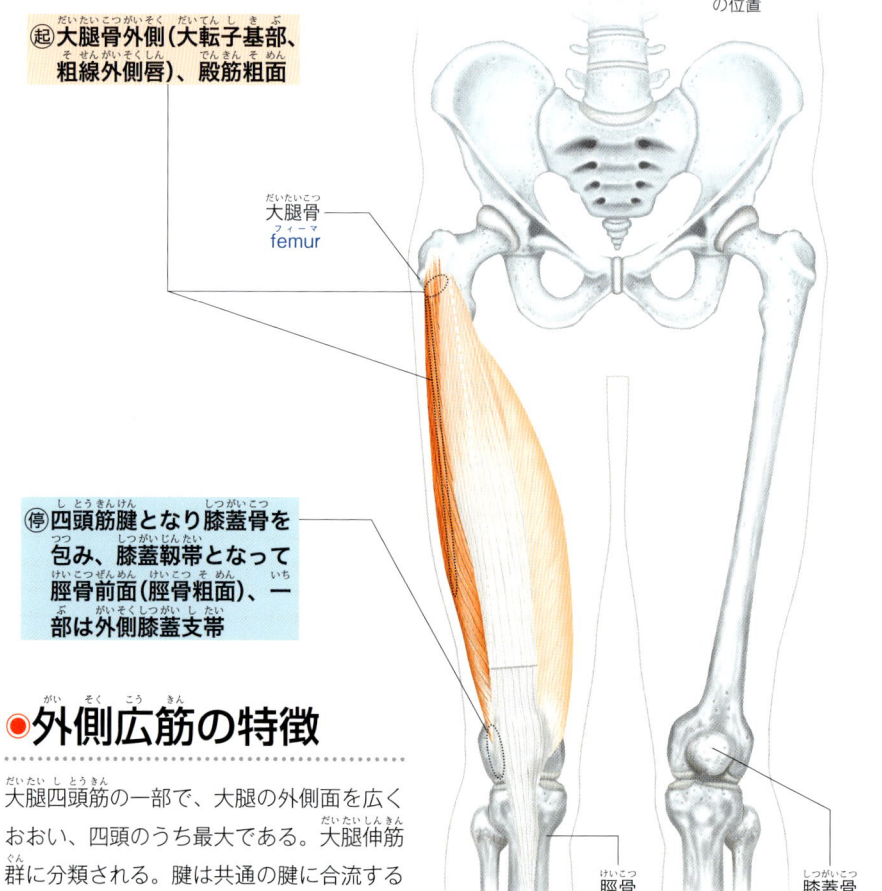

外側広筋前面

起 大腿骨外側（大転子基部、粗線外側唇）、殿筋粗面

停 四頭筋腱となり膝蓋骨を包み、膝蓋靱帯となって脛骨前面（脛骨粗面）、一部は外側膝蓋支帯

大腿骨 femur

脛骨 tibia

膝蓋骨 patella

●外側広筋の特徴

大腿四頭筋の一部で、大腿の外側面を広くおおい、四頭のうち最大である。大腿伸筋群に分類される。腱は共通の腱に合流するほか、一部は膝の外側膝蓋支帯につく。

7章 ⑱ 恥骨筋

下肢の筋肉／外側広筋・恥骨筋

pectineus

- 主な働き：大腿骨（股関節）の内転、屈曲
- 筋を使う動作：両足をしっかりつけてまっすぐ立つ。インサイドキックでボールを蹴る
- 支配神経：大腿神経(L2〜L4)、閉鎖神経(L2、L3)

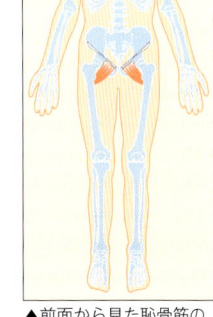

▲前面から見た恥骨筋の位置

恥骨筋前面

起 恥骨櫛、恥骨上部（上枝）

小転子 lesser trochanter

停 大腿骨小転子の下（恥骨筋線）

大腿骨 femur

●恥骨筋の特徴

大腿内転筋に分類される。腸腰筋の内側にあり、内転筋群の中ではもっとも高い位置にある。恥骨上部から起始するため、大腿の内転に加え、屈曲するはたらきもある。

7章 下肢の筋肉

⑲ 長内転筋（ちょうないてんきん）
adductor longus（アダクタロンガス）

主な働き	大腿骨（股関節）の内転、屈曲
筋を使う動作	両足をしっかりつけてまっすぐ立つ。インサイドキックでボールを蹴る
支配神経	閉鎖神経（L2～L4）

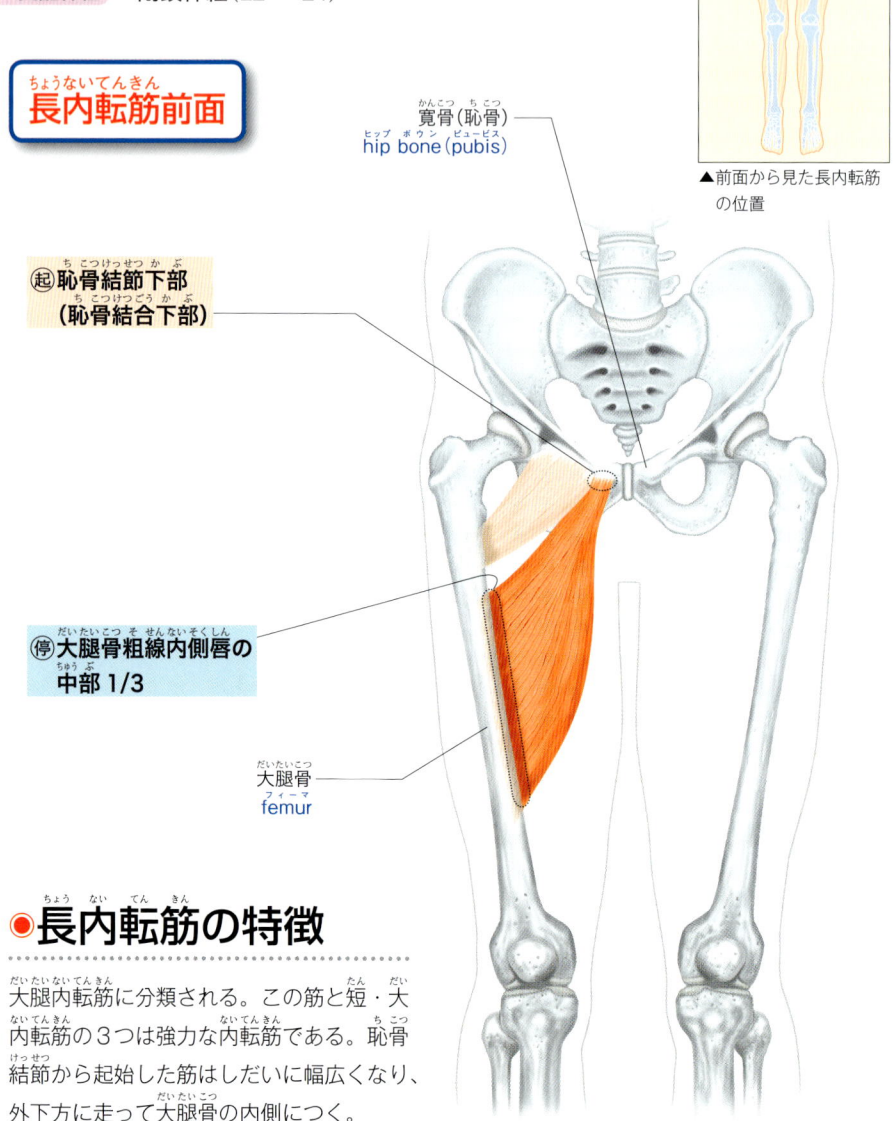

▲前面から見た長内転筋の位置

長内転筋前面

- 寛骨（恥骨）hip bone (pubis)
- 起：恥骨結節下部（恥骨結合下部）
- 停：大腿骨粗線内側唇の中部 1/3
- 大腿骨 femur

●長内転筋の特徴

大腿内転筋に分類される。この筋と短・大内転筋の3つは強力な内転筋である。恥骨結節から起始した筋はしだいに幅広くなり、外下方に走って大腿骨の内側につく。

短内転筋

adductor brevis

- 主な働き：大腿骨（股関節）の内転、屈曲
- 筋を使う動作：両足をしっかりつけてまっすぐ立つ。インサイドキックでボールを蹴る
- 支配神経：閉鎖神経（L2〜L4）

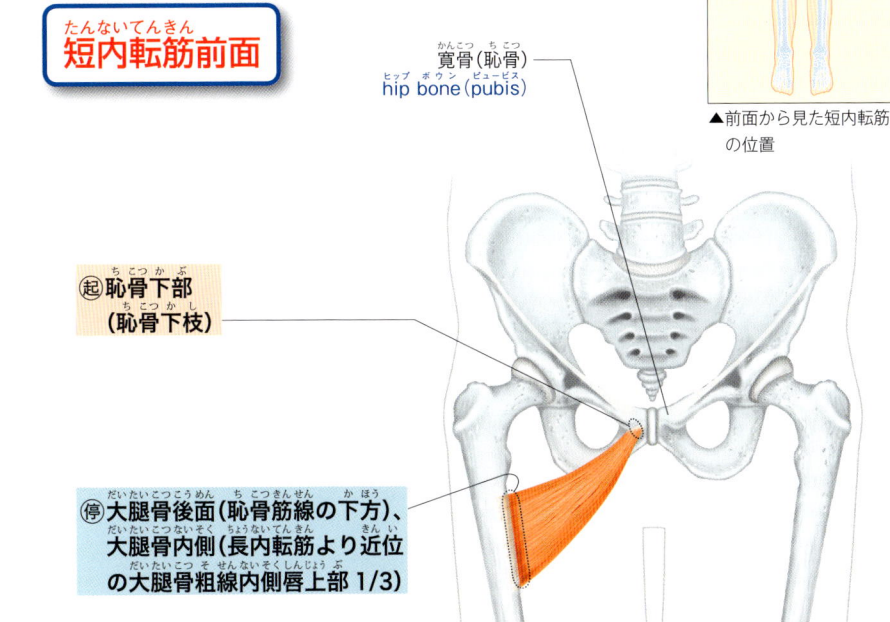

短内転筋前面

寛骨（恥骨）
hip bone (pubis)

▲前面から見た短内転筋の位置

起 恥骨下部
（恥骨下枝）

停 大腿骨後面（恥骨筋線の下方）、大腿骨内側（長内転筋より近位の大腿骨粗線内側唇上部1/3）

大腿骨
femur

●短内転筋の特徴

大腿内転筋に分類される。長・大内転筋とともに強力な内転筋である。恥骨筋と長内転筋の下（深層）に位置している。長内転筋に似て、停止部に向けて幅広くなっている。

7章 下肢の筋肉

㉑ 大内転筋
adductor magnus

- **主な働き**：大腿骨（股関節）の内転。上部は大腿骨（股関節）を弱く屈曲。下部は大腿の伸展
- **筋を使う動作**：両足をしっかりつけてまっすぐ立つ。インサイドキックでボールを蹴る。格闘技で、相手の腕などを両足ではさむ
- **支配神経**：閉鎖神経(L2～L4)、坐骨神経の脛骨神経部(L4、L5)

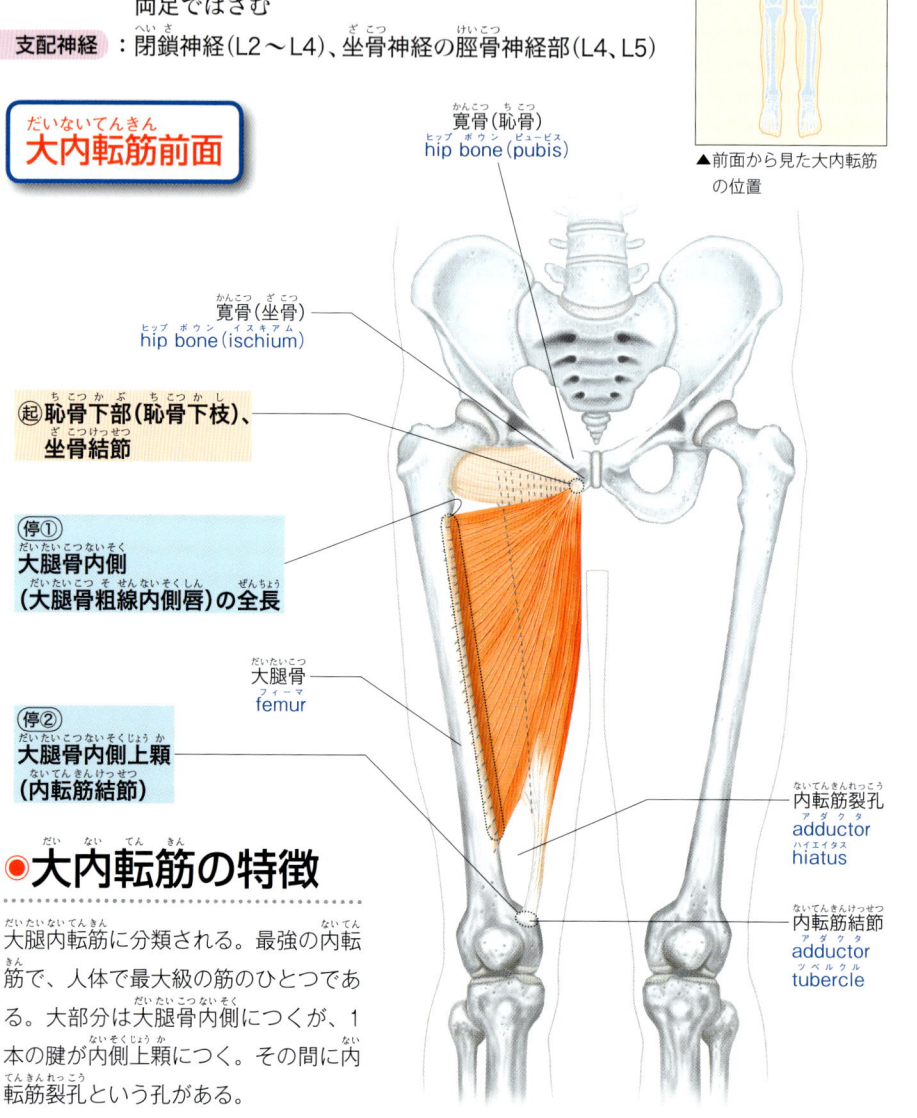

▲前面から見た大内転筋の位置

大内転筋前面

- 寛骨（恥骨） hip bone (pubis)
- 寛骨（坐骨） hip bone (ischium)
- （起）恥骨下部（恥骨下枝）、坐骨結節
- （停①）大腿骨内側（大腿骨粗線内側唇）の全長
- 大腿骨 femur
- （停②）大腿骨内側上顆（内転筋結節）
- 内転筋裂孔 adductor hiatus
- 内転筋結節 adductor tubercle

●大内転筋の特徴

大腿内転筋に分類される。最強の内転筋で、人体で最大級の筋のひとつである。大部分は大腿骨内側につくが、1本の腱が内側上顆につく。その間に内転筋裂孔という孔がある。

薄筋 (はくきん)

7章 ㉒ / 下肢の筋肉 / 大内転筋・薄筋

gracilis muscle

主な働き	大腿骨（股関節）の内転と内旋。下腿（膝関節）を屈曲と内旋
筋を使う動作	両足をしっかりつけてまっすぐ立つ。歩いて角を曲がる（左に曲がるときの右下肢）
支配神経	閉鎖神経(L2、L3)

薄筋前面

▲前面から見た薄筋の位置

寛骨（恥骨）hip bone (pubis)

起 恥骨結合の外側（恥骨下枝）

停 脛骨の内側面（鵞足を形成）

脛骨 tibia

●薄筋の特徴

大腿内転筋に分類される。名前の通り細く薄い筋で、股関節と膝関節をまたぐ。停止腱は、縫工筋、半腱様筋の腱と混じり、鵞鳥の足のような形（鵞足）になって脛骨につく。

頭部 / 頸部 / 胸部 / 腹部 / 背部・腰部 / 上肢 / 下肢

7章 下肢の筋肉

㉓ 外閉鎖筋

obturator externus

主な働き	: 大腿骨（股関節）の外旋、内転。股関節を安定させる
筋を使う動作	: まっすぐ立つ（足先はやや外向き）。つま先を外に向けていく
支配神経	: 閉鎖神経（L3、L4）

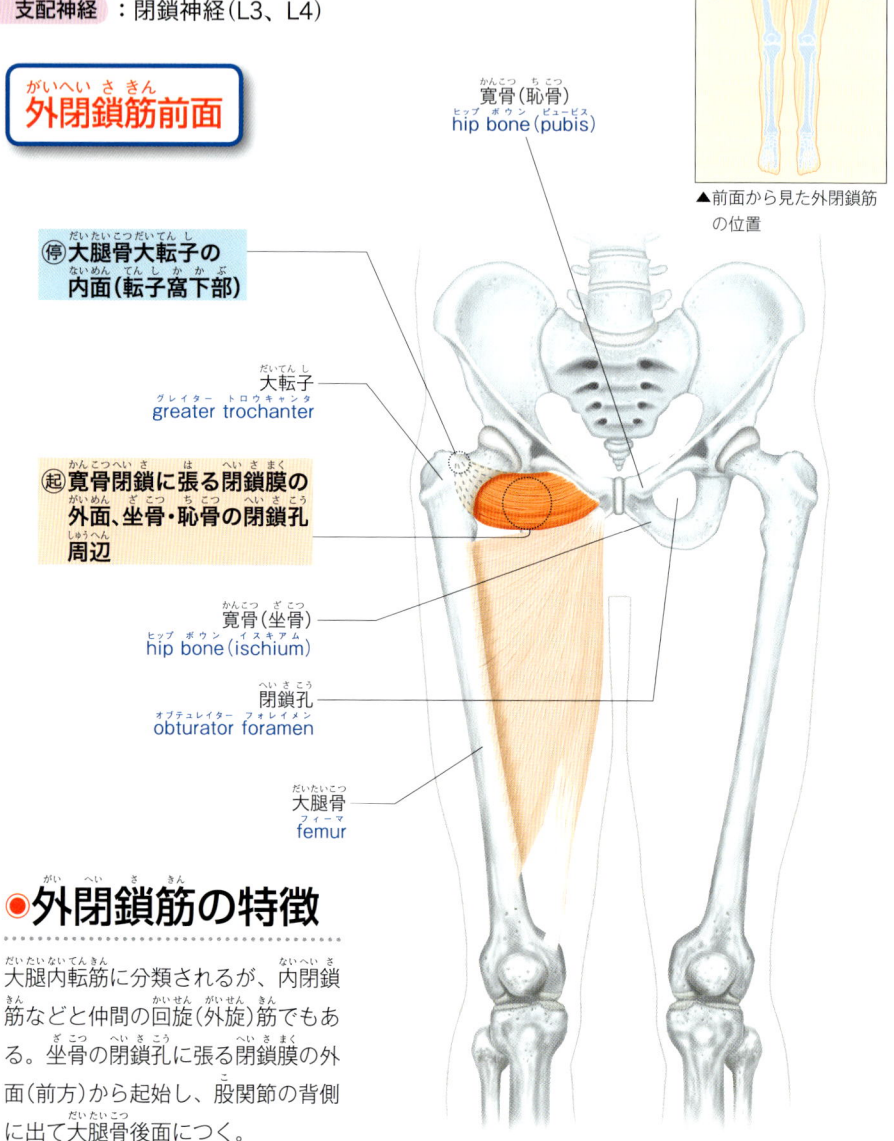

▲前面から見た外閉鎖筋の位置

外閉鎖筋前面

(停) 大腿骨大転子の内面（転子窩下部）

大転子 greater trochanter

(起) 寛骨閉鎖に張る閉鎖膜の外面、坐骨・恥骨の閉鎖孔周辺

寛骨（恥骨）hip bone (pubis)

寛骨（坐骨）hip bone (ischium)

閉鎖孔 obturator foramen

大腿骨 femur

●外閉鎖筋の特徴

大腿内転筋に分類されるが、内閉鎖筋などと仲間の回旋（外旋）筋でもある。坐骨の閉鎖孔に張る閉鎖膜の外面（前方）から起始し、股関節の背側に出て大腿骨後面につく。

大腿二頭筋

7章 ㉔

下肢の筋肉 / 外閉鎖筋・大腿二頭筋

biceps femoris

主な働き	下腿（膝関節）の屈曲。長頭は大腿骨（股関節）を伸展
筋を使う動作	歩く・走る際に足を後ろに蹴り出す、下腿を殿部に引きつける
支配神経	長頭：坐骨神経の脛骨神経部（L5〜S2） 短頭：坐骨神経の総腓骨神経部（L5〜S2）

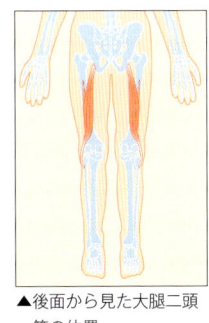

▲後面から見た大腿二頭筋の位置

大腿二頭筋後面

起① 長頭：坐骨結節後面

寛骨（坐骨）
hip bone（ischium）

大腿骨
femur

起② 短頭：大腿骨体後面
（大腿骨粗線外側唇）

㊁腓骨頭外側

腓骨
fibula

●大腿二頭筋の特徴

大腿屈筋群に分類される。大腿屈筋群はハムストリングスとも呼ばれる。長頭と短頭から起始し、腓骨に停止する。長頭は股関節をまたぐため、大腿の運動にも関与する。長頭のみ二関節筋である。

7章 ㉕ 半腱様筋

下肢の筋肉

semitendinosus

- 主な働き：下腿(膝関節)の屈曲、内旋。大腿骨(股関節)の伸展、内転
- 筋を使う動作：歩く・走る際に足を後ろに蹴り出す、下腿を殿部に引きつける
- 支配神経：脛骨神経(L4〜S2)

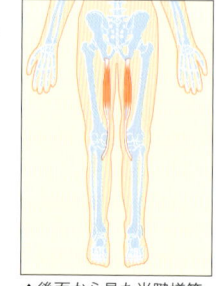

▲後面から見た半腱様筋の位置

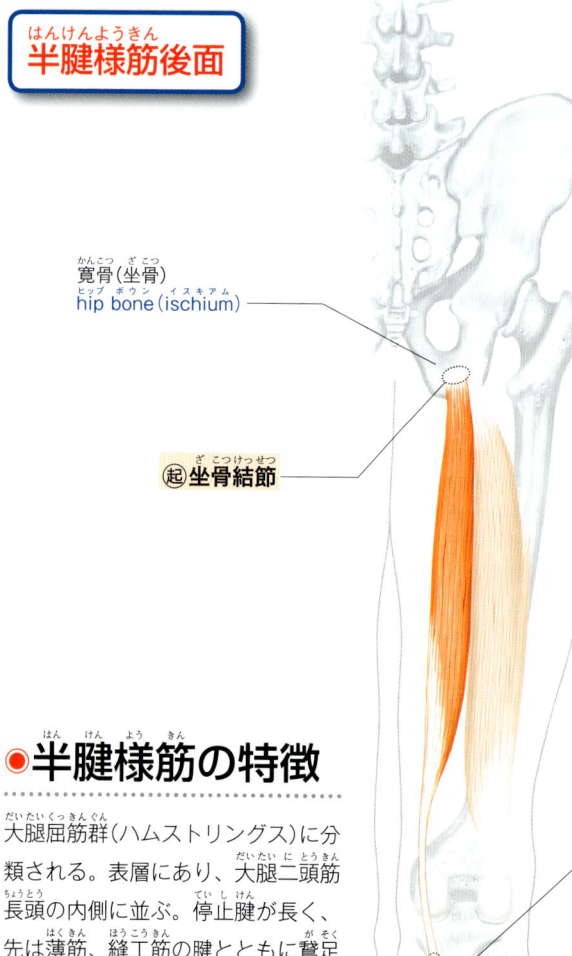

半腱様筋後面

寛骨(坐骨)
hip bone (ischium)

起)坐骨結節

停)脛骨粗面の内側
（鵞足を形成）

脛骨
tibia

●半腱様筋の特徴

大腿屈筋群(ハムストリングス)に分類される。表層にあり、大腿二頭筋長頭の内側に並ぶ。停止腱が長く、先は薄筋、縫工筋の腱とともに鵞足をつくって脛骨につく。二関節筋である。

7章 ㉖ 半膜様筋(はんまくようきん)

下肢の筋肉 / 半腱様筋・半膜様筋

semimembranosus
セミメンブラノウサス

主な働き	下腿(膝関節)の屈曲、内旋。大腿骨(股関節)の伸展、内転
筋を使う動作	歩く・走る際に足を後ろに蹴り出す、下腿を殿部に引きつける
支配神経	脛骨神経(L4〜S2)

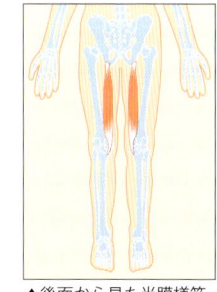

▲後面から見た半膜様筋の位置

半膜様筋後面

寛骨(坐骨)
hip bone (ischium)

㋱ 坐骨結節

㋜ 脛骨内側顆の後面

脛骨
tibia

● 半膜様筋の特徴

大腿屈筋群(ハムストリングス)に分類される。半腱様筋と大内転筋の間にある。扁平な腱で起始し、筋全体としても扁平である。停止腱は鵞足には参加しない。二関節筋である。

7章 下肢の筋肉
下肢（下腿部）

下腿の筋は、下腿前面の筋、外側の筋、後面の筋に大別できる。その区分は下腿を包む下腿筋膜から出る筋間中隔によって決まる。

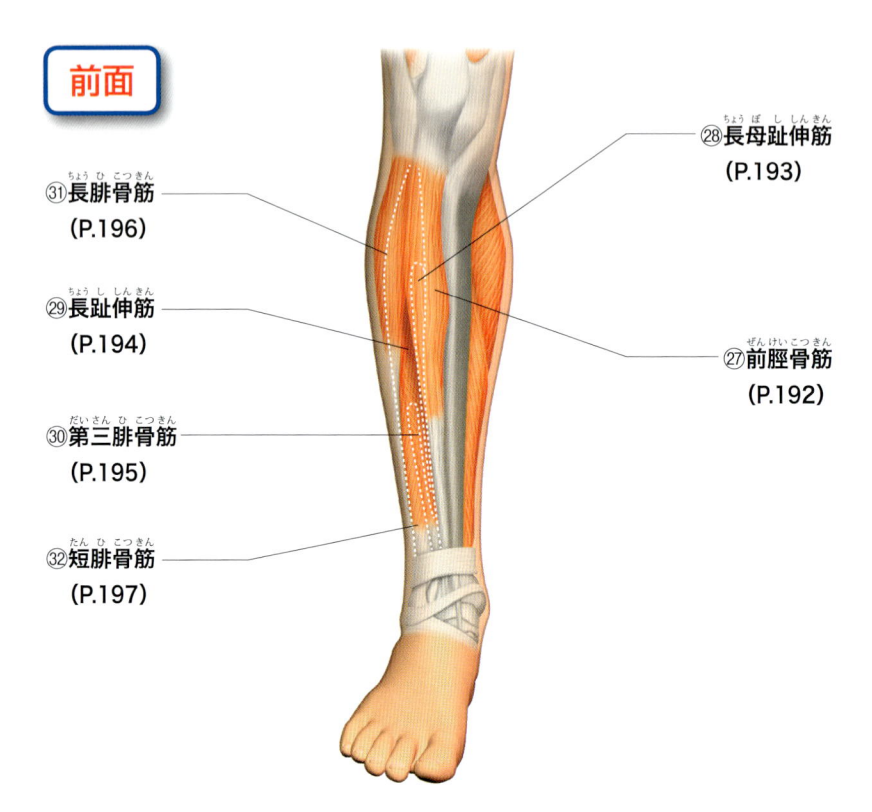

前面

- ㉛長腓骨筋（P.196）
- ㉙長趾伸筋（P.194）
- ㉚第三腓骨筋（P.195）
- ㉜短腓骨筋（P.197）
- ㉘長母趾伸筋（P.193）
- ㉗前脛骨筋（P.192）

●下腿部の筋の特徴と構成

●下腿筋膜

下腿の筋は、ソックスのように下腿筋膜でおおわれている。下腿筋膜からは外側前方から腓骨に向けて前下腿筋間中隔、外側方から腓骨に向けて後下腿筋間中隔、前内側の脛骨の後ろから腓骨に向けて横下腿筋間中隔が入り、筋をわけている。

●下腿前面

脛骨と腓骨の間の骨間膜と前下腿筋間隔の間にある筋で、前脛骨筋（㉗）、長趾伸筋（㉙）、長母趾伸筋（㉘）がある。

脛骨の外側にある前脛骨筋は、足関節を強力に背屈（伸展）させる筋で、これが麻痺するとつま先を持ち上げられなくなり歩行に支障が出る。

下肢の筋肉 / 下肢（下腿部）

長母趾伸筋は母趾を、長趾伸筋は母趾以外の足趾を伸展させる。また長趾伸筋の下外側に、この筋からわかれた第三腓骨筋（㉚）がある。

これらの筋の腱は、足関節の上と下で上・下伸筋支帯によって止められ守られている。

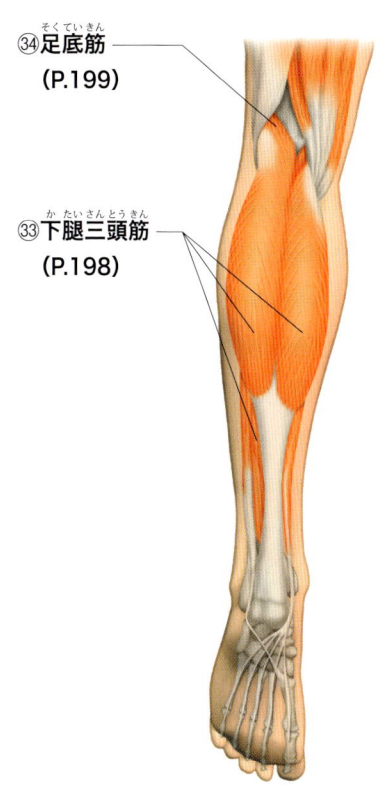

● 下腿外側

前下腿筋間中隔と後下腿筋間中隔に囲まれた狭いエリアにある筋で、長腓骨筋（㉛）と短腓骨筋（㉜）がある。これらは足関節の外反と底屈を行う。でこぼこしたところを歩くときは、これらの筋が足部の角度を路面に合わせて調節する。

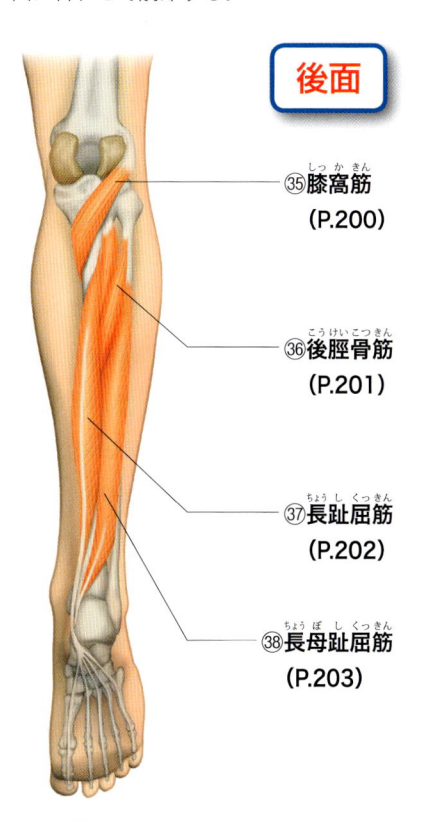

㉞ 足底筋
（P.199）

㉝ 下腿三頭筋
（P.198）

後面

㉟ 膝窩筋
（P.200）

㊱ 後脛骨筋
（P.201）

㊲ 長趾屈筋
（P.202）

㊳ 長母趾屈筋
（P.203）

● 下腿後面

脛骨と腓骨の間の骨間膜と、後下腿筋間中隔よりも後ろ側にある筋で、表層の下腿三頭筋（㉝）、足底筋（㉞）、膝窩筋（㉟）と、深層の後脛骨筋（㊱）、長趾屈筋（㊲）、長母趾屈筋（㊳）にわけることができる。

下腿三頭筋は腓腹筋とヒラメ筋からなり、強力に足関節を底屈させる。この筋の腱がアキレス腱で、これの断裂はスポーツ外傷として比較的頻度が高い。

深層の後脛骨筋、長趾屈筋、長母趾屈筋は足関節の底屈や内反を行う。腱はいずれも内踝の後方を通り、そこでこれらの腱を守る屈筋支帯の下をくぐって足底に伸びている。

7章 下肢の筋肉

㉗ 前脛骨筋

tibialis anterior

- **主な働き**：足（距腿関節・足関節）の背屈、内反（内返し）。立位では下腿三頭筋とともに、距腿関節・足関節を前方に傾ける
- **筋を使う動作**：歩くとき、前に降り出した足のつま先を上げる（つまずかないようにする）
- **支配神経**：深腓骨神経（L4～S1）

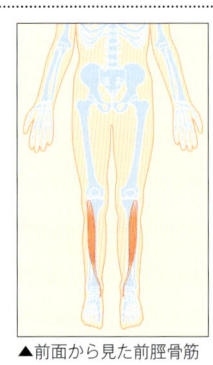

▲前面から見た前脛骨筋の位置

前脛骨筋前面

起 脛骨上部外側面、下腿骨間膜

脛骨 tibia

内側楔状骨 medial cuneiform

停 第1中足骨、内側楔状骨底部

第1中足骨 first metatarsal

●前脛骨筋の特徴

下腿前面にある筋のうち最大の筋で、強く足を背屈（伸展）する。歩行の際、前に振り出した足のつま先を上げて地面につかないようにするために重要な筋である。

7章 ㉘ 長母趾伸筋
extensor hallucis longus

下肢の筋肉 / 前脛骨筋・長母趾伸筋

- **主な働き**：母趾の伸展、足（距腿関節・足関節）の背屈を補助する
- **筋を使う動作**：足趾じゃんけんでチョキを出す
- **支配神経**：深腓骨神経（L4～S1）

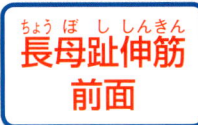

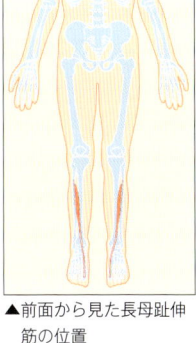

▲前面から見た長母趾伸筋の位置

長母趾伸筋 前面

- 腓骨 fibula
- 起 腓骨中央前面の骨間縁、下腿骨間膜
- 停 母趾末節骨底
- 母趾末節骨 first distal phalanx

●長母趾伸筋の特徴

下腿伸筋群に分類される。前脛骨筋と長趾伸筋の下（深層）に位置している。母趾を強く背屈（伸展）すると、足背の内側に腱が浮き出るのがわかる。

頭部 / 頸部 / 胸部 / 腹部 / 背部・腰部 / 上肢 / 下肢

193

7章 下肢の筋肉

㉙ 長趾伸筋
extensor digitorum longus

- **主な働き**：第2～5趾の伸展。足（距腿関節・足関節）の背屈と外返し（外反）を補助する
- **筋を使う動作**：熱い砂浜やプールサイドを足の趾先を反らして歩く。踵だけで立つ
- **支配神経**：深腓骨神経（L4～S1）

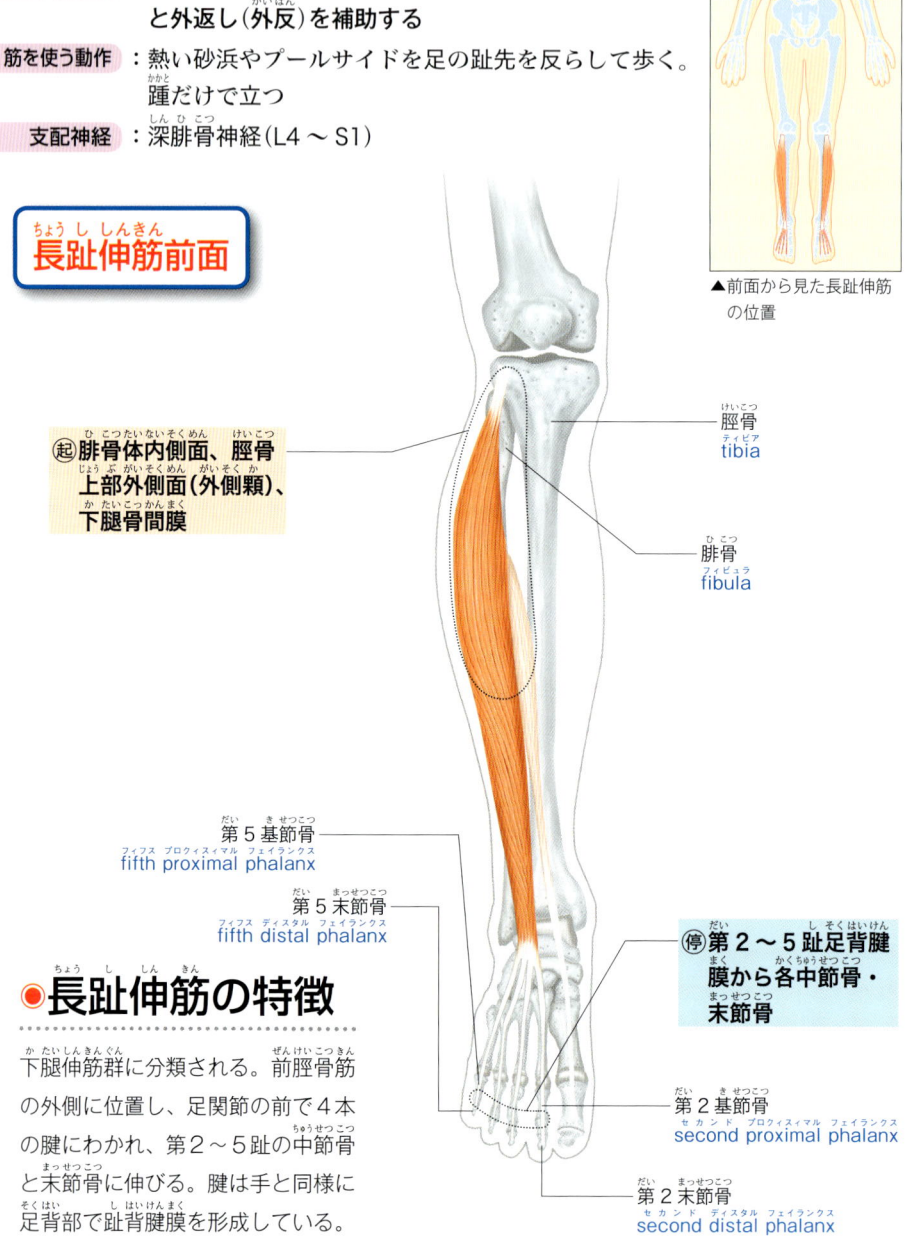

▲前面から見た長趾伸筋の位置

長趾伸筋前面

- 起：腓骨体内側面、脛骨上部外側面（外側顆）、下腿骨間膜
- 停：第2～5趾足背腱膜から各中節骨・末節骨

脛骨 tibia
腓骨 fibula
第5基節骨 fifth proximal phalanx
第5末節骨 fifth distal phalanx
第2基節骨 second proximal phalanx
第2末節骨 second distal phalanx

●長趾伸筋の特徴

下腿伸筋群に分類される。前脛骨筋の外側に位置し、足関節の前で4本の腱にわかれ、第2～5趾の中節骨と末節骨に伸びる。腱は手と同様に足背部で趾背腱膜を形成している。

第三腓骨筋

peroneus tertius

下肢の筋肉 / 長趾伸筋・第三腓骨筋

- 主な働き：足（距腿関節・足関節）の背屈。足の外反（外返し）を助ける
- 筋を使う動作：歩くとき、前に振り出した足のつま先を上げる（つまずかないようにする）
- 支配神経：深腓骨神経（L4〜S1）

第三腓骨筋前面

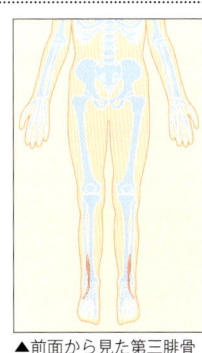

▲前面から見た第三腓骨筋の位置

腓骨 fibula

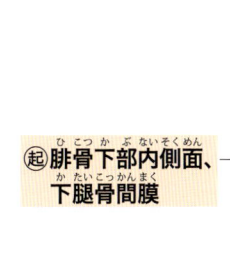

起 腓骨下部内側面、下腿骨間膜

停 第5中足骨底

第5中足骨 fifth metatarsal

●第三腓骨筋の特徴

下腿伸筋群に分類される。この筋は、前項の長趾伸筋の下外側の部分がわかれて第5中足骨につく小さい筋のことである。人によってはこの筋がない場合がある。

7章 下肢の筋肉

㉛ 長腓骨筋

peroneus longus（ペロウニーアス ロンガス）

- **主な働き**：足（距腿関節・足関節）の外反（外返し）。足（距腿関節・足関節）の底屈（屈曲）を助ける
- **筋を使う動作**：ゴルフで傾斜地でボールを打つとき、坂の上側の足の外反を保持する
- **支配神経**：浅腓骨神経（L4〜S1）

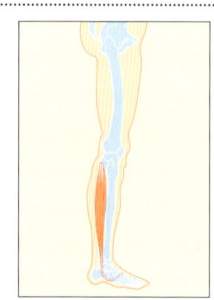

▲外側から見た長腓骨筋の位置

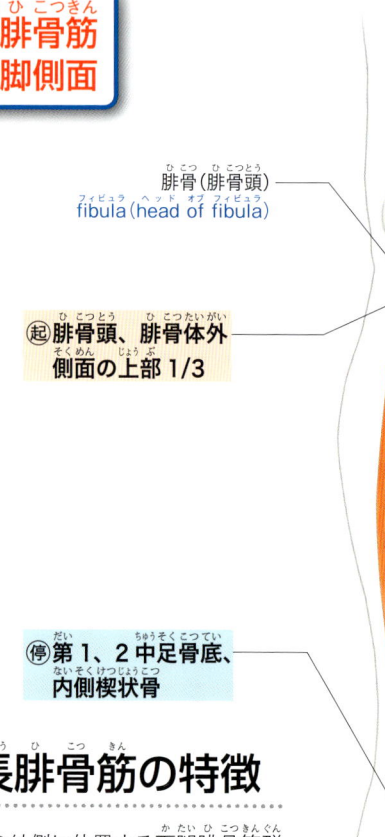

長腓骨筋 右脚側面

- 腓骨（腓骨頭） fibula(head of fibula)
- （起）腓骨頭、腓骨体外側面の上部1/3
- （停）第1、2中足骨底、内側楔状骨
- 内側楔状骨 medial cuneiform
- 第1中足骨 first metatarsal

●長腓骨筋の特徴

下腿の外側に位置する下腿腓骨筋群に分類される。腱は外顆の後方を通り、足底を横切って走り内側に停止する。このため足底の縦と横のアーチの形成にも関与する。

7章 ㉜ 短腓骨筋

下肢の筋肉 / 長腓骨筋・短腓骨筋

peroneus brevis
（ペロウニーアス ブレヴィス）

- **主な働き**：足（距腿関節・足関節）の外反（外返し）。足（距腿関節・足関節）の底屈（屈曲）を助ける
- **筋を使う動作**：歩行時、足が内反せずまっすぐ着地するように補正する
- **支配神経**：浅腓骨神経（L4～S1）

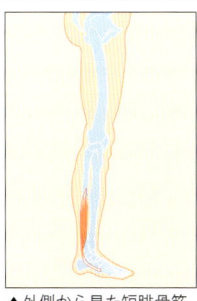

▲外側から見た短腓骨筋の位置

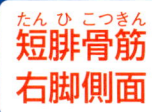

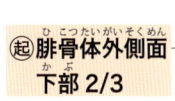

短腓骨筋 右脚側面

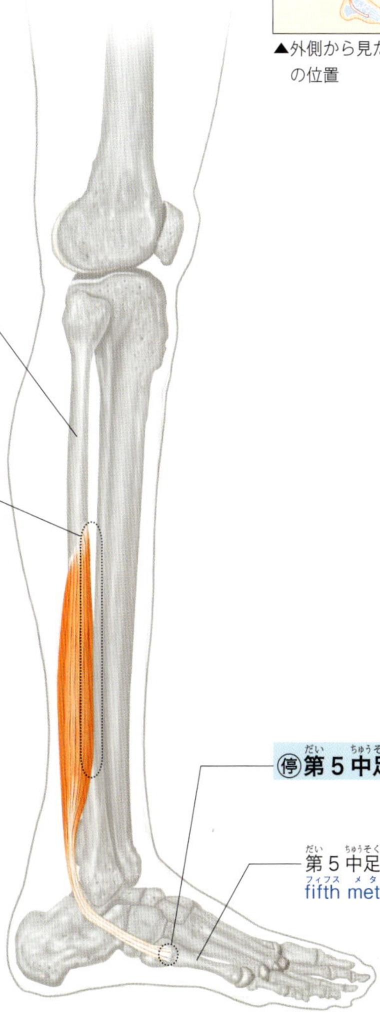

腓骨 fibula

起 腓骨体外側面 下部2/3

停 第5中足骨粗面

第5中足骨 fifth metatarsal

●短腓骨筋の特徴

下腿腓骨筋群に分類される。長腓骨筋の下方・深層に位置している。腱は長腓骨筋のように足底を横切らない。長腓骨筋とともに歩行時に足の内反を補正し足の位置を保つ。

7章 下肢の筋肉

㉝ 下腿三頭筋（腓腹筋とヒラメ筋） triceps surae

- **主な働き**：腓腹筋は、足（距腿関節・足関節）の底屈（強力）、踵の挙上、膝関節の屈曲、内反（内返し）。立位では前脛骨筋とともに足関節を固定する。腓腹筋は下腿を屈曲（下腿の屈曲と足の底屈は同時にできない）。ヒラメ筋は距腿関節・足関節の底屈（強力）、踵の挙上
- **筋を使う動作**：つま先立ちをする。走るとき、足で地面を後方に強く蹴り出す
- **支配神経**：脛骨神経（L5～S2）

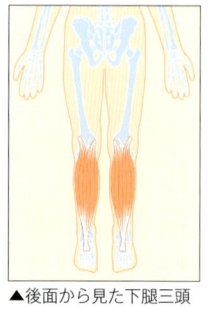

▲後面から見た下腿三頭筋の位置

下腿三頭筋 後面

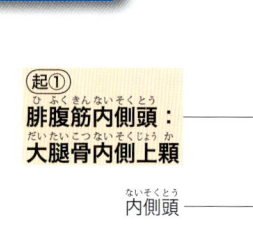

- 大腿骨 femur
- 起② 腓腹筋外側頭：大腿骨外側上顆
- 外側頭
- 起① 腓腹筋内側頭：大腿骨内側上顆
- 内側頭
- 起③ ヒラメ筋：腓骨頭脛骨（ヒラメ筋線）と腓骨の後面
- 脛骨 tibia
- 腓骨 fibula
- 踵骨腱（アキレス腱） Achilles tendon
- 停 踵骨腱（アキレス腱）を介して踵骨隆起
- 踵骨腱（アキレス腱） Achilles tendon
- 踵骨 calcaneus

●下腿三頭筋の特徴

足の底屈（屈曲）を行う下腿屈筋群に分類される。ふくらはぎを形成する。表層の二頭を腓腹筋、深層の一頭をヒラメ筋という。腱は太く強い踵骨腱（アキレス腱）となる。腓腹筋は二関節筋である。

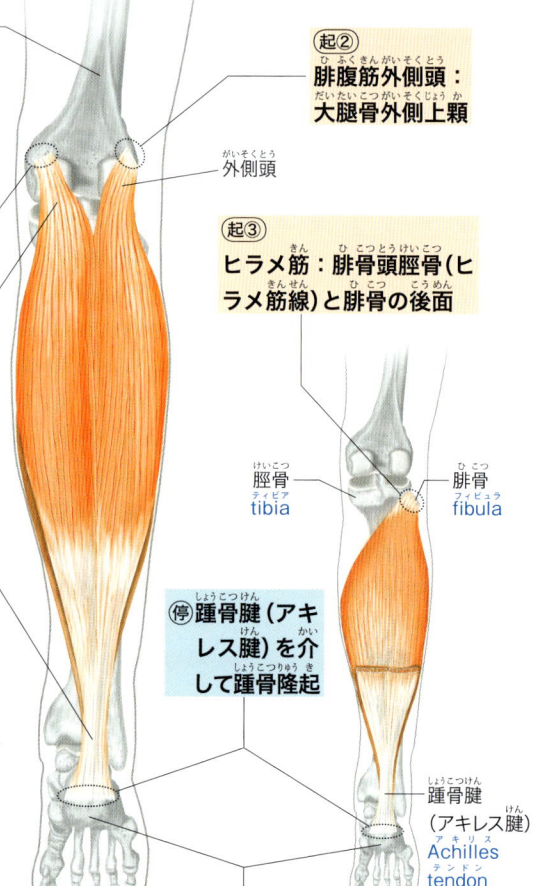

7章
㉞ 足底筋（そくていきん）

下肢の筋肉 / 下腿三頭筋・足底筋

plantaris（プランタリス）

主な働き	足（距腿関節・足関節）の底屈と下腿の屈曲（腓腹筋を弱く助ける）
筋を使う動作	歩行する（地面を蹴る）、つま先立ちをする
支配神経	脛骨神経（S1、S2）

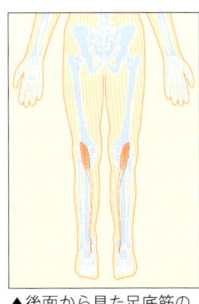

▲後面から見た足底筋の位置

足底筋後面

大腿骨（femur）

（起）大腿骨外側上顆

（停）踵骨腱（アキレス腱）を介して踵骨隆起

踵骨（calcaneus）

●足底筋の特徴

下腿屈筋群に分類される。名前は「足底」だが筋腹は膝の後ろにある。腓腹筋の外側頭のあたりから起始し、腓腹筋とヒラメ筋の間を通り、長い腱がアキレス腱と融合する。二関節筋である。

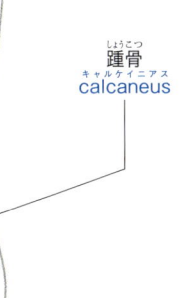

7章 下肢の筋肉

㉟ 膝窩筋（しっかきん）

popliteus（ポプリティアス）

主な働き	：下腿（膝関節）を屈曲、脛骨の内旋
筋を使う動作	：直立した状態から歩き出す。膝の屈伸運動の曲げ始めのところ
支配神経	：脛骨神経（L4、L5、S1）

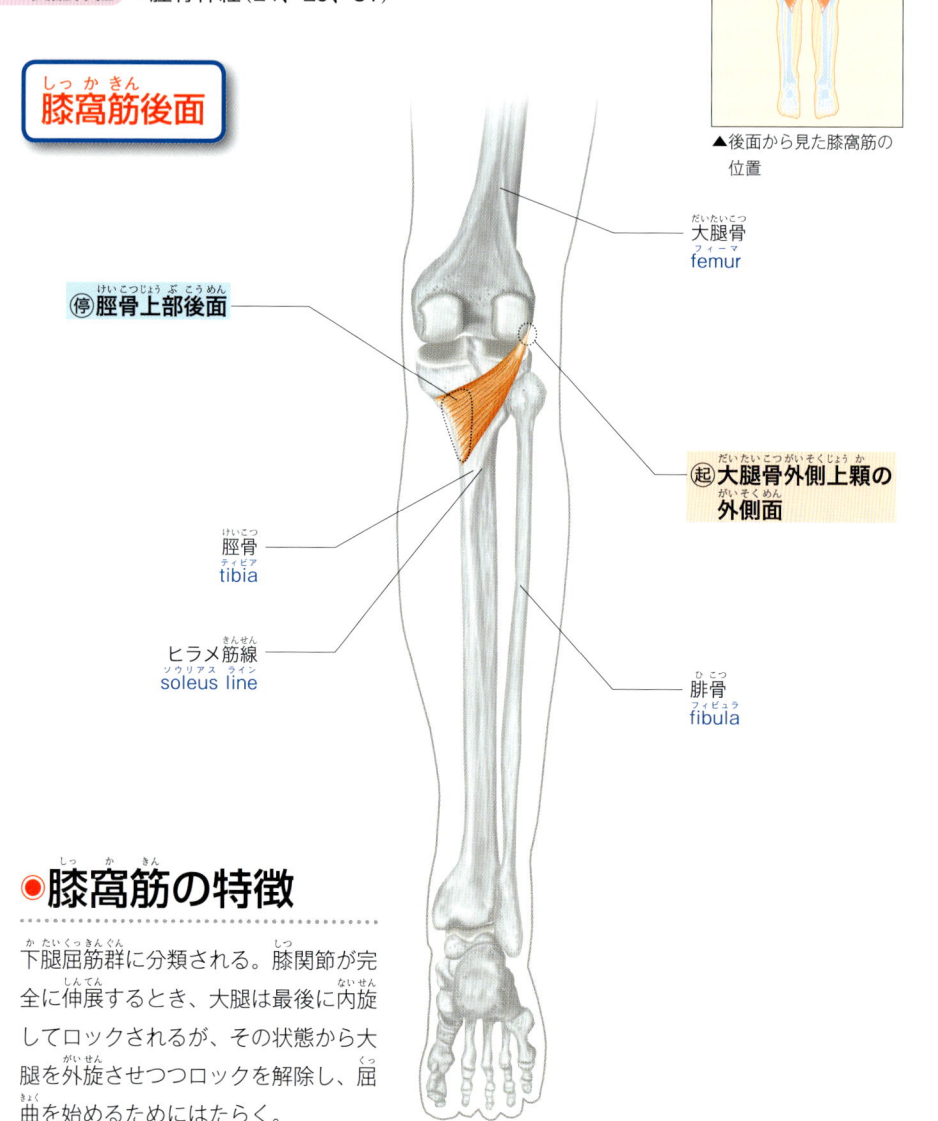

▲後面から見た膝窩筋の位置

膝窩筋後面

- 停：脛骨上部後面
- 起：大腿骨外側上顆の外側面

大腿骨 femur
脛骨 tibia
ヒラメ筋線 soleus line
腓骨 fibula

●膝窩筋の特徴

下腿屈筋群に分類される。膝関節が完全に伸展するとき、大腿は最後に内旋してロックされるが、その状態から大腿を外旋させつつロックを解除し、屈曲を始めるためにはたらく。

7章 ㊱ 後脛骨筋(こうけいこつきん)

下肢の筋肉 / 膝窩筋・後脛骨筋

tibialis posterior
(ティビアリス ポスティアリア)

主な働き	足(距腿関節・足関節)の底屈、内反(内返し)。内側の縦のアーチを維持する
筋を使う動作	歩くとき地面を蹴り出す
支配神経	脛骨神経(L5〜S2)

▲後面から見た後脛骨筋の位置

後脛骨筋後面(こうけいこつきん)

起 下腿骨間膜後面上半、脛骨と腓骨の上部後面

脛骨(けいこつ)
tibia(ティビア)

腓骨(ひこつ)
fibula(フィビュラ)

停 舟状骨(粗面)、内側・中間・外側楔状骨、立方骨、第2〜3中足骨底

舟状骨(しゅうじょうこつ)
scaphoid(スキャフォイド)

楔状骨(けつじょうこつ)
cuneiform(キューニーフォーム)

第4中足骨(だい4ちゅうそくこつ)
fourth metatarsal(フォース メタターサル)

第2中足骨(だい2ちゅうそくこつ)
second metatarsal(セカンド メタターサル)

●後脛骨筋の特徴

下腿屈筋群に分類される。下腿のもっとも深層に位置し、長趾屈筋と長母趾屈筋に挟まれている。腱は内顆の上で長趾屈筋の腱の下に交叉し、内顆の後ろを通って足底につく。

7章 下肢の筋肉

㊲ 長趾屈筋
flexor digitorum longus

- **主な働き**：第2～5趾を屈曲。足（距腿関節・足関節）の底屈、内反（内返し）を助ける。足の縦のアーチを維持する
- **筋を使う動作**：足の趾で地面をつかむ。足趾じゃんけんでグーを出す
- **支配神経**：脛骨神経（L5～S2）

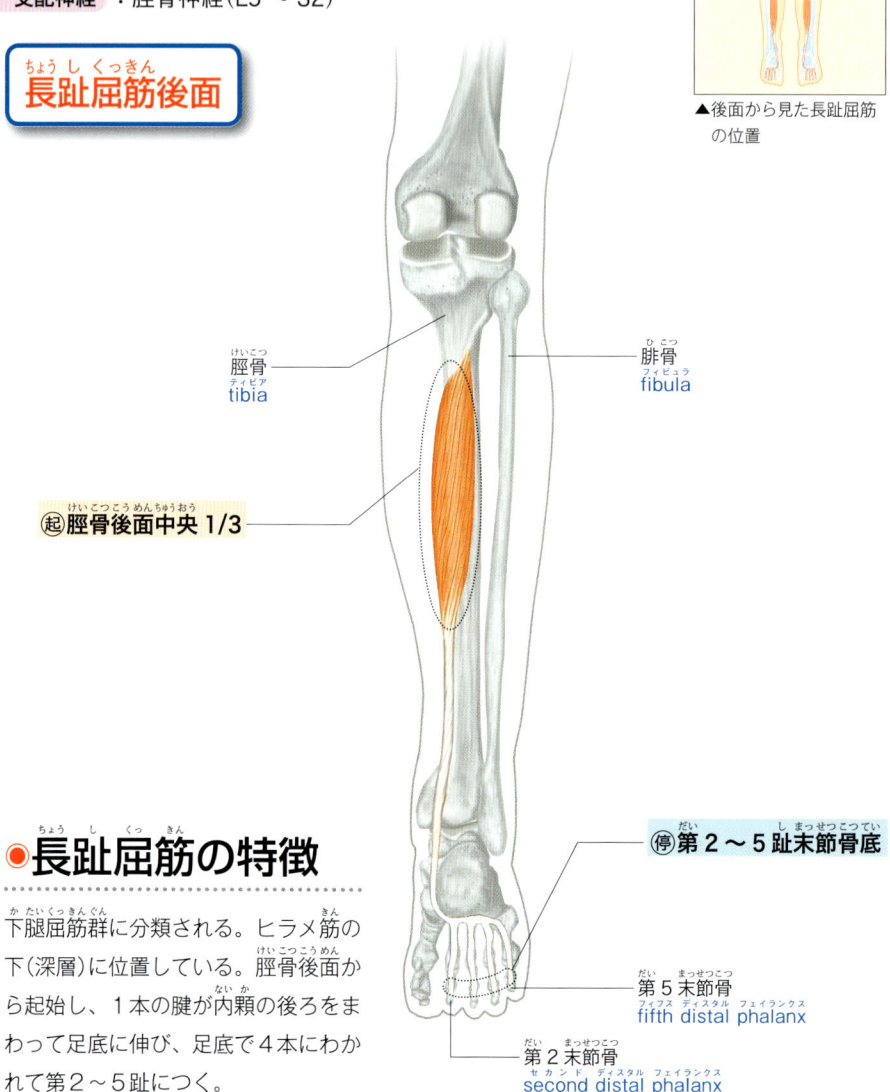

▲後面から見た長趾屈筋の位置

長趾屈筋後面

- 脛骨 tibia
- 腓骨 fibula
- 起 脛骨後面中央1/3
- 停 第2～5趾末節骨底
- 第5末節骨 fifth distal phalanx
- 第2末節骨 second distal phalanx

●長趾屈筋の特徴

下腿屈筋群に分類される。ヒラメ筋の下（深層）に位置している。脛骨後面から起始し、1本の腱が内顆の後ろをまわって足底に伸び、足底で4本にわかれて第2～5趾につく。

長母趾屈筋

flexor hallucis longus

下肢の筋肉 / 長趾屈筋・長母趾屈筋

7章 ㊳

主な働き	母趾の屈曲。足（距腿関節・足関節）の底屈、内反（内返し）を助ける。内側の縦のアーチを維持する
筋を使う動作	歩くとき地面を蹴るのを助ける。足の趾で地面をつかむ。足趾じゃんけんでグーを出す
支配神経	脛骨神経(L5～S2)

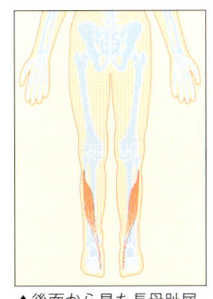

▲後面から見た長母趾屈筋の位置

長母趾屈筋 後面

腓骨 fibula
脛骨 tibia

㉞腓骨後面下部 2/3、下腿骨間膜下部

㊓母趾末節骨底

母趾末節骨 first distal phalanx

●長母趾屈筋の特徴

下腿屈筋群に分類される。ヒラメ筋の下（深層）に位置している。腓骨後面から下腿を内下方に斜走、内顆の後ろを通り、第1中足骨頭の2つの種子骨の間を通って母趾につく。

7章 下肢の筋肉
下肢（足部）

起始・停止とも足部にある筋は、足背の筋と足底の筋にわけられる。足は手ほど繊細な動きはできないが、足底の筋の構成は手部の筋に似ている。

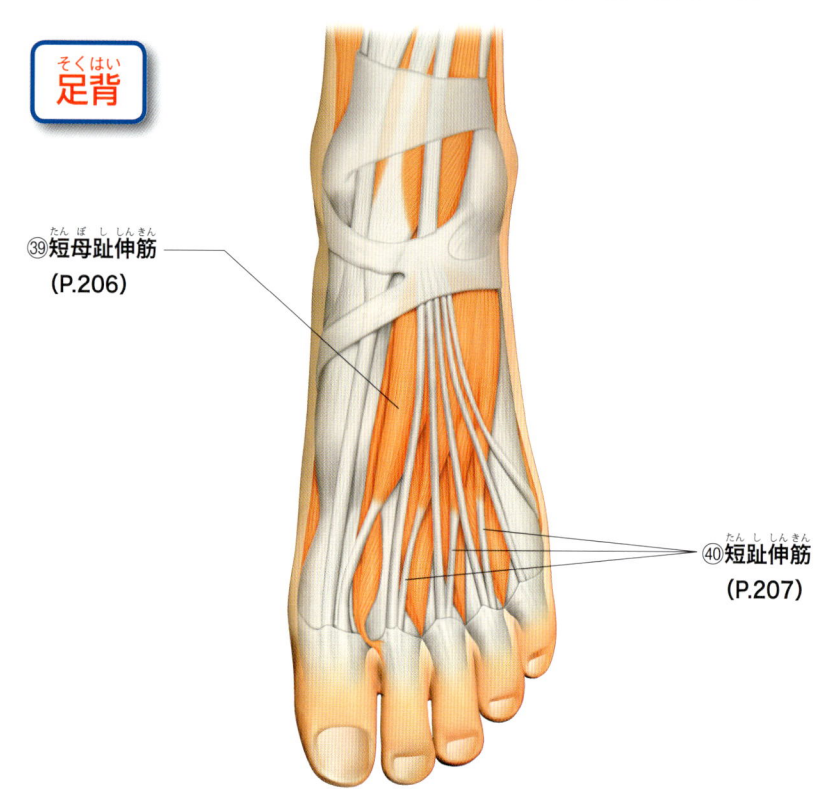

足背

㊴短母趾伸筋（P.206）

㊵短趾伸筋（P.207）

● 足部の筋の特徴と構成

● 足背

手部には背側に筋はないが、足部には短趾伸筋（㊵）と短母趾伸筋（㊴）がある。いずれも踵骨に起始し、各趾に腱を伸ばしている。足趾を伸展してつま先を持ち上げることは、歩行に重要な動作である。

● 足底の母趾側

母趾を屈曲する短母趾屈筋（㊶）、内転する母趾内転筋（㊷）、外転する母趾外転筋（㊸）がある。母趾外転筋は表層に、短母趾屈筋と母趾内転筋は深層にある。

これらの筋は、足底内側の縦のアーチを保つはたらきも持つ。また母趾内転筋は前足部の横のアーチを保つ。

下肢の筋肉 / 下肢（足部）

●足底の小趾側

小趾を外転する小趾外転筋(㊹)、屈曲する短小趾屈筋(㊺)がある。小趾外転筋は表層に、短小趾屈筋は深層にある。

これらの筋は、足底外側の縦のアーチを保つはたらきも持っている。

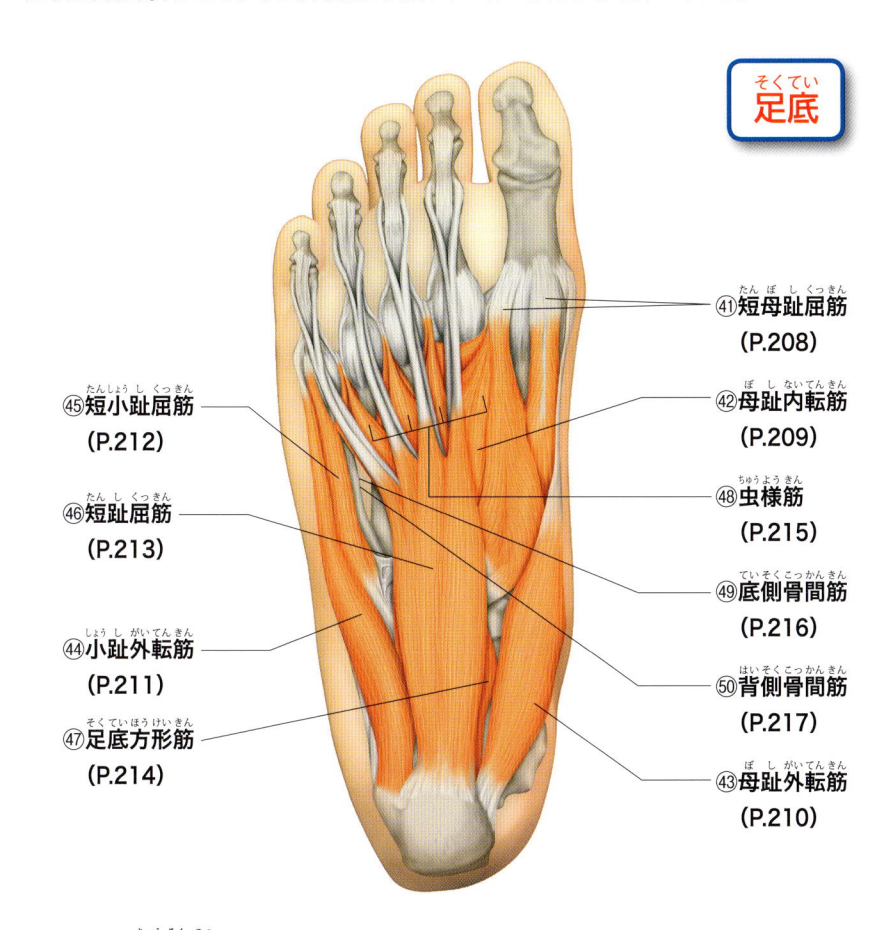

足底

- ㊺ 短小趾屈筋 (P.212)
- ㊻ 短趾屈筋 (P.213)
- ㊹ 小趾外転筋 (P.211)
- ㊼ 足底方形筋 (P.214)
- ㊶ 短母趾屈筋 (P.208)
- ㊷ 母趾内転筋 (P.209)
- ㊽ 虫様筋 (P.215)
- ㊾ 底側骨間筋 (P.216)
- ㊿ 背側骨間筋 (P.217)
- ㊸ 母趾外転筋 (P.210)

●足底の中足骨の部分

足底中央の中層と深層に位置する筋群で、足趾の動きに関わっている。

中層には足底方形筋(㊼)と虫様筋(㊽)がある。足底方形筋のような筋は手部にはない。

深層には中足骨の間に底側骨間筋(㊾)と背側骨間筋(㊿)があり、足趾を広げたりそろえたりする機能を持つ。手にも同様の筋があるが、手指の場合は中指を基準に動くのに対して、足趾は第2趾が基準となる。

●足底腱膜

足底を縦に走る強靭な腱性の膜で、足底の縦のアーチを維持するとともに、筋や血管などを守り、短趾屈筋(㊻)などの起始となる。踵骨について前方に広がり、中足骨頭のあたりで5本にわかれ、各足趾に伸びている。

7章 下肢の筋肉

㊴ 短母趾伸筋

extensor hallucis brevis
(イクステンサ ハリュスィーズ ブレヴィス)

- 主な働き：母趾の伸展。長母趾伸筋が趾を伸展させるのを助ける
- 筋を使う動作：足趾じゃんけんでチョキを出す
- 支配神経：深腓骨神経（L4、L5、S1）

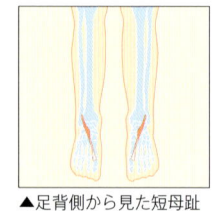

▲足背側から見た短母趾伸筋の位置

短母趾伸筋 足背面

- 母趾基節骨 first proximal phalanx
- ㊌母趾基節骨底
- 距骨 talus
- ㊙踵骨前部の背側面
- 踵骨 calcaneus

●短母趾伸筋の特徴

足背筋群に分類される。起始と停止ともに足部にあり、足背に位置するのはこの筋と短趾伸筋だけである。手にはこれに該当するような手部に限定してつく背側の筋はない。

7章 ㊵ 短趾伸筋

下肢の筋肉 / 短母趾伸筋・短趾伸筋

extensor digitorum brevis

- 主な働き ：趾の伸展。長趾伸筋が趾を伸展させるのを助ける
- 筋を使う動作：熱い砂浜やプールサイドで足の趾先を反らして歩く
- 支配神経 ：深腓骨神経(L4、L5、S1)

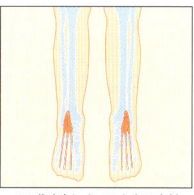

▲足背側から見た短趾伸筋の位置

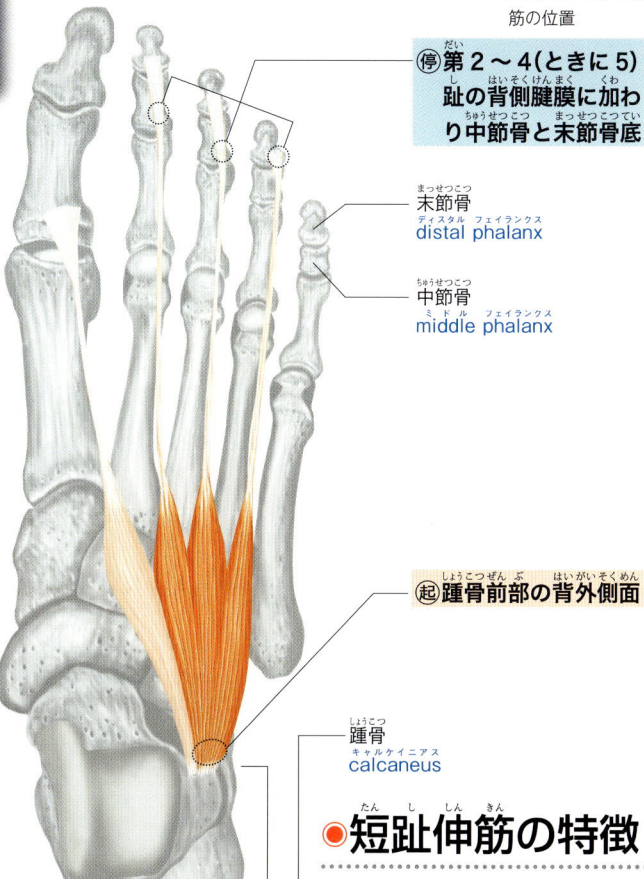

短趾伸筋 足背面

停 第2～4(ときに5)趾の背側腱膜に加わり中節骨と末節骨底

末節骨 distal phalanx

中節骨 middle phalanx

起 踵骨前部の背外側面

踵骨 calcaneus

●短趾伸筋の特徴

足背筋群に分類される。短母趾伸筋とともに唯一足背に起始と停止を持つ筋である。足関節背屈位では作用しない長趾伸筋・長母趾伸筋と異なり、背屈位でも趾を伸展できる。

7章 下肢の筋肉

㊶ 短母趾屈筋
flexor hallucis brevis

- **主な働き**：母趾基節骨の屈曲・外転。内側の縦のアーチを維持する
- **筋を使う動作**：歩くとき、力強く母趾で地面を蹴る
- **支配神経**：内側足底神経（S2、S3）

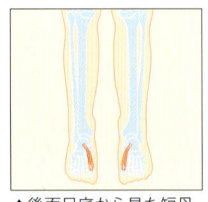

▲後面足底から見た短母趾屈筋の位置

短母趾屈筋 足底面

- 母趾基節骨 first proximal phalanx
- 停①　内側腹：種子骨を介して母趾外転筋の腱
- 停②　外側腹：種子骨を介して母趾基節骨底
- 種子骨 sesamoid bone
- 内側楔状骨 medial cuneiform
- 中間楔状骨 intermediate cuneiform
- 起　立方骨、内側・中間・外側楔状骨
- 外側楔状骨 lateral cuneiform
- 立方骨 cuboid bone

● 短母趾屈筋の特徴

足底筋群のうち、母趾球筋群に分類される。二腹にわかれ、内側の腱は母趾外転筋の腱と、外側の腱は母趾内転筋の腱と合流し、それぞれ内側・外側の種子骨を共有する。

7章 ㊷ 母趾内転筋 (ぼしないてんきん)

adductor hallucis (アダクタ ハリュスィーズ)

下肢の筋肉 / 短母趾屈筋・母趾内転筋

主な働き	母趾基節骨の屈曲・内転。足前部の横のアーチを維持する
筋を使う動作	下駄や草履をはいて歩く（鼻緒をしっかり保持する）
支配神経	外側足底神経（S1、S2）

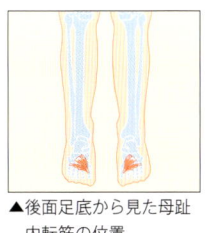

▲後面足底から見た母趾内転筋の位置

母趾内転筋 足底面

- 母趾基節骨 / first proximal phalanx
- 起② 横頭：第2〜5中足趾節関節関節包
- 停 種子骨を介して母趾基節骨底外面
- 種子骨 / sesamoid bone
- 第2中足骨 / second metatarsal
- 第5中足骨 / fifth metatarsal
- 第4中足骨 / fourth metatarsal
- 第3中足骨 / third metatarsal
- 起① 斜頭：立方骨、外側楔状骨、第2〜4中足骨底
- 外側楔状骨 / lateral cuneiform
- 立方骨 / cuboid bone

●母趾内転筋の特徴

足底筋群のうち、母趾球筋群に分類される。足根骨からの斜頭と、中足趾節関節からの横頭があり、合流した停止腱は短母趾屈筋の腱と混じって種子骨を共有する。

7章 下肢の筋肉

㊸ 母趾外転筋
abductor hallucis

- **主な働き**：母趾を屈曲、外転。足の縦のアーチを維持する（土踏まずの形成）
- **筋を使う動作**：足趾じゃんけんでパーを出す。足の趾を大きく広げる
- **支配神経**：外側足底神経（L5、S1）

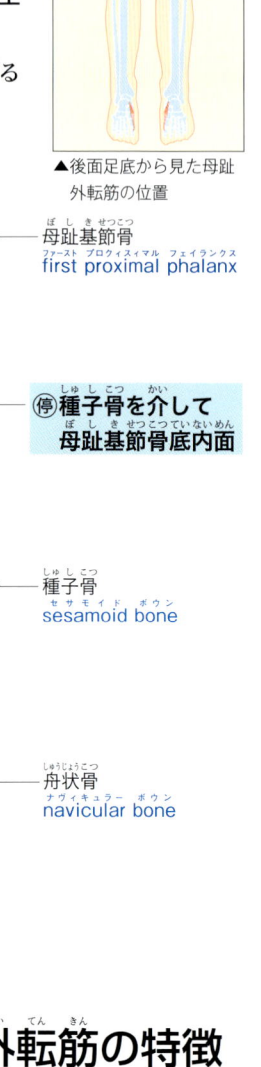

▲後面足底から見た母趾外転筋の位置

母趾外転筋 足底面

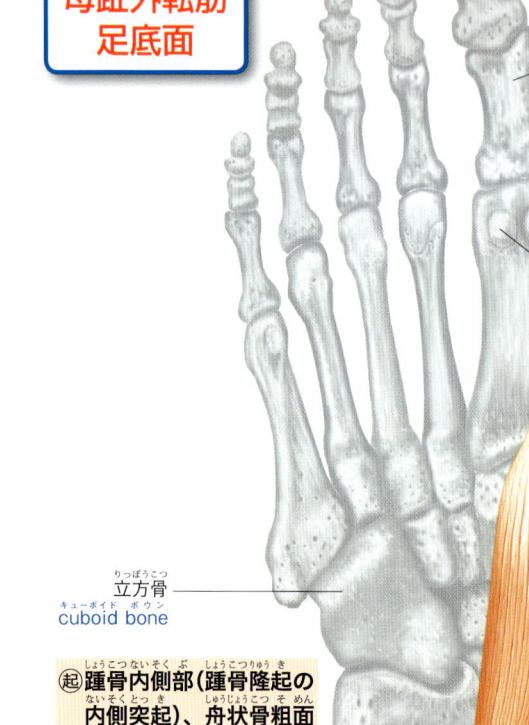

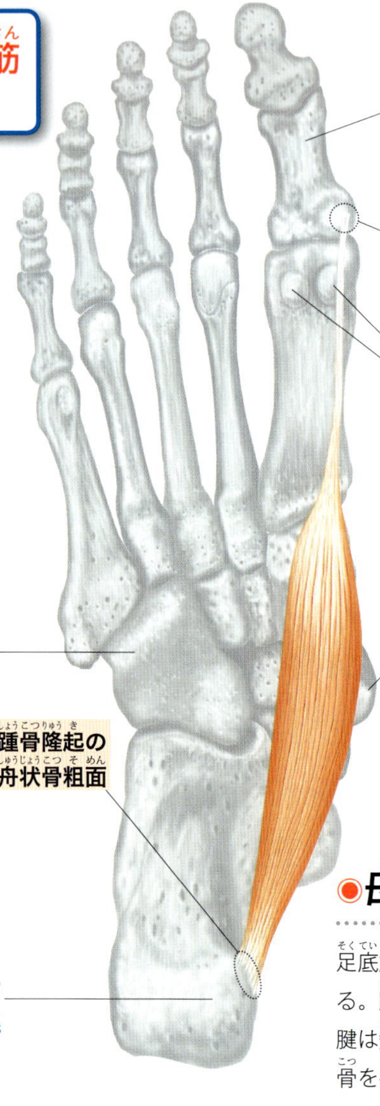

- 母趾基節骨 first proximal phalanx
- ㊁ 種子骨を介して母趾基節骨底内面
- 種子骨 sesamoid bone
- 舟状骨 navicular bone
- 立方骨 cuboid bone
- ㊋ 踵骨内側部（踵骨隆起の内側突起）、舟状骨粗面
- 踵骨 calcaneus

●母趾外転筋の特徴

足底筋群のうち、母趾球筋群に分類される。踵骨から母趾まで足の内側を走り、腱は短母趾屈筋の内側の腱と合流、種子骨を共有して母趾の基節骨につく。

小趾外転筋

abductor digiti minimi

7章 ㊹

下肢の筋肉 / 母趾外転筋・小趾外転筋

- **主な働き**：小趾の屈曲。外転を助ける。外側の縦のアーチを維持する
- **筋を使う動作**：足趾じゃんけんでパーを出す。足の趾を大きく広げる
- **支配神経**：外側足底神経（S1、S2）

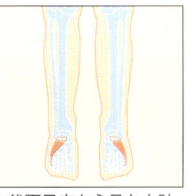

▲後面足底から見た小趾外転筋の位置

小趾外転筋 足底面

小趾基節骨
fifth proximal phalanx

停 小趾基節骨底

第5中足骨
fifth metatarsal

起 踵骨外側（踵骨隆起外側突起）、第5中足骨

踵骨
calcaneus

●小趾外転筋の特徴

足底筋群のうち、小趾側に位置する小趾球筋群に分類される。力は弱く、立位で足底に体重がかかっているとほとんど力を発揮できない。外側のアーチを維持するのに役立つ。

7章 下肢の筋肉

㊺ 短小趾屈筋
flexor digiti minimi brevis

主な働き	小趾の基節骨の屈曲
筋を使う動作	足の趾で地面をつかむ。足趾じゃんけんでグーを出す
支配神経	外側足底神経(S1、S2)

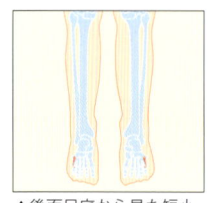

▲後面足底から見た短小趾屈筋の位置

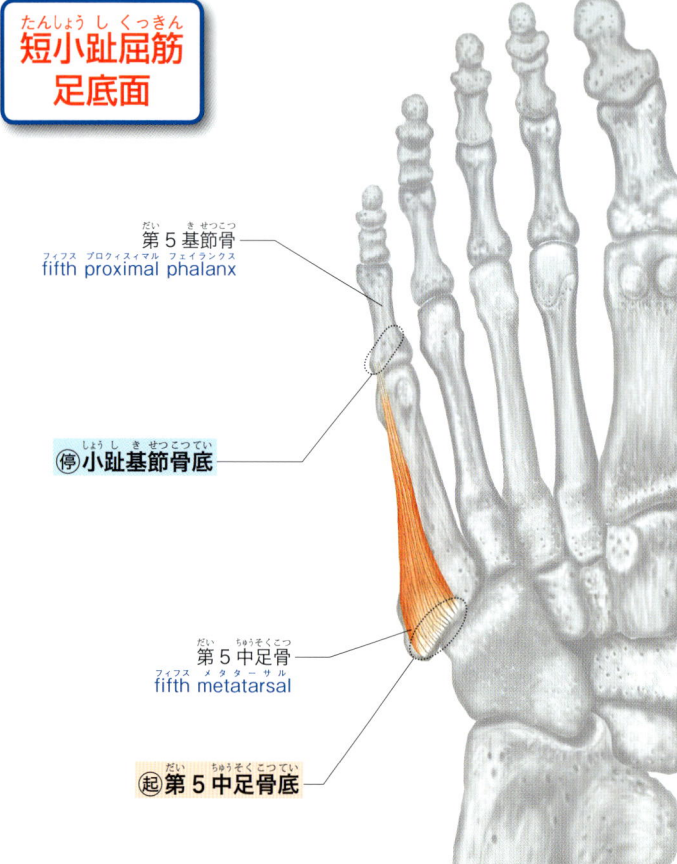

短小趾屈筋 足底面

第5基節骨
fifth proximal phalanx

(停)小趾基節骨底

第5中足骨
fifth metatarsal

(起)第5中足骨底

●短小趾屈筋の特徴

足底筋群のうち、小趾球筋群に分類される。長・短趾屈筋と異なり、この筋は小趾のみを屈曲させる。人の場合、足の小趾対立筋がこの筋と融合していることがある。

7章
㊻ 短趾屈筋

下肢の筋肉 / 短小趾屈筋・短趾屈筋

flexor digitorum brevis

- 主な働き ：第2～5趾の中節骨の屈曲。足の縦のアーチを維持する
- 筋を使う動作：足の趾で地面をつかむ。足趾じゃんけんでグーを出す
- 支配神経 ：内側足底神経（L5、S1）

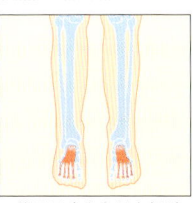

▲後面足底から見た短趾屈筋の位置

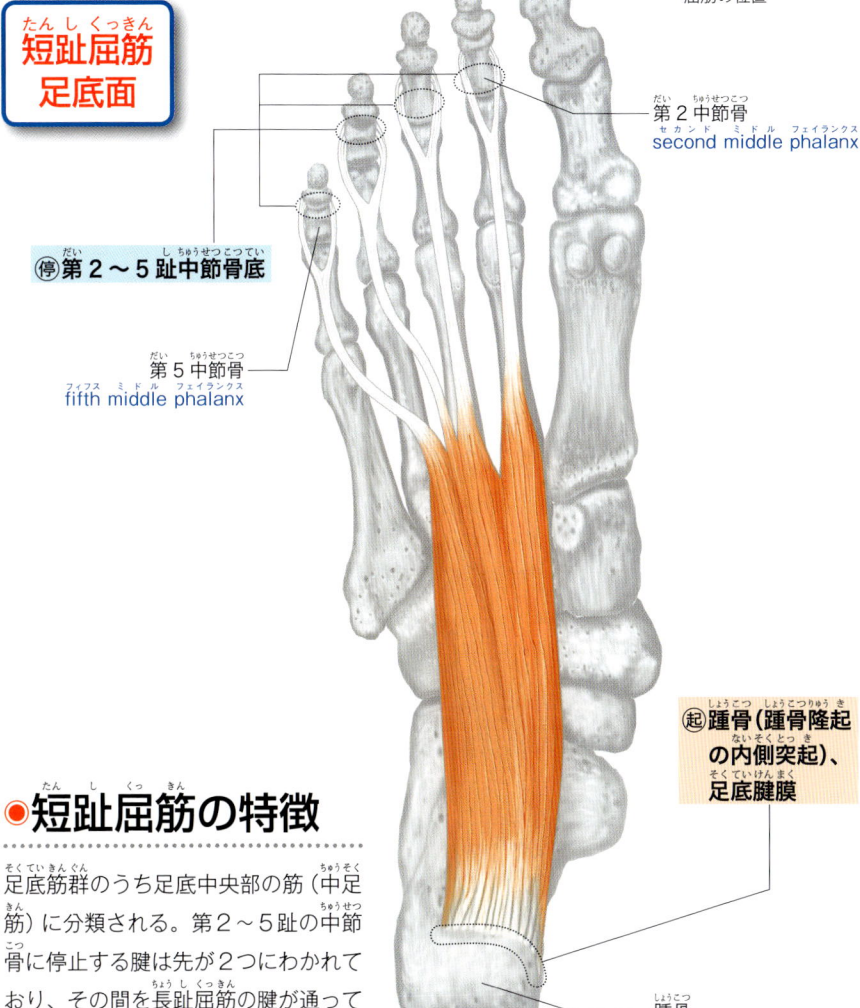

短趾屈筋 足底面

停 第2～5趾中節骨底

第2中節骨
second middle phalanx

第5中節骨
fifth middle phalanx

起 踵骨（踵骨隆起の内側突起）、足底腱膜

踵骨
calcaneus

● 短趾屈筋の特徴

足底筋群のうち足底中央部の筋（中足筋）に分類される。第2～5趾の中節骨に停止する腱は先が2つにわかれており、その間を長趾屈筋の腱が通っている。

7章 下肢の筋肉

㊼ 足底方形筋

quadratus plantae（クアドラタス プランティー）

- **主な働き**：長趾屈筋が第2～5趾を内側に向かって屈曲するのに対し、その方向を補正する
- **筋を使う動作**：足の趾で地面をつかむ。足趾じゃんけんでグーを出す
- **支配神経**：外側足底神経（S1～S3）

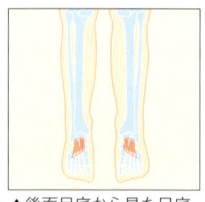

▲後面足底から見た足底方形筋の位置

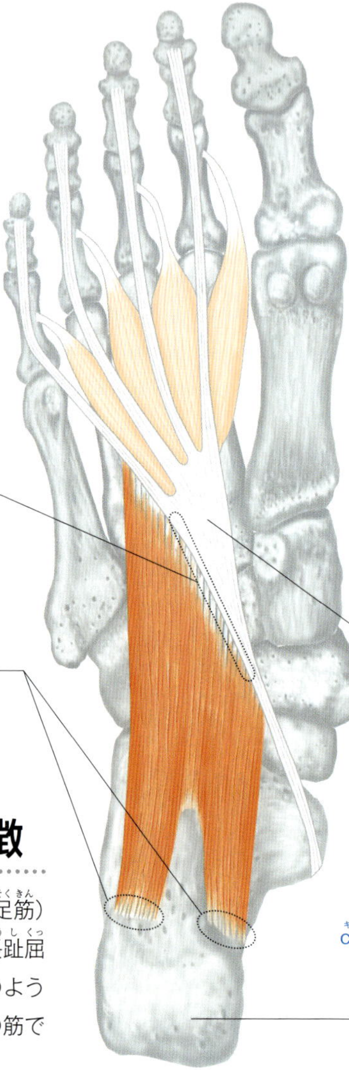

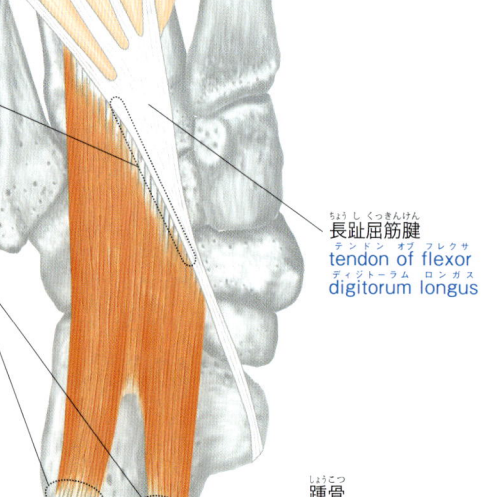

【足底方形筋 足底面】

㊛長趾屈筋腱の外側

㊞踵骨（内側頭：踵骨隆起の内側突起、外側頭：踵骨隆起の外側突起）

長趾屈筋腱
tendon of flexor digitorum longus（テンドン オブ フレクサ ディジトーラム ロンガス）

踵骨
calcaneus（キャルケイニアス）

●足底方形筋の特徴

足底筋群のうち足底中央部の筋（中足筋）に分類される。踵骨から起始し、長趾屈筋の腱に停止している。手にはこのような位置づけの筋はなく、足に特有の筋である。

7章 ㊽ 虫様筋

下肢の筋肉 / 足底方形筋・虫様筋

lumbrical ランブリカル

主な働き：基節骨を屈曲、中節骨と末節骨を伸展。第2〜5趾を母趾側に内転

筋を使う動作：足の趾をそろえる。つま先で立つ

支配神経：第1：内側足底神経(L5, S1)、第2・4：外側足底神経(S1, S2)、第3：内側・外側足底神経(S1, S2)

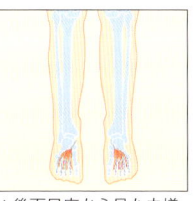

▲後面足底から見た虫様筋の位置

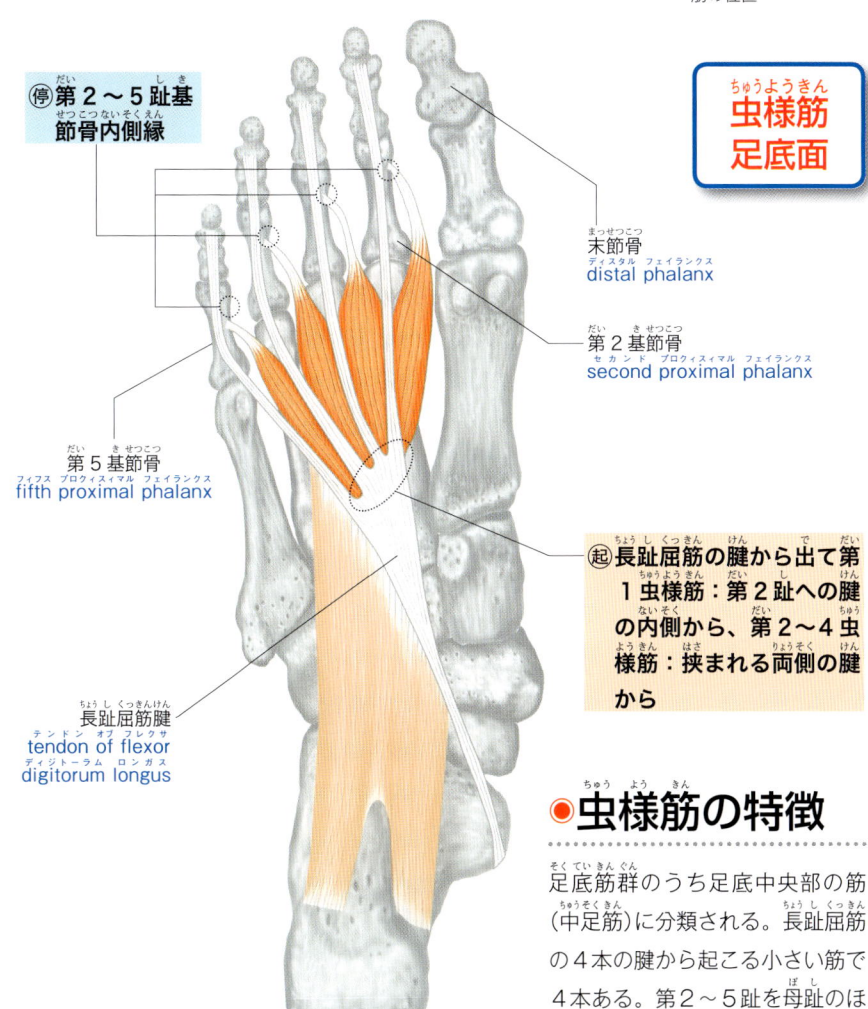

虫様筋 足底面

停 第2〜5趾基節骨内側縁

末節骨 distal phalanx

第2基節骨 second proximal phalanx

第5基節骨 fifth proximal phalanx

長趾屈筋腱 tendon of flexor digitorum longus

起 長趾屈筋の腱から出て第1虫様筋：第2趾への腱の内側から、第2〜4虫様筋：挟まれる両側の腱から

●虫様筋の特徴

足底筋群のうち足底中央部の筋（中足筋）に分類される。長趾屈筋の4本の腱から起こる小さい筋で4本ある。第2〜5趾を母趾のほうに内転するはたらきがある。

215

7章 下肢の筋肉

㊾ 底側骨間筋　plantar interossei

主な働き	第2趾に向けて第3〜5趾を内転。中足趾節関節、趾節間関節を屈曲
筋を使う動作	足の趾をそろえる
支配神経	外側足底神経（S1、S2）

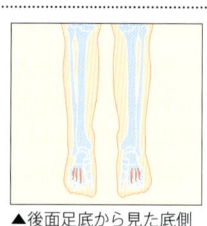

▲後面足底から見た底側骨間筋の位置

底側骨間筋 足底面

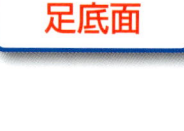

停 第3〜5趾（起始と同じ趾の）基節骨底内側面

第5基節骨　fifth proximal phalanx

第5中足骨　fifth metatarsal

第3基節骨　third proximal phalanx

第3中足骨　third metatarsal

起 第3〜5中足骨底と内側面

● 底側骨間筋の特徴

足底筋群のうち足底骨間部の筋に分類される。第3〜5趾の中足骨から基節骨につく3つの小さい筋で、これらの趾を第2趾に向けて内転させるはたらきがある。

背側骨間筋
dorsal interossei

下肢の筋肉 / 底側骨間筋・背側骨間筋

7章 50

- 主な働き：第2趾の縦軸のラインから趾を遠ざける。中足骨どうしを結んで足部を固定する
- 筋を使う動作：足の趾を広げる。足趾じゃんけんでパーを出す
- 支配神経：外側足底神経（S1、S2）

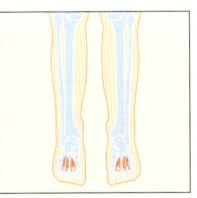

▲後面足底から見た背側骨間筋の位置

背側骨間筋足底面

停 基節骨底（第1背側骨間筋：第2趾基節骨内面、第2〜4背側骨間筋：第2〜4趾基節骨外側面）

第4基節骨
fourth proximal phalanx

第2基節骨
second proximal phalanx

中足骨
metatarsal

起 第1〜5中足骨の相対する面（二頭）

●背側骨間筋の特徴

足底筋群のうち足底骨間部の筋に分類される。中足骨の間を埋めるので4つある。双羽状筋で、中足骨の相対する面から二頭で起始し、第2〜4趾の基節骨につく。

索 引

【あ】

烏口腕筋（うこうわんきん）	coracobrachialis（コラコブラキアリス）	123
円回内筋（えんかいないきん）	pronator teres（プロウネイタ ティーリーズ）	127
横隔膜（おうかくまく）	thoracic diaphragma（ソラシック ダイアフラマ）	82
オトガイ筋（きん）	mentalis（メンタリス）	45
オトガイ舌骨筋（ぜっこつきん）	geniohyoid（ジェナイオハイオイド）	61

【か】

回外筋（かいがいきん）	supinator（スーピネイタ）	141
回旋筋（かいせんきん）	rotator（ロウテイタ）	111
外側脚（がいそくきゃく）	lateral crus（ラテラル クルース）	82・88
外側弓状靭帯（がいそくこうじょうじんたい）	lateral arcuate ligament（ラテラル アーキュイット リガメント）	82
外側広筋（がいそくこうきん）	vastus lateralis（ヴァスタス ラテラリス）	180
外側翼突筋（がいそくよくとつきん）	lateral pterygoid（ラテラル テリゴイド）	51
外腹斜筋（がいふくしゃきん）	external oblique（イクスターナル オブリーク）	88
外閉鎖筋（がいへいさきん）	obturator externus（オブテュレイタ イクスターナス）	186
外肋間筋（がいろっかんきん）	external intercostal muscles（イクスターナル インターコスタル マッスルズ）	76
顎舌骨筋（がくぜっこつきん）	mylohyoid（マイロハイオイド）	60
顎二腹筋（がくにふくきん）	digastric（ダイギャストリック）	58
下後鋸筋（かこうきょきん）	serratus posterior inferior（セレイタス ポスティアリア インフィアリア）	103
下唇下制筋（かしんかせいきん）	depressor labii inferioris（ディプレッサ レイビアイ インフィアリオーリス）	44
下前腸骨棘（かぜんちょうこつきょく）	anterior inferior iliac spine（アンティアリア インフィアリア イリアック スパイン）	162・177
下双子筋（かそうしきん）	gemellus inferior（ジェメラス インフィリア）	172
下腿三頭筋（かたいさんとうきん）	triceps surae（トライセプス スューリー）	198
眼輪筋（がんりんきん）	orbicularis oculi（オービキュラリス オキュリ）	29
脚間繊維（きゃくかんせんい）	intercrural fibers（インタークルーラル ファイバー）	88
弓状線（きゅうじょうせん）	arcuate line（アーキュイット ライン）	89・90
胸横筋（きょうおうきん）	transversus thoracis（トランスヴァーサス ソラスィス）	80
頬筋（きょうきん）	buccinator（バクスィネイタ）	36
胸骨甲状筋（きょうこつこうじょうきん）	sternothyroid（スターノサイロイド）	64
胸骨舌骨筋（きょうこつぜっこつきん）	sternohyoid（スターノハイオイド）	62
胸鎖乳突筋（きょうさにゅうとつきん）	sternocleidomastoid（スターノクレイドマストイド）	57
胸椎部（きょうついぶ）	thoracic vertebra part（ソラシック ヴァーテブラ パート）	82
胸肋三角（きょうろくさんかく）	sternocostal triangle（スターノコスタル トライアングル）	82
棘下筋（きょくかきん）	infraspinatus（インフラスパイネイタス）	119
棘筋（きょくきん）	spinalis（スパイナリス）	108
棘上筋（きょくじょうきん）	supraspinatus（スープラスパイネイタス）	118

<ruby>茎突舌骨筋<rt>けいとつぜつこっきん</rt></ruby>	stylohyoid(スタイロハイオイド)	59
<ruby>頸板状筋<rt>けいばんじょうきん</rt></ruby>	splenius cervicis(スプリーニアス サーヴィスィス)	105
<ruby>腱画<rt>けんかく</rt></ruby>	tendinous intersection(テンディナス インターセクション)	86・87
<ruby>肩甲下筋<rt>けんこうかきん</rt></ruby>	subscapularis(サブキャピュラリス)	121
<ruby>肩甲挙筋<rt>けんこうきょきん</rt></ruby>	levator scapulae(レヴェイタ スキャピュリー)	101
<ruby>肩甲舌骨筋<rt>けんこうぜっこっきん</rt></ruby>	omohyoid(オモハイオイド)	63
<ruby>口角下制筋<rt>こうかくかせいきん</rt></ruby>	depressor anguli oris(ディプレッサ アンギュリ オリス)	43
<ruby>口角挙筋<rt>こうかくきょきん</rt></ruby>	levator anguli oris(レヴェイタ アンギュリ オリス)	37
<ruby>咬筋<rt>こうきん</rt></ruby>	masseter(マスィータ)	48
<ruby>広頸筋<rt>こうけいきん</rt></ruby>	platysma(プラティズマ)	56
<ruby>後脛骨筋<rt>こうけいこつきん</rt></ruby>	tibialis posterior(ティビアリス ポスティアリア)	201
<ruby>後耳介筋<rt>こうじかいきん</rt></ruby>	auricularis posterior(オーリキュラリス ポスティアリア)	28
<ruby>後斜角筋<rt>こうしゃかくきん</rt></ruby>	scalenus posterior(スカリーナス ポスティアリア)	68
<ruby>甲状舌骨筋<rt>こうじょうぜっこっきん</rt></ruby>	thyrohyoid(サイロハイオイド)	65
<ruby>後頭筋<rt>こうとうきん</rt></ruby>	occipital belly(オクスィピタル ベリー)	24
<ruby>広背筋<rt>こうはいきん</rt></ruby>	latissimus dorsi(ラティッスィマス ドーサイ)	98
<ruby>口輪筋<rt>こうりんきん</rt></ruby>	orbicularis oris(オービキュラリス オリス)	35

【さ】

<ruby>最長筋<rt>さいちょうきん</rt></ruby>	longissimus(ロンジッシマス)	107
<ruby>最内肋間筋<rt>さいないろっかんきん</rt></ruby>	innermost intercostal muscles(イナーモウスト インターコスタル マッスルズ)	78
<ruby>鎖骨下筋<rt>さこつかきん</rt></ruby>	subclavius(サブクレイヴィアス)	74
<ruby>三角筋<rt>さんかくきん</rt></ruby>	deltoid(デルトイド)	116
<ruby>示指伸筋<rt>じししんきん</rt></ruby>	extensor indicis(イクステンサ インディスィス)	145
<ruby>膝窩筋<rt>しっかきん</rt></ruby>	popliteus(ポプリティアス)	200
<ruby>尺側手根屈筋<rt>しゃくそくしゅこんくっきん</rt></ruby>	flexor carpi ulnaris(フレクサ カーパイ アルネイリス)	130
<ruby>尺側手根伸筋<rt>しゃくそくしゅこんしんきん</rt></ruby>	extensor carpi ulnaris(イクステンサ カーパイ アルネイリス)	140
<ruby>踵骨腱<rt>しょうこつけん</rt></ruby>(アキレス<ruby>腱<rt>けん</rt></ruby>)	Achilles tendon(アキリス テンドン)	198
<ruby>小円筋<rt>しょうえんきん</rt></ruby>	teres minor(ティーリーズ マイナ)	117
<ruby>小胸筋<rt>しょうきょうきん</rt></ruby>	pectoralis minor(ペクトラリス マイナ)	73
<ruby>小頬骨筋<rt>しょうきょうこつきん</rt></ruby>	zygomaticus minor(ザイゴウマティカス マイナ)	40
<ruby>笑筋<rt>しょうきん</rt></ruby>	risorius(リゾウリアス)	42
<ruby>上後鋸筋<rt>じょうこうきょきん</rt></ruby>	serratus posterior superior(セレイタス ポスティアリア スーピアリア)	102
<ruby>上耳介筋<rt>じょうじかいきん</rt></ruby>	auricularis superior(オーリキュラリス スーピアリア)	26
<ruby>小指外転筋<rt>しょうしがいてんきん</rt></ruby>	abductor digiti minimi(アブダクタ ディジタイ ミニマイ)	153
<ruby>小趾外転筋<rt>しょうしがいてんきん</rt></ruby>	abductor digiti minimi(アブダクタ ディジタイ ミニマイ)	211
<ruby>小指伸筋<rt>しょうししんきん</rt></ruby>	extensor digiti minimi(イクステンサ ディジタイ ミニマイ)	139

小指対立筋（しょうしたいりつきん）	opponens digiti minimi（オポウネンス ディジタイ ミニマイ）	155
上唇挙筋（じょうしんきょきん）	levator labii superioris（レヴェイタ レイピアイ スーピアリオーリス）	38
上唇鼻翼挙筋（じょうしんびよくきょきん）	levator labii superioris alaeque nasi（レヴェイタ レイピアイ スーピアリオーリス アリーク ネイズィ）	39
上前腸骨棘（じょうぜんちょうこつきょく）	anterior superior iliac spine（アンティアリア スーピアリア イリアック スパイン）	88・162・168・176
上双子筋（じょうそうしきん）	gemellus superior（ジェメラス スーピアリア）	171
掌側骨間筋（しょうそくこつかんきん）	palmar interossei（パルマ インターロスィアイ）	157
小殿筋（しょうでんきん）	gluteus minimus（グルーティアス ミニマス）	167
小腰筋（しょうようきん）	psoas minor（ソウアス マイナ）	164
小菱形筋（しょうりょうけいきん）	rhomboid minor（ロンボイド マイナ）	99
上腕筋（じょうわんきん）	brachialis（ブラキアリス）	124
上腕三頭筋（じょうわんさんとうきん）	triceps brachii（トライセプス ブラキアイ）	125
上腕二頭筋（じょうわんにとうきん）	biceps brachii（バイセプス ブラキアイ）	122
食道裂孔（しょくどうれっこう）	esophageal hiatus（イーソファジーアル ハイエイタス）	82
深指屈筋（しんしくっきん）	flexor digitorum profundus（フレクサ ディジトーラム プロファンダス）	132
錐体筋（すいたいきん）	pyramidal（ピラミダリス）	87
皺眉筋（すうびきん）	corrugator supercilii（コルゲイタ スーパースィリアイ）	30
前鋸筋（ぜんきょきん）	serratus anterior（セレイタス アンティアリア）	75
前脛骨筋（ぜんけいこつきん）	tibialis anterior（ティビアリス アンティアリア）	192
前耳介筋（ぜんじかいきん）	auricularis anterior（オーリキュラリス アンティアリア）	27
浅指屈筋（せんしくっきん）	flexor digitorum superficialis（フレクサ ディジトーラム スーパーフィシエイリス）	131
前斜角筋（ぜんしゃかくきん）	scalenus anterior（スカリーナス アンティアリア）	66
浅鼠径輪（せんそけいりん）	superficial inguinal ring（スーパーフィシャル イングィナル リング）	88
前頭筋（ぜんとうきん）	frontal belly（フロンタル ベリー）	25
（総）指伸筋（そうししんきん）	extensor digitorum（イクステンサ ディジトーラム）	138
足底筋（そくていきん）	plantaris（プランタリス）	199
足底方形筋（そくていほうけいきん）	quadratus plantae（クアドラタス プランティー）	214
側頭筋（そくとうきん）	temporalis（テンポラリス）	49
鼠径靱帯（そけいじんたい）	inguinal ligament（イングィナル リガメント）	88

【た】

大円筋（だいえんきん）	teres major（ティーリーズ メイジャ）	120
大胸筋（だいきょうきん）	pectoralis major（ペクトラリス メイジャ）	72
大頬骨筋（だいきょうこつきん）	zygomaticus major（ザイゴウマティカス メイジャ）	41
第三腓骨筋（だいさんひこつきん）	peroneus tertius（ペロウニーアス ターシャス）	195
大静脈孔（だいじょうみゃくこう）	caval opening（ケイヴァル オウプニング）	82
大腿筋膜張筋（だいたいきんまくちょうきん）	tensor fasciae latae（テンサ ファッシイ ラティ）	168
大腿直筋（だいたいちょっきん）	rectus femoris（レクタス フェモリス）	177

大腿二頭筋（だいたいにとうきん）	biceps femoris（バイセプス フェモリス）	187
大腿方形筋（だいたいほうけいきん）	quadratus femoris（クワドラタス フェモリス）	173
大殿筋（だいでんきん）	gluteus maximus（グルーティアス マクスィマス）	165
大動脈裂孔（だいどうみゃくれっこう）	aortic hiatus（エイオーティック ハイエイタス）	82
大内転筋（だいないてんきん）	adductor magnus（アダクタ マグナス）	184
大腰筋（だいようきん）	psoas major（ソウアス メイジャ）	82・163
大菱形筋（だいりょうけいきん）	rhomboid major（ロンボイド メイジャ）	100
多裂筋（たれつきん）	multifidus（マルティフィダス）	110
短趾屈筋（たんしくっきん）	flexor digitorum brevis（フレクサ ディジトーラム ブレヴィス）	213
短趾伸筋（たんししんきん）	extensor digitorum brevis（イクステンサ ディジトーラム ブレヴィス）	207
短掌筋（たんしょうきん）	palmaris brevis（パルメイリス ブレヴィス）	152
短小指屈筋（たんしょうしくっきん）	flexor digiti minimi brevis（フレクサ ディジタイ ミニマイ ブレヴィス）	154
短小趾屈筋（たんしょうしくっきん）	flexor digiti minimi brevis（フレクサ ディジタイ ミニマイ ブレヴィス）	212
短橈側手根伸筋（たんとうそくしゅこんしんきん）	extensor carpi radialis brevis（イクステンサ カーパイ レイディアリス ブレヴィス）	137
短内転筋（たんないてんきん）	adductor brevis（アダクタ ブレヴィス）	183
短腓骨筋（たんひこつきん）	peroneus brevis（ペロウニーアス ブレヴィス）	197
短母指外転筋（たんぼしがいてんきん）	abductor pollicis brevis（アブダクタ ポリスィス ブレヴィス）	148
短母指屈筋（たんぼしくっきん）	flexor pollicis brevis（フレクサ ポリスィス ブレヴィス）	149
短母趾屈筋（たんぼしくっきん）	flexor hallucis brevis（フレクサ ハリュスィーズ ブレヴィス）	208
短母指伸筋（たんぼししんきん）	extensor pollicis brevis（イクステンサ ポリスィス ブレヴィス）	143
短母趾伸筋（たんぼししんきん）	extensor hallucis brevis（イクステンサ ハリュスィーズ ブレヴィス）	206
恥骨筋（ちこつきん）	pectineus（ペクティニーアス）	181
恥骨結合（ちこつけつごう）	pubic symphysis（ピュービック スィンフィズィス）	162
中間広筋（ちゅうかんこうきん）	vastus intermedius（ヴァスタス インターミーディアス）	179
肘筋（ちゅうきん）	anconeus（アンコウニーアス）	126
中斜角筋（ちゅうしゃかくきん）	scalenus medius（スカリーナス ミーディアス）	67
中殿筋（ちゅうでんきん）	gluteus medius（グルーティアス ミーディアス）	166
虫様筋（ちゅうようきん）	lumbrical（ランブリカル）	156・215
腸骨窩（ちょうこつか）	iliac fossa（イリアック フォッサ）	162
腸骨筋（ちょうこつきん）	iliacus muscle（イリアカス マッスル）	162
腸骨稜（ちょうこつりょう）	iliac crest（イリアック クレスト）	166
長趾屈筋（ちょうしくっきん）	flexor digitorum longus（フレクサ ディジトーラム ロンガス）	202
長趾屈筋腱（ちょうしくっきんけん）	tendon of flexor digitorum longus（テンドン オブ フレクサ ディジトーラム ロンガス）	214・215
長趾伸筋（ちょうししんきん）	extensor digitorum longus（イクステンサ ディジトーラム ロンガス）	194
長掌筋（ちょうしょうきん）	palmaris longus（パルメイリス ロンガス）	129
長橈側手根伸筋（ちょうとうそくしゅこんしんきん）	extensor carpi radialis longus（イクステンサ カーパイ レイディアリス ロンガス）	136

長内転筋	adductor longus（アダクタ ロンガス）	182
長腓骨筋	peroneus longus（ペロウニーアス ロンガス）	196
長母指外転筋	abductor pollicis longus（アブダクタ ポリシィス ロンガス）	142
長母指屈筋	flexor pollicis longus（フレクサ ポリシィス ロンガス）	133
長母趾屈筋	flexor hallucis longus（フレクサ ハリュスィーズ ロンガス）	203
長母指伸筋	extensor pollicis longus（イクステンサ ポリシィス ロンガス）	144
長母趾伸筋	extensor hallucis longus（イクステンサ ハリュスィーズ ロンガス）	193
腸肋筋	iliocostalis（イリオコスタリス）	106
底側骨間筋	plantar interossei（プランタ インターロスィアイ）	216
橈側手根屈筋	flexor carpi radialis（フレクサ カーパイ レイディアリス）	128
頭板状筋	splenius capitis（スプリーニアス キャピティス）	104

【な】

内側脚	medial crus（ミーディアル クルース）	82・88
内側弓状靭帯	medial arcuate ligament（ミーディアル アーキュイット リガメント）	82
内側広筋	vastus medialis（ヴァスタス ミーディアリス）	178
内側翼突筋	medial pterygoid（ミーディアル テリゴイド）	50
内転筋結節	adductor tubercle（アダクタ ツベルクル）	184
内腹斜筋	internal oblique（インターナル オブリーク）	89
内閉鎖筋	obturator internus（オブテュレイタ インターナス）	170
内肋間筋	internal intercostal muscles（インターナル インターコスタル マッスルズ）	77

【は】

背側骨間筋	dorsal interossei（ドーサル インターロスィアイ）	158・217
薄筋	gracilis muscle（グラシリス マッスル）	185
半棘筋	semispinalis（セミスパイナリス）	109
半腱様筋	semitendinosus（セミテンディノウサス）	188
半膜様筋	semimembranosus（セミメンブラノウサス）	189
鼻筋	nasalis（ネイザリス）	33
鼻根筋	procerus（プロスィーラス）	32
鼻中隔下制筋	depressor septi（ディプレッサ セプティ）	34
眉毛下制筋	depressor supercilii（ディプレッサ スーパースィリアイ）	31
ヒラメ筋線	soleus line（ソウリアス ライン）	200
腹横筋	transverse abdominal（トランスヴァース アブドミナル）	90
腹直筋	rectus abdominis（レクタス アブドミニス）	86
腹直筋鞘	rectus sheath（レクタス シース）	88・90
方形回内筋	pronator quadratus（プロウネイタ クワドラタス）	134
縫工筋	sartorius（サートウリアス）	176

母趾外転筋	abductor hallucis(アブダクタ ハリュスィーズ)	210
母指対立筋	opponens pollicis(オポウネンス ポリスィス)	150
母指内転筋	adductor pollicis(アダクタ ポリスィス)	151
母趾内転筋	adductor hallucis(アダクタ ハリュスィーズ)	209

【や】

腰三角	lumber trigone(ランバー トリゴーン)	98
腰椎部	lumbar or vertebral part(ランバー オア ヴァーテブラル パート)	82
腰背筋膜	lumbodorsal fascia(ランボドーサル ファシャ)	98
腰方形筋	quadratus lumborum(クアドラタス ランボーラム)	82・91
腰肋三角	lumbocostal triangle(ランボコスタル トライアングル)	82

【ら】

梨状筋	piriformis muscle(パイリフォーミス マッスル)	169
肋下筋	subcostal muscles(サブコスタル マッスルズ)	79
肋骨挙筋	levator costarum(レヴェイタ カスタラム)	81
肋骨突起	costal process(コスタル プロセス)	163
肋骨部	costal part(コスタル パート)	82

【わ】

腕橈骨筋	brachioradialis(ブラキオレイディアリス)	135

[参考文献]

『あたらしい人体解剖学アトラス』
　パトリック・W・タンク、トーマス・R・ゲスト著、佐藤達夫訳、2009(メディカル・サイエンス・インターナショナル)

『アトラス解剖学 人体の構造と機能 第2版』
　E.リューティエン・ドレコール、J.W.ローエン著、井上貴央他訳、2002(西村書店)

『解剖学 第1巻 第11版』　森於菟、小川鼎三、大内弘、森富、村上宅郎著、2011(金原出版)

『解剖学カラーアトラス 第6版』　J.W.Rohen、横地千仭、E. Lutjen-Drecoll 共著、2007(医学書院)

『解剖学講義 改訂2版』 伊藤隆著、高野廣子改訂、2010(南山堂)

『クイックマスターブックス解剖生理学』 竹内修二著、2003(医学芸術社)

『グレイ解剖学アトラス 原著第1版』
　Richard L.Drake, A.Wayne Vogl, Adam W.M.Mitchell, Richard M.Tibbitts, Paul E.Richardson 著、塩田浩平訳、2010(エルゼビア・ジャパン)

『人体解剖カラーアトラス 原書第6版』
　Peter H.Abrahams,Johannes M.Boon, Jonathan D.Spratt 著、佐藤達夫訳、2010(南光堂)

『人体解剖学ハンドブック1』 H.Frick, H.Leonhardt, D.Starck 著、大谷修監訳、2000(西村書店)

『プロメテウス解剖学アトラス 解剖学総論／運動器系』 坂井建雄・松村讓見監訳、2009(医学書院)

『プロメテウス解剖学アトラス 頸部／胸部／腹部／骨盤部』 坂井建雄・松村讓見監訳、2008(医学書院)

『プロメテウス解剖学アトラス 頭部／神経解剖』 坂井建雄・松村讓見監訳、2009(医学書院)

【監　修】

肥田岳彦（ひだ・たけひこ）　医学博士
藤田保健衛生大学　医療科学部　リハビリテーション学科　解剖学教授
藤田保健衛生大学　大学院　保健学研究科　リハビリテーション学領域　リハビリテーション機能形態学分野　教授

山田敬喜（やまだ・けいき）　医学博士
医療法人大医会　日進おりど病院　臨床検査科　部長
藤田保健衛生大学　医療科学部　客員教授

【執　筆】

鈴木泰子（すずき・やすこ）　助産師・医療ライター
著書に『ぜんぶわかる　骨の名前としくみ事典』（成美堂出版）、『人体の不思議シリーズ（第1巻〜第4巻）』（メディ・イシュ）、『よくわかる最新からだの基本としくみ』『よくわかる検査数値の基本としくみ』（秀和システム）など。

【イラストレーション制作】

(有)メディカル愛（野倉茂、野林賢太郎、梅村茂一、多田桂子、安藤富士夫）

編集制作・本文デザイン――株式会社エディット（助田洋子）
イラストレーション協力――うちのさやか
DTP――株式会社千里
企画・編集――成美堂出版編集部（駒見宗唯直）

ぜんぶわかる　筋肉の名前としくみ事典

監　修　肥田岳彦　山田敬喜
発行者　深見公子
発行所　成美堂出版
　　　　〒162-8445　東京都新宿区新小川町1-7
　　　　電話(03)5206-8151　FAX(03)5206-8159
印　刷　共同印刷株式会社

©SEIBIDO SHUPPAN 2012 PRINTED IN JAPAN
ISBN978-4-415-31000-8

落丁・乱丁などの不良本はお取り替えします
定価はカバーに表示してあります

・本書および本書の付属物を無断で複写、複製（コピー）、引用することは著作権法上での例外を除き禁じられています。また代行業者等の第三者に依頼してスキャンやデジタル化することは、たとえ個人や家庭内の利用であっても一切認められておりません。